全国医药类高职高专规划教材·药品类专业

供药学、药物制剂、制药工程、药品检验、药品营销、化学制药专业用

药事管理与法规

主 编 方 宇 丁锦希

副主编 张立明 张琳琳 马远涛

编 委 （按姓氏笔画为序）

丁锦希 中国药科大学

万仁甫 浙江医药高等专科学校

干玲玲 安徽中医药高等专科学校

马远涛 西安医学院

方 宇 西安交通大学

王 怡 广东药学院

刘 颖 首都医科大学燕京医学院

刘 慧 杨凌职业技术学院

巩海涛 山东药品食品职业学院

张立明 宁夏医科大学

张琳琳 山东中医药高等专科学校

周改莲 广西中医药大学

孟令全 沈阳药科大学

侯鸿军 陕西省食品药品监督管理局

U0282120

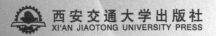

西安交通大学出版社
XI'AN JIAOTONG UNIVERSITY PRESS

内容提要

《药事管理与法规》教材上篇理论部分共计十三章,涵盖了绪论,药事管理体制与组织,药品及其监督管理,药学人员管理,新药开发与药品注册管理,药品生产、经营、使用、信息管理,特殊管理的药品管理,中药管理,药品知识产权保护以及药学沟通交流等内容。下篇实训部分结合高职高专学生教育教学特点,列出背景材料或鲜活案例,供学生分析讨论,部分实训内容还设定了特定的实训场景,由学生通过社会实践来完成,从而加深对理论部分知识的掌握。

本教材为西安交通大学出版社全国医药类高职高专规划教材,供药学、药物制剂、制药工程、药品检验、化学制药、药品营销等专业教学使用;亦可供其他相关专业学生作为辅导教材使用;还可供医药工作者尤其是药品监督管理工作者参阅。

图书在版编目(CIP)数据

药事管理与法规/方宇,丁锦希主编. —西安:西安
交通大学出版社,2012.8(2023.1重印)
ISBN 978-7-5605-4393-2

Ⅰ.①药…　Ⅱ.①方…②丁…　Ⅲ.①药政管理
②药事法规　Ⅳ.①R95

中国版本图书馆 CIP 数据核字(2012)第 120412 号

书　　名	药事管理与法规
主　　编	方　宇　丁锦希
责任编辑	问媛媛
出版发行	西安交通大学出版社
	(西安市兴庆南路 1 号　邮政编码 710048)
网　　址	http://www.xjtupress.com
电　　话	(029)82668357　82667874(市场营销中心)
	(029)82668315(总编办)
传　　真	(029)82668280
印　　刷	西安日报社印务中心
开　　本	787mm×1092mm　1/16　印张　19.5　字数　467千字
版次印次	2012 年 8 月第 1 版　2023 年 1 月第 5 次印刷
书　　号	ISBN 978-7-5605-4393-2
定　　价	38.00 元

如发现印装质量问题,请与本社市场营销中心联系。
订购热线:(029)82665248　(029)82667874
投稿热线:(029)82668803
读者信箱:xjtumpress@163.com

前　言

随着我国药学事业的蓬勃发展,药品监督宏观管理与药学各部门的微观管理更加趋向法制化、科学化。药事管理与法规是药学与社会科学相互交叉、渗透而形成的一门重要的药学分支学科,作为药品类专业的一门必修课程,旨在培养学生的药事管理综合知识与技能,提高学生在药学工作中运用药事管理技能与法规知识解决实践问题的能力,具有十分突出的作用。

本教材分上、下两篇,上篇为药事管理与法规理论篇,下篇为药事管理与法规实训篇。

上篇共计十三章,涵盖了药事管理与法规绪论,药事管理体制与组织,药品及其监督管理,药学人员管理,新药开发与药品注册管理,药品生产、经营、使用、信息管理,特殊管理的药品管理,中药管理,药品知识产权保护以及药学沟通交流等内容。

下篇实训部分结合高职高专的教育教学特点,为满足高职高专学生面向药学实践培养药事管理知识与技能的教学要求,对应于理论部分章节的重点知识,列出背景材料供学生阅读,给出鲜活案例供学生分析讨论,部分实训内容还设定了特定的实训场景,由学生通过社会实践来完成,从而加深对理论部分知识的掌握。上述实训任务充分考虑药品类专业高职高专学生将来从事药品生产、经营等领域工作岗位的具体特点和要求,在学生力所能及的范围内设定实训专题,内容详实,便于操作,有关内容富有新颖性、生动性、趣味性及实践性。

此外,为了便于教师教学和学生学习,每章内容设置了"学习目标",列出掌握、熟悉和了解的内容要点;正文部分插入了"知识链接"和"问题与讨论",富有知识性、趣味性和启发性;在每章结尾处设置了"学习小结",强调学习重点与难点,概括学习该章内容的意义与重要性;根据每章内容,文后还设有"目标检测",题型包括 A 型题(单项选择题)、B 型题(配伍项选择题)、X 型题(多项选择题)、简答题和案例分析等,供学生学习之余练习和复习时使用。

本教材为西安交通大学出版社全国医药类高职高专规划教材,供药学、药物制剂、制药工程、药品检验、化学制药、药品营销专业学生使用,同时,本教材反映了药事管理理论与实践的相关最新成果,亦可供其他相关专业学生作为辅导教材使用,还可供医药工作者尤其是药品监督管理工作者参阅。本教材聘请了全国众多医药院校、药品监督管理部门一线富有经验的专家教师参与编写工作,在此对编委及其所在院校领导的关心与支持表示衷心感谢!感谢西安交通大学出版社领导和编辑的支持与帮助。在此特别感谢我国药事管理学科带头人、西安交通大学杨世民教授抽出宝贵时间审阅本教材,衷心感谢杨世民教授的指导与关心!西安交通大学医学院药学系药事管理教研室研究生姜明欢同学参与了书稿的校对工作,在此一并致谢。

由于药事管理与法规内容丰富,加之编者水平有限,本教材内容难免有疏漏和不妥之处,恳请专家学者和广大读者批评指正,以期今后修订时提高。

编者

2012 年 6 月

目　录

理论篇

实训篇

理论篇

第一章 绪论

学习目标

【掌握】药事、药事管理、药事管理与法规的基本概念；药事管理与法规的课程性质、课程地位和研究内容。

【熟悉】药事的性质和特点；药事管理的主要手段和内容；学习药事管理与法规的意义。

【了解】药事在卫生事业中的地位和作用；我国药事管理工作的进展与面临的挑战。

第一节 药事及药事管理概述

一、药事

1.药事的概念

（1）**事业** 事业泛指人们所从事的，具有一定目标、规模和系统的对社会发展有影响的经常活动。从社会公益角度而言，事业特指没有生产收入，由国家经费开支，以追求社会效益为目标的文化、教育、卫生等社会公共事务。

（2）**药事** 药学事业，简称药事，泛指一切与药有关的事务，即有关组织坚持公益导向，以提高社会效益为共同目标，为确保用药安全、有效、经济和合理，增进人民身体健康所采取的组织体系、系统活动和社会措施的总和。2001年颁布的《中华人民共和国药品管理法》内容涵盖了药品的研制、生产、经营、使用、价格和广告等环节。2009年发布的《中共中央国务院关于深化医药卫生体制改革的意见》，明确提出严格药品研究、生产、流通、使用、价格和广告的监管。综上所述，本教材将"药事"定义为与提供合格药品和高质量药学服务相关的药品研制、生产、经营、使用、价格、广告、监管、检验和教育等事项的总和。

2.药事的性质

《中共中央国务院关于深化医药卫生体制改革的意见》明确指出，我国医药卫生体制改革必须坚持以人为本，把维护人民健康权益放在第一位，坚持医药卫生事业为人民健康服务的宗旨。药学事业作为医药卫生事业的一部分，也必须坚持公益性质，不能以营利为目的。但是药事又不是纯粹的福利事业，在强化政府责任和投入的同时，还应注重发挥市场机制作用，动员社会力量参与，促进有序竞争机制的形成，提高药事运行效率、服务水平和质量，满足人民群众多层次、多样化的药品与药学服务需求。

3.药事的特点

（1）**政府主导** 获得治疗所需的质量合格药品并确保合理用药，是公民健康权的重要组成部分。通过用药改善健康结果单凭个人和家庭的力量还远远不够，需要全社会的参与，尤其是需要由政府来主导,组织和引导医药资源,共同致力于患者健康结果的获得。

（2）**公益性质** 健康是人们生产生活的基本条件,是人最重要的基本权利,药事活动的目的正是通过围绕药品和药学服务的一系列活动来促进人民身体健康,因此药事活动以社会效益为首要目标,具有鲜明的公益性质。

（3）**系统复杂** 药事是个复杂的系统,由若干个子系统构成,包括药品的研制、生产、流通、使用、监管和教育等诸多环节,其中任何一个子系统又包括许多下一级系统,上述子系统间相互关联、相互影响,共同组成了庞杂的药事系统,这也决定了医药卫生体制改革中涉及"药"的改革也高度复杂,不可能一蹴而就。

4. **药事在卫生事业中的地位和作用**

药品是防治疾病的重要手段,提供高质量的药品和药学服务、促进人民身体健康是医药卫生事业的重要组成部分,因此,药事在整个卫生事业中占有举足轻重的地位。通过与药品相关的各部门和系统的有机活动,建立和完善惠及全民的国家基本药物制度,促进公众对于价廉质优药品的可及和可负担,使患者享受高质量药学服务带来的健康结果,对于提高人民健康水平、维护社会公平正义、保证公民基本权益、促进社会和谐稳定,都具有十分重要的作用。

二、药事管理

1. **药事管理的概念**

药事管理（Pharmacy Administration）是指政府、相关行政主管部门及其他药事组织根据药事活动的规律和特点,为保证用药安全、有效、经济和合理,对药事活动进行计划、组织、领导和控制的动态过程,是对增进人民身体健康所采取的组织体系、系统活动和社会措施所进行的管理。

（1）**药事管理的目的** 药事管理的目的是加强药品监督管理,保证药品质量,保障人体用药安全,最终目的在于维护人民身体健康和用药的合法权益,即在确保公众用药安全、有效、经济和合理的前提下,提高人民身体健康水平,促进人与社会的全面协调发展。

（2）**药事管理的主体** 宏观而言,药事管理的主体是政府及其相关行政部门,包括各级卫生行政部门、药品监督管理部门、中医药管理部门、国家发展和改革部门、劳动和社会保障部门等。微观而言,药事管理的主体是担负药事各子系统功能的药品研制、生产、经营、使用、价格、广告、监管、检验和教育等具体部门。

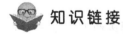 **知识链接**

《中共中央国务院关于深化医药卫生体制改革的意见》
中有关加强药品监管的论述

强化政府监管责任,完善监管体系建设,严格药品研究、生产、流通、使用、价格和广告的监管。落实药品生产质量管理规范,加强对高风险品种生产的监管。严格实施药品经营管理规范,探索建立药品经营许可分类、分级的管理模式,加大重点品种的监督抽验力度。建立农村药品监督网。加强政府对药品价格的监管,有效抑制虚高定价。规范药品临床使用,发挥执业药师指导合理用药与药品质量管理方面的作用。

2.**药事管理的手段**

药事管理的手段主要包括行政、法律、技术、经济及宣传的手段。

(1)行政的手段　依据《中华人民共和国行政许可法》及相关法规的规定,政府相关部门运用行政方式对药事活动进行管理,即政府主管部门根据公民、法人或者其他组织的申请,经依法审查,准予其从事特定活动,并做到依法行政、科学管理。如国务院药品监督管理部门核发新药证书、药品批准文号;开办药品生产企业和药品经营企业,实行一证(药品生产许可证或药品经营许可证)一照(营业执照)审批制度;药品生产企业组织药品生产,需通过《药品生产质量管理规范》认证;药品监督管理部门依法对生产、经营和使用的药品质量进行抽查检验并据此发布药品质量公告等。

(2)法律的手段　政府通过法律、法规和规章来调整药事活动各主体之间的关系。具体表现为全国人民代表大会及其常务委员会制定药事管理的法律,国务院和各省、自治区、直辖市人民代表大会制定药事管理的法规,国务院下属的各个部委、局等制定部门规章,实行依法治药,确保药事活动在法制化的轨道上稳步推进。如全国人大常委会制定的《中华人民共和国药品管理法》界定了假药、劣药的范围,明确规定了制售假劣药品行为所承担的法律责任,为依法打击制售假劣药品违法行为发挥了重要作用。

(3)技术的手段　药品是一种具有高技术含量的特殊商品,药品监管离不开技术手段的运用。通过采用先进的质量检验仪器,运用新的检验方法和监测技术,提高技术监督水平,以实现对药品质量的有效控制,为药品监督管理提供强有力的技术保障。近年来,我国向审评审批、认证认可、检验检测、监测评价等技术支撑体系投入了大量资金。仅就药品检测体系而言,"十一五"期间,全国药品检验机构在实验室改造和仪器设备上就投入近 40 亿元,添置各类检验设备近 7000 台套。

(4)经济的手段　政府相关部门在自觉依据和运用价值规律的基础上借助于价格、税收等经济杠杆的调节作用,对药事活动进行宏观调控。在经济全球化和医药经济大发展的背景下,依据市场经济环境中药事活动的特点和规律,进行适度的经济干预是十分必要的。经济方式具有间接性、灵活性的特点,干预方式更趋多样化、科学化和合理化。药事活动也愈加重视投入成本与获得产出的评价,如在国家基本药物目录收载品种的遴选和调整中引入药物经济学的方法进行评价,在药品价格、采购、加成、税收、医保等环节进行经济干预,确保基本药物价格低廉、患者可以承受。

(5)媒体宣传的手段　充分发挥主流媒体舆论宣传的功能,面向公众普及药品和药事管理相关知识,提高人民群众的用药知识与安全用药意识;培育企业依法经营、诚实守信、重视质量、服务人民的社会责任感;强化政府相关部门的服务意识,依法行政、科学管理,提高公众对药品监督管理工作的满意度。与此同时,鼓励公众和媒体监督药品安全,对违法违规行为及时予以举报和曝光,对涉及药品的违法犯罪活动加大打击力度,尤其是对危害人民身体健康的制售假劣药品违法行为及其责任人予以严肃惩处,并向社会公告,在全社会营造守法诚信光荣、违法乱纪可耻的良好舆论氛围。

3.**药事管理的主要内容**

药事管理包括宏观药事管理和微观药事管理两部分。前者是指我国药品及其监督管理的基本内涵,药事活动的体制架构、组织体系,以及从事药事活动的药学人员的管理;后者指药事活动各子系统当中人、财、物、信息、时间等要素的管理,包括药品研发与注册管理、药品生产与经营管理、药品使用管理、药品信息管理、特殊管理的药品管理、中药管理、药品知识产权保护，以及药学沟通交流等内容。

三、我国药事管理工作的进展与面临的挑战

1. 我国药事管理工作的进展

新中国成立以来，中国政府一贯高度重视药品安全监管工作，以强化药品安全监管、保障公众用药安全为目标，推进药事管理工作，使中国不仅改变了缺医少药的局面，而且药品质量安全保障水平得到了明显提高。我国药事管理工作取得的进展主要包括：

(1) **逐步建立健全了药品安全监管体制与法制**　　自 1949 年新中国成立，至 20 世纪 80 年代，我国药品安全监管以行政管理为主要特征。1984 年，全国人大常委会审议通过《中华人民共和国药品管理法》，第一次以法律的形式对药品研制、生产、经营和使用环节进行规定，明确了生产、销售假劣药品的法律责任，标志着中国药品监管工作进入了法制化轨道。1998 年国家药品监督管理局组建，并于 2003 年成立国家食品药品监督管理局，负责对药品以及医疗器械的研究、生产、流通、使用进行行政监督和技术监督，国家进一步强化了对于药品的法制化管理。2001 年《中华人民共和国药品管理法》进行了修订，为加强药品监管，保证药品质量，维护人民群众用药权益提供了进一步的法律保障。

(2) **药品安全监管政策措施趋于完善**　　中国从国情出发，借鉴国际先进经验，围绕提高药品安全性、有效性和质量可控性，制定和修订了国家药品标准，建立了涵盖药品研究、生产、流通、使用各环节的重要监管制度。对药品品种、药品生产经营企业以及相关涉药人员实行审批和资格认证制度，从源头保障药品质量安全。实行一系列的药品质量管理规范，如《药品生产质量管理规范》、《药品经营质量管理规范》、《药物非临床研究质量管理规范》、《药物临床试验质量管理规范》及《中药材生产质量管理规范》等，对药品研究、生产、流通等环节实行质量管理规范认证制度，从全过程加强药品质量安全控制。1999 年颁布了《处方药与非处方药分类管理办法（试行）》，逐步实行药品分类管理。重视麻醉药品、精神药品等特殊管理药品和易制毒化学品、兴奋剂等的监管工作，严防流入非法渠道。积极建立并完善国家基本药物制度，规划到 2020 年，全面建立规范的、覆盖城乡的国家基本药物制度。

(3) **稳步提高药品质量安全保障水平**　　1998 年，中国正式加入世界卫生组织国际药品监测合作中心。2004 年，国家发布《药品不良反应报告和监测管理办法》，明确实行药品不良反应报告和监测制度，目前已建立了较为完善的覆盖全国的药品不良反应监测信息网络，实现了电子报告和在线实时报告，药品监管部门及时汇总、评价和发布药品不良反应报告信息。药品监管部门积极探索推进药品再评价工作，对部分上市后品种开展安全性观察试验试点和回顾性分析调查。国家不断加大对已上市药品的质量监督抽验力度，对抽验不合格的药品、医疗器械，药品监管部门采取了责令召回、撤市以及行政控制等措施，依法进行处理。同时，采取一系列措施严厉打击制售假冒伪劣药品行为，确保公众用药安全。

(4) **积极开展药品安全监管国际交流与合作，促进公众健康水平的提高**　　中国高度重视并积极参与各类国际药品安全活动，不断拓宽对外交流合作的渠道和领域，并认真履行国际义务，为维护世界各国消费者用药安全发挥积极作用。中国药学会每年派团参加世界药学大会，并与美国药师协会、日本药学会等建立了日常工作联系。重视巩固和发展与世界卫生组织的合作关系，先后执行了基本药物制度建立、打击假药、监控抗生素的使用、提高药物可获得性、

药品法规比较研究、生物制品安全性、信息建设等世界卫生组织计划内项目,积极承办各种国际会议,通过与国际组织的合作与交流,进一步了解国际药品监管的现状和动向,汲取先进经验,为提升监管水平和参与国际协调工作发挥了积极作用。

2.我国药事管理工作面临的挑战

通过多年持续不懈地努力,我国药事管理工作取得了显著进展。但是,作为当今世界最大的发展中国家,中国的药事管理工作面临着前所未有的机遇和挑战。

首先,全球经济一体化对药事管理工作提出了新的挑战,我国已成为世界第三大医药市场,医药产业结构调整和增长方式转变的内在要求十分迫切,药品研制和创新能力的提升迫在眉睫,这就要求各项药事管理工作必须加快与国际接轨。

其次,2009年启动的新医改对药事管理工作提出了新的挑战,必须加快推进基本药物制度建设,促进医保体系与基本药物制度的衔接,确保基本药物流通全过程的质量安全,充分保障广大人民群众对廉价基本药物的可及性和可负担性。

第三,医药行业诚信意识和法律意识淡薄仍然是药事管理与药品安全监管工作面临的严峻挑战,必须将质量意识贯穿到药事管理工作的全过程中,在全行业大力倡导诚实守信、合法经营的道德风尚,营造"守法经营光荣、违法牟利可耻"的浓厚行业氛围,综合运用法律、行政、经济、技术及舆论手段,大力防控药品安全风险,提高广大人民群众的用药安全和健康水平。

第二节 药事管理与法规概述

一、药事管理与法规的含义、性质

1.药事管理与法规的含义

药事管理与法规包括药事管理与药事法规两个方面,其中,药事管理是应用社会科学的理论和方法研究药事各部门活动及其管理的规律和方法,而药事法规是指调整与药事活动相关的行为和社会关系的法律规范的总和。

2.药事管理与法规的性质

药事管理主要探讨与药事有关的人们的行为和社会现象的系统知识,其研究对象是药事活动中管理组织、管理对象的活动、行为规范以及他们之间的相互关系;药事法规主要探讨与药品监管相关的法律规范的制定、认可、修订、补充及废止等活动。

综上,药事管理与法规是药学课程体系的一门分支课程,既有药学学科的属性,同时具有社会科学的性质,是一门交叉学科范畴内的应用型课程。

二、我国药事管理与法规的发展概况

近年来,随着我国药学事业的发展,药事管理与法规在教学、科研、人才培养、社会服务等方面取得了长足的进步,主要包括:①药事管理课程体系更加完备,形成了以药事管理学为核心课程,药事法规、药学概论、药品生产质量管理规范、药品市场营销学等课程为补充的课程体系。药事法规、药事管理学等课程获批国家级和省级精品课程。②由人民卫生出版社、中国医药科技出版社、高等教育出版社、科学出版社等出版了《药事管理学》、《药事管理与法规》、《医院药事管理》、《药学概论》等规划教材,部分教材配套有电子教材和光盘版教材,配有相应的学习指导与习题集,形成了覆盖研究生、本科生、高职高专各个层次药学生使用的多层次、全方位、立体化的教材体系。③各级医药院校药事管理学师资队伍逐渐壮大，药事管理学教学日趋成熟。④形成了本科、研究生、在职学位培养等不同层次的人才培养体系。国家在本科专业目录中设置了药事管理专业（专业代码为：100810s），2004年中国药科大学率先招收药事管理专业的本科生，沈阳药科大学、中国药科大学等先后招收药事管理学博士研究生。⑤各级各类药事管理学术团体纷纷成立。⑥创办了《中国药事》等药事管理学杂志。⑦执业药师资格制度的实施和完善提升了药事管理学科的地位。⑧药事管理学科研水平不断提高，部分课题获批国家级、省部级基金项目资助。

三、药事管理与法规的课程地位

药事管理与法规是药品类专业的一门重要必修课程，该课程所处的地位日趋重要和突出，其重要性越来越受到人们的重视。主要表现在以下三个方面。

（1）教育部颁布的药学专业业务培养要求对学生应获得的知识与能力提出了6个方面，其中之一是要求学生获得"药事管理和法规的基本知识"。

（2）国家人事部、国家食品药品监督管理局实施执业药师资格制度，药事管理与法规被列为三门必考科目之一。国家对药品生产、经营企业和医疗机构药剂科具有高级技术职称的专业人员执业药师资格认定时，药事管理与法规被列为唯一需要考核的内容。

（3）国家教育行政管理部门、药品监督管理部门、人事行政管理部门把药事管理与法规的知识和技能作为培养合格药学人才及从事药学实践工作的必备知识与技能，充分体现了该课程在药学中的地位和重要性。

 知识链接

七星药剂师

按照世界卫生组织（WHO）和国际药学联合会（FIP）提出的"七星药剂师"的角色要求，对未来药师的角色定位提出了更高的要求，包括：

健康的提供者（Caregiver），即药师必须提供最高质量的药学服务，并且与其他健康服务的提供者和睦相处；

决策的制定者（Decisionmaker），药师必须具有评价、分析的能力，能够对使用资源的最优方法作出决策；

交流者（Communicator），药师必须知识渊博，当与健康专家和公众交流时要足够自信；

领导者（Leader），药师在公共福利机构中应当具有一定的领导地位，并在其领导工作中要显示出一定的同情心；

管理者（Manager），药师必须有效地管理资源和信息，并且能够服从他人的管理；

教育者（Teacher），每个药师都必须参与到培养和教育未来执业药师的工作当中；

终身学习者（Life-long Learner），每一位药师必须知道如何学习，从在校学习开始，持续的学习应当贯穿整个药师生涯。

四、药事管理与法规的主要内容

1. 药事管理体制与组织机构

药事管理体制与组织机构内容涵盖我国药事管理体制沿革和现行的药事管理体制，介绍我国药事管理宏观组织和微观组织,其中宏观组织包括药品监督管理行政机构和药品监督管理技术机构,微观组织包括医药行业组织、药学教育组织、药学科研组织和药学学术组织等。

2.药品及其监督管理

药品及其监督管理主要包括药品的概念、类别,药品质量的内涵及其监督管理,药品质量监督检验。我国药品管理法及其实施条例概述,包括药品管理法及其实施条例的法律框架、主要内容等。我国药品监督管理的主要制度,包括国家基本药物制度、药品不良反应报告和监测制度、处方药与非处方药分类管理制度、药品召回制度等。

3.药学人员管理

药学人员管理从宏观角度研究国内外药师的定义、分类和工作职责,以及药师职业的未来发展方向。着重介绍我国执业药师及相关管理制度,包括执业药师资格制度的发展过程、执业药师的定义及其职责,执业药师资格考试、注册、继续教育等管理制度。

4.新药开发与药品注册管理

新药开发与药品注册管理介绍新药开发的基本常识,包括新药的定义与分类,我国新药开发的概况。重点是《药品注册管理办法》的有关内容,包括我国药品申报与审批的规定,新药、进口药品、仿制药品、非处方药注册管理的相关规定。此部分内容旨在培养学生规范、科学地从事药品开发与注册工作的意识和技能,为将来从事新药创制工作打下坚实的管理与法规基础。

5.药品生产管理

药品生产管理研究药品生产的一般内涵、特点,药品生产企业的定义,尤其是灌输药品生产企业是药品质量第一责任人的意识,并概要性地介绍我国制药工业的现状和未来发展趋势。介绍我国药品生产的准入管理制度,如药品生产许可证管理、药品认证管理,以及药品生产监督管理的相关规定。以2010版《药品生产质量管理规范》为基础,介绍全面质量管理理念运用在药品生产过程中的具体管理措施与标准,《药品生产质量管理规范》认证的一般程序等。该内容的学习重在培养药学学生将来从事药品生产工作的质量意识和相关技能。

6.药品经营管理

药品经营管理涉及药品经营的基本概念、药品经营企业的定义与社会责任,介绍我国药品流通业的基本状况,以及药品流通监督管理的相关规定,附带药品流通过程中两个重要的内容,即药品价格与广告的管理。本部分重点介绍《药品经营质量管理规范》及其认证管理,确保流通全过程中药品的质量安全可控。药品电子商务方兴未艾,也是药品流通的重要渠道,此部分概述药品电子商务,介绍互联网药品交易服务的管理规定。

7.药品使用管理

药品使用管理重点研究医疗机构药事管理规律、特点和相关管理内容。介绍医疗机构以及医疗机构药事管理的基本概念,培养学生以患者为中心从事医疗机构药事活动的理念。介绍医疗机构药学部门,包括药剂科、医疗机构药事管理与药物治疗学委员会。从微观角度介绍医疗机构药事管理的具体工作,包括调剂、制剂、供应和经济管理,以及以临床药学和药学服务工作为基础的医疗机构药物临床应用管理。

8.药品信息管理

药品信息的真实、准确与否事关人民群众的用药安全,因此,强化药品信息的动态监管是药事管理的重要内容之一。本部分介绍药品信息的内涵,以及药品信息管理的一般原则,重点介绍药品标签和说明书管理的规定,以及互联网药品信息服务的概况和相关管理规定。

9. 特殊管理的药品管理

麻醉药品、精神药品、医疗用毒性药品和放射性药品等,用之不当会带来严重的健康与社会危害,区别于一般药品,按照特殊管理的药品来加以对待。本部分介绍特殊管理药品的内涵与特点,重点介绍上述四类药品的概念、分类和品种范围,以及相关环节的具体管理措施,在介绍管理要点的同时,强化学生禁毒和抵制毒品的意识。

10. 中药管理

中药管理的内容包括中药的基本概念、中药现代化战略的内涵以及中药管理的主要内容,特别介绍如何加强中药质量的监管,如《中药材生产质量管理规范》的宗旨和管理规定,以及《野生药材资源保护管理条例》的相关内容。

12. 药品知识产权保护

药品知识产权保护部分专门介绍知识产权及其特征,药品知识产权保护的重大意义。药学生掌握从事药学工作必备的知识产权知识与实务,如属于药品知识产权法律保护范畴的药品专利、商标保护,属于药品知识产权行政保护范畴的药品行政保护和中药品种保护。

13. 药学沟通交流

良好的人际沟通和交流技能是药学生除专业知识之外应该格外注重培养的能力。药学沟通交流部分包括沟通与交流的一般常识与意义,以及药患沟通的专门技巧,还包括药师与其他医药学技术人员的沟通技巧。

第三节　学习药事管理与法规的意义

一、为什么学习药事管理与法规

随着我国药学事业的蓬勃发展,药学实践中产生的许多问题,迫切需要运用药事管理与法规的原理和方法加以解决。当前我国医药卫生体制改革向纵深推进,药事活动涌现的新情况、新问题也必须借助药事管理与法规这个工具加以评估和解决。加快推进我国药品安全监管工作,更大程度地满足人民日益增长的健康保健需求,也对药事管理工作提出了更高的要求。在药品管理法制化、科学化的进程中,用药事管理与法规的知识与技能来武装药学人员,必将增强药事活动决策的科学性。

对于药学类高职高专学生而言,通过学习药事管理与法规,将使学生掌握药品监督管理的法律法规,熟悉和了解药事管理的基本知识以及药品研制、生产、经营和使用等环节的管理要求,具备规范从事药物研究开发、药品生产操作、药品经营活动、处方调配工作等方面的实践技能,在提高专业知识水平、提升药学实训能力的同时,进一步培养学生发现、分析和解决问题的能力,培养良好的团队合作精神和实践创新素质。

综上所述,药事管理与法规既是一门知识内涵丰富的课程,又是一个实用型、针对性很强的工具,对于药学生将来从事具体实践工作具有重要的指导作用。药学类专业的学生要做好本职工作,有必要学好本课程。

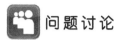 问题讨论

药事管理与法规是一门重要的药学专业课程

药事管理与法规是药学学科体系的一部分,与药物化学、药剂学、生药学、药物分析学、药理学、微生物与生化药学等药学类课程一样,是药学课程群中重要的一门专业课。药事管理与法规课程与其他药学专业课程具有同等重要的地位。学习药学正如学习车辆驾驶,掌握扎实的药学专业知识相当于掌握驾驶技术,而学习药事管理与法规相当于掌握道路交通管理与法规,只有技术过硬、知法守法、熟谙管理的人员才能成为优秀的药学专门人才。

问题与讨论:请结合以上比喻,谈谈你对学习药事管理学课程重要性的认识。

二、怎样学习药事管理与法规

1.掌握课本内容

认真阅读药事管理与法规教材,分掌握、熟悉和了解三个层次来学习药事管理与法规的基本理论、基本知识与技能,为将来从事具体的药学工作奠定药事管理与法规方面的基础,从而具备与其他医药专业人员进行交流和从事具体药学工作的药事管理与法规背景知识。

2.理论联系实际

药事管理与法规是一门实践性很强的药学课程,在掌握书本知识的基础上,必须联系药事活动的实际问题,结合药学生将来可能从事工作的药事部门当中的现实问题,认真思考,举一反三,使所学知识融会贯通,加深对药事管理与法规理论、知识和技能的理解程度。

3.注重思辨方法

"理不辩不清,道不辩不明",建议在学习药事管理与法规核心知识的过程中,除看书、听讲、联系实际外,还要带着疑问去学习,花时间整理清楚自己的思路,多与他人进行讨论,在提升分析问题能力的同时,充分锻炼自己思维的逻辑性和口头表达能力。

4.广泛涉猎知识

药事管理与法规是一门综合交叉类课程,涉及多学科的理论、方法和知识,因此在学习过程中,应不拘泥于教材内容,广泛阅读管理学、社会学、法学、经济学、流行病学及其他相关学科的经典书籍,并随时关注网络、报纸、杂志等媒体中有关国内外药事管理的最新进展,从而增加对药事管理与法规知识的理解和掌握。

 学习小结

本章着重介绍了药事管理与法规的核心概念,包括药事、药事管理、药事管理与法规,重点是掌握药事管理与法规的含义与研究内容,难点是理解药事管理与法规的课程性质。

通过本章的学习,将有助于同学深刻理解药事管理与法规在整个药学课程体系中的重要地位和作用,为后续章节的学习打下良好的基础。

 目标检测

一、A 型题(单项选择题)

1.药事是泛指(　　　　)

A. 一切与药有关的事务

B. 一切与药品使用有关的事务

C. 一切与药品生产有关的事务

D. 一切与药品流通有关的事务

E. 一切与药品监督管理有关的事务

2. 药事管理的最终目的是（　　）

A. 加强药品监督管理

B. 保证药品质量

C. 保障人体用药安全

D. 维护人民身体健康和用药的合法权益

E. 确保公众用药安全、有效、经济和合理

二、B型题（配伍项选择题）

A. 药品经营管理

B. 药品信息管理

C. 药品使用管理

D. 药品生产管理

E. 药品注册管理

3. 对药品申报和审批的程序与要求进行研究的是（　　）

4. 介绍药品生产管理制度和质量管理规范的是（　　）

5. 对药品流通过程中药品质量进行科学化、规范化管理的是（　　）

6. 以医疗机构药事管理为核心研究药品供应保障与合理用药的是（　　）

7. 重点介绍药品标签、说明书以及互联网药品信息服务的是（　　）

三、X型题（多项选择题）

8. "药事管理与法规"是（　　）

A. 是一门交叉学科的课程

B. 是一门自然学科的课程

C. 是一门人文学科的课程

D. 具有社会科学性质的课程

E. 是药学课程体系的一个分支课程

9. 药事管理的手段包括（　　）

A. 行政手段

B. 法律手段

C. 技术手段

D. 经济手段

E. 宣传手段

四、简答题

1. 简述药事管理与法规的含义与课程性质。

2. 药事管理与法规的研究内容有哪些？

3. 简述我国药事管理工作的进展与面临的挑战。

（方宇）

第二章　药事管理体制与组织

学习目标

【掌握】我国现行药事管理体制;我国药品监督管理行政机构、技术机构的设置。

【熟悉】我国宏观药事组织、微观药事组织,医药行业药事单位构成。

【了解】我国药事管理体制的历史沿革;我国药品监督行政机构、技术机构的职能。

药事管理体制与组织机构是药事管理的重要组成部分,主要包括药事组织机构的建立和药事管理制度的建设,药事组织机构之间、药事组织机构与其他有关部门的沟通和协调等。药事管理体制属于宏观范畴的药事组织工作,它受到一定的社会、政治、经济、文化、科技等各方面因素的制约,随着社会、政治和经济体制的发展变化而变化,它直接指导和影响微观药事组织机构的功能、作用,对医药行业的变革与发展产生较大的影响。

第一节　我国药事管理体制

一、我国药事管理体制沿革

新中国成立后,我国药事管理的发展可划分为两个主要发展时期,即新中国成立后的 30 年与改革开放的 30 年。前 30 年我国的药事管理大体分为三个阶段:药事管理体制建立形成阶段(1949~1957 年);大力发展和调整、巩固阶段(1958~1965 年);十年动荡与恢复阶段(1966~1978 年)。改革开放后 30 年我国药事管理以 1984 年《中华人民共和国药品管理法》(以下简称《药品管理法》)颁布和 1998 年成立国家药品监督管理局为标志性事件,是我国药事管理工作步入法制化、现代化、科学化轨道,逐步与国际接轨,进行现代药事管理体制改革的时期。

(一)药事管理体制建立形成阶段(1949~1957 年)

新中国成立以后,党和人民政府制定了保障人民健康,发展医药卫生事业的方针。药事管理受到重视,并不断改善和加强。

中央人民政府成立时设立了卫生部,由卫生部统一领导管理药政,药品生产、经营、使用、检验,药物科研和药学教育。卫生部下设立了相应的机构:药政处、药品检验所、生物制品检验所、中国医药公司,以后又建立了中国药材公司。

1952 年始,药事管理体制进行了多次调整。先后将药品生产企业管理划归化工部,医药商业、中药材经营划归商业部领导,并成立了医药工作委员会、中药管理委员会,由卫生部统一协调工作,分工负责,加强联系。

（二）药事管理体制发展和调整、巩固时期（1958～1965 年）

1958 年后，我国药学事业一度发展速度很快。同时，也出现不少问题。药事管理面临比较繁杂艰巨的任务。

1959 年，中共中央批转卫生部党组《关于药品生产管理及质量问题的报告》，规定今后没有经过卫生行政部门批准，非制药单位不准制造药品，没有经过严格检验的药品，不准收购或者在市场出售；明确卫生部应会同有关部门加强药品生产的管理。1963 年 10 月卫生部、化工部、商业部发布了《关于药政管理的若干规定》。这是建国后有关药政管理的第一个综合性法规文件。1963 年，经卫生部核转国务院批准，颁布了《中华人民共和国药典（1963 年版）》（以下简称《中国药典》）。国家在改造老企业的同时，新建了华北制药厂、太原制药厂等一批大型骨干企业。中药材生产也得到迅速发展，中成药和饮片生产从手工作坊开始走上工业化生产的道路。在新药管理，医院药事管理，毒、限剧药管理等方面卫生部也发布了相应的规章，提出了明确的管理要求。

（三）十年动荡与恢复时期（1966～1978 年）

"文革"期间，许多监管规章制度自然被废止，一批单位被下放、解散，许多单位擅自开办药厂（出现建国后第二次滥建药厂的高潮），药品质量下降，并开始出现伪劣药品。

1969 年托拉斯在"文化大革命"的洪流中被迫解散，中国医药公司、中国药材公司、中国医药工业公司和中国医疗器械工业公司先后被撤销。直到 1973 年以后，这些机构才相继得到恢复。

1978 年 6 月 7 日，经国务院批准，决定成立国家医药管理总局（直属国务院，由卫生部代管），再次将中西药品、医疗器械的生产、供应、使用统一管理起来，由国家计委单列户头，统一规划、统一计划、统一管理。至此中国医药产业运行得到了复苏，并很快迎来了 30 年的改革发展。

（四）药政管理的法制化

1978 年 12 月，中共中央召开了十一届三中全会。随着改革开放的进程，中国的药事管理开始步入崭新的阶段。伴随着药事管理体制的重大变革，我国的医药产业也开始进入了长达 30 年的高速发展阶段。1978 年 7 月 30 日国务院批转了卫生部制定的《药政管理条例（试行）》。1984 年 9 月 20 日，第六届全国人大常委会第七次会议审议通过并颁布了新中国首部《药品管理法》，于 1985 年 7 月 1 日起正式实施。2001 年《药品管理法》由九届全国人大常委会第 20 次会议修订通过，自 2001 年 12 月 1 日起实施。随后第 360 号国务院令公布了《中华人民共和国药品管理法实施条例》，自 2002 年 9 月 15 日起施行。

这些法律、法规文件的公布使得我国药事管理工作真正做到了有法可依，也为实现有法必依、执法必严、违法必究提供了法律保障。药事管理体制从此走向法制化的阶段。

（五）现代药事管理体制的建立

1. 设立国家医药管理总局

从 1978 年 11 月到 1980 年 1 月，随着国家医药管理总局和各地局或医药总公司的设立，重新恢复了国家对医药产业自上至下的统一管理。这一时期政企不分，仍旧执行着国家对药品的计划生产和统购统销。这种计划经济在当时的历史环境下，起到了一定的积极作用，完成了中国医药产业从无到有、从小到大、从分散到集中的发展使命。但当年的医药管理局不仅有市场监管职能，还有行业管理职能，管着企业的同时还办着企业。

2. 成立国家药品监督管理局

1998年4月16日，国家药品监督管理局（State Drug Administration，简称SDA）正式挂牌成立。新成立的国家药品监督管理局主管全国药品监督管理工作。但其只负责药品的审批和日常监管，主要职能锁定在确保药品的安全、有效上，而产业的宏观发展和促进交给当时的国家经贸委医药司。这意味着药品质量监管与行业管理的第一次彻底分离，标志着"政企分开"、"管办分离"的现代药事管理体制的建立。2001年2月，国务院决定对省以下药品监督管理系统实行垂直管理的体制。

3. 组建国家食品药品监督管理局

2003年3月，根据新一届国务院机构改革方案，在国家药品监督管理局的基础上组建了国家食品药品监督管理局（State Food and Drug Administration，简称SFDA）。将食品、保健品、化妆品安全管理的综合监督、组织协调以及依法组织开展对重大事故查处的职责划归国家食品药品监督管理局，同时原属卫生部的保健品审批职责也由国家食品药品监督管理局承担。至此，标志着我国食品药品监督管理体制与国际接轨。

4. 国家食品药品监督管理局改制

2008年3月，国务院机构实行"大部制"改革，国家食品药品监督管理局改制为由卫生部管理的国家局。当年，食品药品监管体制又一次进行调整。省及省以下药监机构由"垂直管理"改为"分级管理"，划属地方相关部门。

从SDA到SFDA，从垂直管理到分级管理，从国务院直属局到卫生部管理的国家局，药事管理体制的每一次变革，都反映了社会变革的要求。国家药监局成立时确定的"管办分离"、"质量监管与行业管理分离"的管理模式，为产业的依法、有序发展提供了结构性的保障。

 问题讨论

药监体制分与合

2008年，卫生、药监两家重新合并，药监局成为卫生部代管的国家局。卫生部成为融医药管理为一体的"大部门"。10年前，药政管理局从卫生部脱离出来，与原国家经贸委管理的国家医药管理局合并，成立了国家药品监督管理局，卫生、药监两部门正式分家。2003年的机构改革，进一步扩大了药监部门的职能，把食品监管纳入其中，组成了国家食品药品监督管理局。2008年，卫生、药监再次走到一起。"大部制"改革的初衷，是为了转变职能以建立服务型政府，在确保公平的前提下切实提高行政质量和效率，为民众提供更好的公共产品和服务，改善民生。此番改制后，药监和卫生合为一体，这将给民众热盼的新医改，从组织领导和监管层面提供有力保障，也势必给药品流通尤其是零售行业带来新的挑战与机会。

问题与讨论：请分析并讨论药监体制变革可能带来的监管变化与影响。

二、我国现行的药事管理体制

药事管理体制是指在一定社会制度下药事工作的组织方式、管理制度和管理方法，是国家权力机关关于药事管理机构设置、职能配置和运行机制等方面的制度。

2008年3月通过的《国务院机构改革方案》明确提出，"国家食品药品监督管理局改由卫生部管理"。2008年11月10日出台了省级以下药监机构的改革方案。国务院办公厅在当日下发的《关于调整省级以下食品药品监督管理体制有关问题的通知》(国办发[2008]123号文，下称"123号文")中，提出"将现行食品药品监督管理机构省级以下垂直管理改为由地方政府分级管理，业务接受上级主管部门和同级卫生部门的组织指导和监督"。

从垂直管理到分级管理，核心的变化在人员管理、经费预算和国有资产管理等领域。新的管理体制实行后，省以下市、县两级药监局的人、财、物权将从省药监局剥离，归各地政府分级接管。省以下各级药监局将实行同级政府和上级部门的"双重领导"，即人员管理等脱离省药监局的管理权限，由各市(地、州)、县(市、区)政府负责，仅在业务上接受省药监局指导。

知识链接

垂直管理与分级管理

垂直管理　政府职能部门实行垂直管理，就意味着脱离地方政府管理序列，不受地方政府监督机制约束，直接由省级或者中央主管部门统筹管理"人、财、物、事"。实行垂直管理部门共同的特点就是垂直性、相对独立性，业务运行基本上脱离同级政府的行政管理框架，封闭在系统的条条框架内，而且特别强调业务的敏感性和保密性，如工商、税务、海关等。我国药品监督管理体制的垂直管理如图2-1所示。

分级管理　即属地化管理，与垂直管理相对应。采用这类管理机制的政府职能部门通常实行地方政府和上级部门的"双重领导"，上级主管部门负责管理业务"事权"，地方政府负责管理"人、财、物"，且纳入同级纪检部门和人大监督。我国药品监督管理体制的分级管理如图2-2所示。

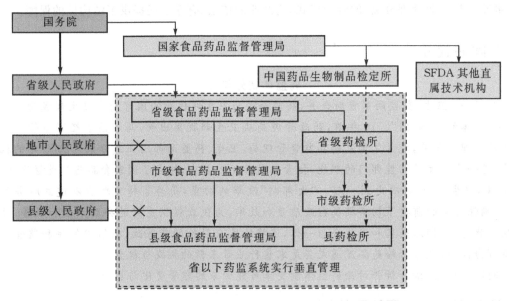

注：——▶表示行政隶属的上下级关系　——▶表示直属(或派出)机构的上下级关系

----▶表示技术指导的上下级关系

图2-1　我国药品监督管理体制垂直管理示意图

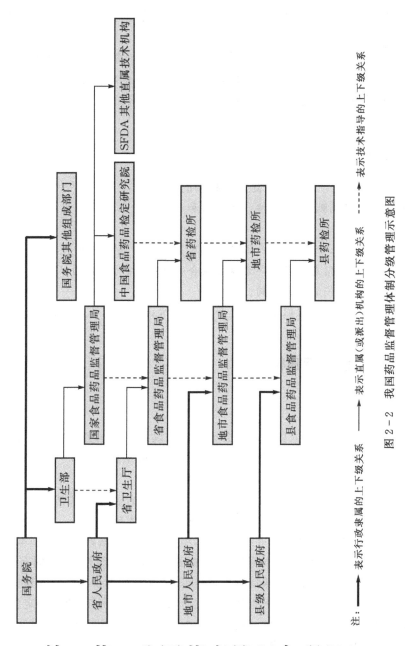

图 2 - 2　我国药品监督管理体制分级管理示意图

注：——→表示行政隶属的上下级关系　——→表示直属（或派出）机构的上下级关系　----→表示技术指导的上下级关系

第二节　我国药事管理宏观组织

　　药事组织机构按其社会功能和目标可以分为：药品监督管理、药品生产经营、药品使用、药学教育与科技等组织机构。

　　药品监督管理是指国家药品监督管理部门按照法律授权，对于行政管理相对人，即药品的研究、生产、经营、使用等各个部门所进行的管理，包括对其研制、生产、质量、流通、价格、广告和使用等各个环节全过程的监督管理，属于宏观层面的药事管理工作。依法律授权，代表国家行使药品监督管理职能，承担药品监督管理职责的药事组织机构称为药品监督管理组织机构，是药事管理的宏观组织。

我国药品监督管理组织按其职能不同分为药品监督管理行政机构和药品监督管理技术机构两部分。

药品监督管理的行政机构是指政府机构中管理药品和药学企事业组织的行政执法机构。国家通过立法赋予其执法权力,其功能是代表国家对药品和药学企业、事业组织机构进行监督控制,以保证国家对药品管理意志的贯彻执行。在我国,主要指从国家到地方的卫生行政部门以及各级药品监督管理局。

 知识链接

组织与机构的概念

组织 是指为了实现既定目标,按一定规则和程序有意识调整了多数人的行为或各种力量的群体。

机构 机构是指在社会生活中,人们为了实现某种目标或担负某种职能而通过一定的程序建立的,由人、财、物和信息等若干要素有序组合起来的,相对稳定的社会实体单位。通常指机关、团体工作单位或他们的内部结构。

机构包含在组织之中,是组织中一种更为严密的结构形式。社会事务中往往把组织与机构统称为组织机构或组织系统。

一、我国药品监督管理行政机构

(一)卫生行政部门

1. 卫生部

卫生部根据第十一届全国人民代表大会第一次会议批准的国务院机构改革方案和《国务院关于机构设置的通知》(国发〔2008〕11 号)设立,为国务院组成部门。

卫生部在食品药品监督管理方面承担的主要职责有:

(1)起草法律法规文件。起草卫生、食品安全、药品、医疗器械相关法律法规草案,制定卫生、食品安全、药品、医疗器械规章,依法制定有关标准和技术规范。

(2)负责建立国家基本药物制度并组织实施,组织制定药品法典和国家基本药物目录。组织制定国家药物政策。拟订国家基本药物采购、配送、使用的政策措施,会同有关部门提出国家基本药物目录内药品生产的鼓励扶持政策,提出国家基本药物价格政策的建议。

(3)承担食品安全综合协调、组织查处食品安全重大事故的责任,组织制定食品安全标准,负责食品及相关产品的安全风险评估、预警工作,制定食品安全检验机构资质认定的条件和检验规范,统一发布重大食品安全信息。

2. 省级卫生行政部门

省级卫生行政部门根据各省级人民政府的机构设置方案设立,为省级人民政府的组成部门。

省级卫生行政部门在食品药品监督方面承担的主要职责有:

(1)拟订卫生、食品安全、药品、医疗器械以及促进中医药事业发展的规划和政策,起草有关地方性法规、规章草案,组织拟订有关标准和技术规范。

(2)承担食品安全综合协调的职责,组织查处食品安全重大事故,负责食品及相关产品的安全风险评估、预警工作,制定食品安全检验机构资质认定的条件和检验规范,统一发布重大食品安全信息。

(3)组织实施国家基本药物制度,提出基本药物价格政策的建议。

(二)药品监督管理部门

我国药品监督管理部门主要是指从国家到地方的四级食品药品监督管理局。

1.国家食品药品监督管理局

国家食品药品监督管理局根据《国务院关于部委管理的国家局设置的通知》(国发〔2008〕12号)设立,定格为副部级,为卫生部管理的国家局。

(1)职责调整　主要包括取消已由国务院公布取消的行政审批事项。将药品、医疗器械等技术审评工作交给事业单位。将综合协调食品安全、组织查处食品安全重大事故的职责划给卫生部。将卫生部食品卫生许可,餐饮业、食堂等消费环节(以下简称消费环节)食品安全监管和保健食品、化妆品卫生监督管理的职责,划入国家食品药品监督管理局。

(2)主要职责

◆ 制定药品、医疗器械、化妆品和消费环节食品安全监督管理的政策、规划并监督实施,参与起草相关法律法规和部门规章草案。

◆ 负责消费环节食品卫生许可和食品安全监督管理。

◆ 制定消费环节食品安全管理规范并监督实施,开展消费环节食品安全状况调查和监测工作,发布与消费环节食品安全监管有关的信息。

◆ 负责化妆品卫生许可、卫生监督管理和有关化妆品的审批工作。

◆ 负责药品、医疗器械行政监督和技术监督,负责制定药品和医疗器械研制、生产、流通、使用方面的质量管理规范并监督实施。

◆ 负责药品、医疗器械注册和监督管理,拟订国家药品、医疗器械标准并监督实施,组织开展药品不良反应和医疗器械不良事件监测,负责药品、医疗器械再评价和淘汰,参与制定国家基本药物目录,配合有关部门实施国家基本药物制度,组织实施处方药和非处方药分类管理制度。

◆ 负责制定中药、民族药监督管理规范并组织实施,拟订中药、民族药质量标准,组织制定中药材生产质量管理规范、中药饮片炮制规范并监督实施,组织实施中药品种保护制度。

◆ 监督管理药品、医疗器械质量安全,监督管理放射性药品、麻醉药品、毒性药品及精神药品,发布药品、医疗器械质量安全信息。

◆ 组织查处消费环节食品安全和药品、医疗器械、化妆品等的研制、生产、流通、使用方面的违法行为。

◆ 指导地方食品药品有关方面的监督管理、应急、稽查和信息化建设工作。

◆ 拟订并完善执业药师资格准入制度,指导监督执业药师注册工作。

◆ 开展与食品药品监督管理有关的国际交流与合作。

◆ 承办国务院及卫生部交办的其他事项。

根据上述职责,国家食品药品监督管理局设10个内设机构:办公室(规划财务司)、政策法规司、食品许可司、食品安全监管司、药品注册司(中药民族药监管司)、医疗器械监管司、药品安全监管司、稽查局、人事司、国际合作司(港澳台办公室)。国家食品药品监督管理局机关行政编制为197名。

2.省级食品药品监督管理局

省级食品药品监督管理局根据各省政府机构设置方案设立,一般定格为正厅或副厅级。目前,多数省药监局根据国务院"123号文"精神,进行了体制调整。省级食品药品监督管理机构作为省级人民政府的工作机构,划归同级卫生行政部门代管,实行部门管理、相对独立的过渡期运作模式。其职责分工为负责行政区域内食品(消费环节)药品、医疗器械、保健食品、化妆品的行政监督和技术监督,贯彻落实国家有关方针政策和法律法规,参与起草地方性法规、规章草案,负责餐饮服务许可,监督药品、医疗器械、保健食品、化妆品标准的执行,管理特殊管理药品,对违法行为调查处理,组织开展质量抽验、发布质量公告,核准执业药师注册等。

3. 市、县级食品药品监督管理局

根据国务院"123号文"精神,市、县食品药品监督管理机构作为同级政府的工作机构。在调整有关职能的基础上,保持队伍和人员相对稳定。保证其相对独立地依法履行职责,保证其对消费环节食品安全和药品研究、生产、流通、使用全过程的有效监管。其行政编制分别纳入市、县行政编制总额,审批权限由省一级行使调整为市、县两级机构编制部门分别行使。市、县食品药品监督管理机构所属技术机构的人员编制、领导职数,由市、县两级机构编制部门管理。

二、我国药品监督管理技术机构

药品技术监督是关于药品的监测、检验、技术评审等与药学专业技术知识密切关联,为药品的立法、执法和司法提供技术支持的职能和活动。药品技术监督管理组织是国家药品监督保证体系的重要组成部分,是在药品监督管理部门的领导下,执行国家对药品质量监督、检验的法定性专业技术机构。主要包括:SFDA直属的中国食品药品检定研究院及各级药监局直属的药品检验所。SFDA直属的国家药典委员会、国家中药品种保护审评委员会、药品审评中心、药品评价中心(国家药品不良反应监测中心)、药品认证管理中心、执业药师资格认证中心等事业单位也属于我国药品监督的技术机构(图2-3)。

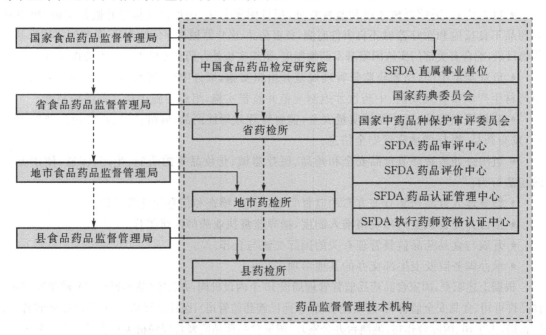

注： ——→ 表示直属(或派出)机构的上下级关系   ----→ 表示技术指导的上下级关系

图2-3 我国药品监督管理技术机构示意图

(一)中国食品药品检定研究院及地方各级药检所

1.中国食品药品检定研究院

中国食品药品检定研究院(以下简称中检院)原名中检所,是由原中央人民政府卫生部药物食品检验所和生物制品检定所于 1961 年合并成立的卫生部药品生物制品检定所,于 1986 年更名为中国药品生物制品检定所,对外使用"中国药品检验总所"的名称。1998 年由卫生部成建制划转为国家药品监督管理局直属事业单位,2010 年更名为"中国食品药品检定研究院",保留中国药品检验总所的名称。

中检院是国家食品药品监督管理局的直属事业单位,承担着食品、药品质量的控制与把关工作。它是国家检验药品、生物制品质量的法定机构和最高技术仲裁机构,是全国药品检验所业务技术的指导中心;是世界卫生组织指定的"世界卫生组织药品质量保证中心"、"国家病毒性肝炎研究中心"、"国家抗生素细菌耐药性监测中心",以及国家指定的"中国医学细菌保藏管理中心"、"中国药品生物制品标准化研究中心"、"国家实验动物质量检测中心"、"国家啮齿类实验动物种子中心"及"国家新药安全评价中心"。

2.省、市、县药检所

省级食品药品监督管理部门设置药品检验所。市级和县级食品药品监督管理部门根据工作需要设置药品检验机构,其中省会城市不重复设置。此外,国务院还授予北京市、天津市、上海市等 18 个口岸城市药品检验机构行使进口药品检验职能,加挂口岸药品检验所牌子。省、市、县各级药检所为同级食品药品监督管理局的直属事业单位,承担依法实施药品审批和药品质量监督检查所需要的药品检验工作。

(二)国家药典委员会

国家药典委员会,原名卫生部药典委员会,成立于 1950 年,是我国最早成立的标准化机构,是负责编纂《中国药典》和制定、修订国家药品标准的技术委员会,是国家药品标准化管理的法定机构。1998 年 9 月,原隶属于卫生部的药典委员会划归国家药品监督管理局,更名为国家药典委员会。国家药典委员会主要负责国家药品标准化的管理工作。

(三)国家中药品种保护审评委员会

国家中药品种保护审评委员会成立于 1993 年 10 月 10 日,又名保健食品审评中心。内设综合处、信息处、中药保护一处、中药保护二处、保健食品一处、保健食品二处、保健食品三处七个职能部门。其是国家审批中药保护品种的专业技术审查和咨询机构,也负责组织保健食品的技术审查和审评工作。

(四)国家食品药品监督管理局药品审评中心

国家食品药品监督管理局药品审评中心是国家食品药品监督管理局药品注册管理的技术审评机构,为药品注册管理提供技术支持。其内设九部,分别是:审评管理与协调部、审评一部、审评二部、审评三部、审评四部、审评五部、人力资源部、信息部及财务部。其主要职责是负责对药品注册申请进行技术审评。

(五)国家食品药品监督管理局药品评价中心

国家食品药品监督管理局药品评价中心是专门负责国家基本药物、非处方药物的筛选及药品再评价工作的机构。其内设五个职能部门,分别为:办公室、国家基本药物处、药品临床评价处、药品不良反应监测处、医疗器械监测与评价处。其主要职责是承担已上市药品的再评价和淘汰药品的技术工作,承担全国药品不良反应监测、全国医疗器械上市后不良事件监测和再评价的技术工作等。

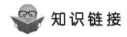 **知识链接**

医药行业管理组织

医药行业管理组织是相对于药品质量监督管理组织而言的。新中国成立后,我国一直缺乏统一的医药管理组织。1978 年,国家医药管理总局的成立,使中西药品、医疗器械的生产、供应、使用实现了统一管理。1982 年 5 月,国家医药管理总局在国家机构改革中,被划归国家经委领导,改名"国家医药管理局",1994 年又划归新成立不久的国家经贸委领导。医药局自成立开始,一直承担着制订医药行业政策、法规和中长期规划,参与医药行业经济运行的宏观调控、医药经济信息服务等行业管理职能,同时也配置有医药商品质量监督职能。

1998 年我国政府机构改革时,国务院将原分散于国家医药局、国家中医药局和卫生部药政局等部门的药品监管职能合并,新组建了国家药品监督管理局。由国家药品监督管理局负责对药品的科研、生产、流通、使用全过程实行监督管理。国家医药管理局被撤销,医药行业宏观规划与行业促进的职能由国家经贸委医药司负责。自此,我国在医药管理体制上实现了行业促进与质量监管职能的分离。

在 2003 年机构改革中,随着国家经贸委的撤并,医药产业规划与促进职能交由国家发改委经济运营局医药处。

2008 年根据国务院机构改革方案,设立了工业和信息化部,为国务院组成部门。同年 8 月,国家发改委发布新"三定"方案(定职能、定机构、定编制)。新方案将相关医药行业管理职责划转工业和信息化部。新成立的工业和信息化部内设消费品工业司,承担医药行业管理工作,同时承担的还有中药材生产扶持项目管理和国家药品储备管理工作。

2009 年 12 月 25 日,国家食品药品监督管理局公布了《关于加强药品流通行业管理的通知》,明确规定:"商务主管部门成为药品流通行业的管理部门。"

(六)国家食品药品监督管理局药品认证管理中心

国家食品药品监督管理局认证管理中心是专门从事药品认证管理的机构。认证管理中心的主要职能是参与制定、修订《药物非临床研究质量管理规范》(GLP)、《药物临床试验质量管理规范》(GCP)、《药品生产质量管理规范》(GMP)、《中药材生产质量管理规范》(GAP)、《药品经营质量管理规范》(GSP)、《医疗机构制剂配制质量管理规范》(GPP)、《医疗器械生产质量管理规范》(医疗器械 GMP)及其相应的实施办法;并依法对向 SFDA 提出 GMP、GAP 认证申请的生产企业(单位)和 GCP 认证的医疗机构实施现场检查等。

第三节 我国药事管理微观组织

一、医药行业组织

医药行业是一、二、三产业为一体的产业。其主要门类包括:化学原料药及制剂、中药材、中药饮片、中成药、抗生素、生物制品、生化药品、放射性药品、医疗器械、卫生材料、制药机械、药用包装材料及医药商业。从整个医疗产业角度来看,我国的医药行业产业链结构包括了居于第一产业的医药制造生产企业、第二产业的医药商业企业及第三产业的医疗服务机构,它们共同构成我国的医药行业组织。

(一)药品生产企业

药品生产企业是指生产药品的专营企业或者兼营企业,是应用现代科学技术从事药品生产活动,给社会提供药品,并独立核算、自主经营、照章纳税,具有法人资格的经济组织,一般称作药厂。我国药品生产企业的类型,从生产资料所有制来划分,可分为国有企业、集体企业、私有企业、股份制企业和中外合资企业等;从所生产的药品类型来划分,可分为中成药厂、化学药品厂和生化药品厂等。

1. 我国药品生产企业概况

新中国成立以来,我国的医药工业从无到有、由弱到强,得到了迅速地发展,形成了门类齐全的生产系统。特别是改革开放 30 年来,中国医药工业增长速度一直高于国内生产总值(GDP)。从 1978 年到 2007 年,医药工业产值年均递增 16.8%,成为国民经济中发展最快的行业之一。目前,中国已经具备了比较雄厚的医药工业物质基础,医药工业总产值占 GDP 的比重为 2.7%。维生素 C、青霉素工业盐、对乙酰氨基酚等大类原料药产量居世界第一,制剂产能居世界第一。中国药品出口额占全球药品出口额的 2%。

2010 年,医药工业完成总产值 12427 亿元,比 2005 年增加 8005 亿元,年均增长 23%。完成工业增加值 4688 亿元,年均增长 15.4%,快于 GDP 增速和全国工业平均增速。实现利润总额 1407 亿元,年均增长 31.9%,效益增长快于产值增长。

"十一五"期间,药品生产企业实力得到增强。在市场增长、技术进步、投资加大、兼并重组等力量的推动下,涌现出一批综合实力较强的大型企业集团。销售收入超过 100 亿元的工业企业由 2005 年的 1 家增加到 2010 年的 10 家,超过 50 亿元的企业由 2005 年的 3 家达到 2010 年的 17 家。扬子江药业、哈药集团、石药集团、北京同仁堂、广药集团、山东威高等大型企业集团规模不断壮大,江苏恒瑞、浙江海正、天士力、神威药业、深圳迈瑞等一批创新型企业快速发展,特别是中国医药集团、上海医药集团、华润医药集团等骨干企业集团通过并购重组迅速扩大规模,实现了产业链整合,提升了市场竞争力。医药大企业成为国家基本药物供应的主力军,有效保障了基本药物供应。

另一方面,我国药品生产企业长期存在"多、小、散、低"的产业格局,给企业、行业发展带来了巨大的影响和阻碍。

2.《医药工业"十二五"规划》对药品生产企业的目标要求

工业和信息化部于 2012 年 1 月 19 日发布的《医药工业"十二五"发展规划》中,制定了"十二五"期间的发展目标。

(1)建立健全以企业为主体的技术创新体系,重点骨干企业研发投入达到销售收入的 5%以上,创新能力明显提高。获得新药证书的原创药物达到 30 个以上,开发 30 个以上通用名药物新品种,完成 200 个以上医药大品种的改造升级,开发 50 个以上掌握核心技术的医疗器械品种。

(2)全国药品生产 100%符合新版 GMP 要求,药品质量管理水平显著提高。加快国际认证步伐,200 个以上化学原料药品种通过美国 FDA 检查或获得欧盟 COS 证书,80 家以上制剂企业通过欧美日等发达国家或 WHO 的 GMP 认证。

(3)到 2015 年,销售收入超过 500 亿元的企业达到 5 个以上,超过 100 亿元的企业达到 100 个以上,前 100 位企业的销售收入占全行业的 50%以上。

(4)医药出口额年均增长 20％以上。改善出口结构,有国际竞争优势的品种显著增多,制剂出口比重达到 10％以上,200 个以上通用名药物制剂在欧美日等发达国家注册和销售。"走出去"迈出实质步伐,50 家以上企业在境外建立研发中心或生产基地。

(二)药品经营企业

药品经营企业是指经营药品的专营或兼营企业。包括药品批发企业和药品零售企业。

药品批发企业,是指将购进的药品销售给药品生产企业、药品经营企业、医疗机构的药品经营企业。药品零售企业,是指将购进的药品直接销售给消费者的药品经营企业。药品零售企业主要采取连锁店销售、固定销售、流动销售、送货上门、邮递函购等方式。

我国药品经营企业从管理体制上可分为医药公司系统、药材公司系统和零售企业系统;从经营对象可分为西药和中药两大系统;从所有制可分为国有、集体、私有、股份制和中外合资等企业。

1.我国药品经营企业概况

改革开放以来,我国药品流通体制发生了一系列深刻的变化。从计划分配体制转向市场化经营体制,行业获得了长足发展,药品流通领域的法律框架和监管体制基本建立,药品供应保障能力明显提升,多种所有制并存、多种经营方式互补、覆盖城乡的药品流通体系初步形成。截至 2009 年底,全国共有药品批发企业 1.3 万多家;药品零售连锁企业 2149 家,下辖门店 13.5 万多家,零售单体药店 25.3 万多家,零售药店门店总数达 38.8 万多家。2009 年,全国药品批发企业销售总额达到 5684 亿元,2000 年至 2009 年,年均增长 15％;零售企业销售总额 1487 亿元,年均增长 20％;城市社区和农村基层药品市场规模明显扩大。

药品流通企业兼并重组步伐加快,行业集中度开始提高。2009 年,药品百强批发企业销售额占全国药品批发销售总额的 70％。连锁经营发展较快,连锁企业门店数已占零售门店总数的 1/3,百强连锁企业销售额占零售企业销售总额的 39％;现代医药物流、网上药店以及第三方医药物流等新型药品流通方式逐步发展,扁平化、少环节、可追踪、高效率的现代流通模式比重开始提高。

2009 年,全国药品流通行业从业人员约 400 万人,占城乡商业服务业就业人数的 5％;各类药店提供销售及服务约 130 亿人次,较 2005 年增长 33％,在方便群众购药、平抑药品价格等方面发挥了重要作用。药品流通骨干企业成为药品储备和应急配送主体,有效保证了"非典"、"禽流感"等重大疫情和"5.12"汶川特大地震等自然灾害中的药品供应。

但同时,我国药品流通行业还存在流通组织化、现代化水平较低,行业集中度低,跨区域扩展缓慢,现代医药物流发展相对滞后,行业发展布局不够合理及流通秩序有待规范等突出问题。

2.《全国药品流通行业发展规划纲要（2011—2015）》对药品经营企业的目标要求

2011 年 5 月 5 日,商务部正式发布了《全国药品流通行业发展规划纲要（2011—2015）》,提出"十二五"期间药品流通行业的具体发展目标:形成 1～3 家年销售额过千亿的全国性大型医药商业集团,20 家年销售额过百亿的区域性药品流通企业;药品批发百强企业年销售额占药品批发总额的 85％以上,药品零售连锁百强企业年销售额占药品零售企业销售总额的 60％以上;连锁药店占全部零售门店的比重提高到 2/3 以上。县以下基层流通网络更加健全。骨干企业综合实力接近国际分销企业先进水平。

随着《2010—2015 年全国医药流通行业发展规划》的发布,未来医药流通行业的集中度将进一步提高,并购整合发展将成为医药流通行业的主流。

(三)药品使用组织

药品使用组织是指用药品来预防、治疗、诊断人的疾病的组织,即医疗机构。目前我国医疗机构有 13 种类型,包括:各类医院,妇幼保健院,社区卫生服务中心(站),卫生院,疗养院,各类门诊部,各类诊所或卫生所,村卫生室(所),急救中心(站),临床检验中心,专科疾病防治院(所、站),护理院(站)及其他诊疗机构。

医疗机构内以服务患者为中心,以临床药学为基础,以促进临床科学、合理用药为目的的药学技术服务和药品管理工作的药学部门,称为药房或药剂科,它是医疗机构不可分割的组成部分,是事业性组织。我国医疗机构药品使用过程中的质量监督由药品监督管理部门实施,但医疗机构中的药事管理工作则由卫生部、国家中医药管理局负责,县级以上卫生行政部门(含中医药行业管理机构)负责本行政区域内的医疗机构药事管理工作。

20 世纪 80 年代,我国医疗机构规模基本稳定在 15 万~20 万家,其中县级及县级以上医疗机构 1.5 万家左右。根据统计资料显示,2011 年末,全国医疗卫生机构总数达 954389 个,其中,医院 21979 个,基层医疗卫生机构 918003 个,专业公共卫生机构 11926 个。

另据统计,2008 年,中国 19701 家医院的药品销售总量约为 3025 亿元(占成品药销售额的 60%),其中约 2800 家大型医院的占比就达 80%。第三终端基层医疗机构销售占全年药品销售的 14%。2009 年县及县以上医院销售药品规模为 3609 亿元,社区卫生服务中心(站)为 187 亿元,乡镇卫生院为 370 亿元,诊所及卫生室为 554 亿元。而 2009 年全国成品药市场总额为 6200 亿元,医院作为药品销售第一终端市场,依然高居医药市场榜首。由于公立医院的改革还处于试点和摸索期,故未来几年内第一终端的主流市场地位仍将牢不可破,二甲以上医院仍是中国药品分销的主渠道,并将持续稳定、高速增长(或大于产业平均增速),而其中县级医院的占比可能会有更多地拉动。基层医疗机构、社区卫生服务中心受益于医改政策、基本药物制度的实行,未来的发展趋势增量明显。

二、药学教育组织

新中国成立之初,旧中国留下来的药学教育办学单位总共不足 20 家,规模很小,建制不一。1952 年院系调整后,形成北京医学院药学系、上海医学院药学系、四川医学院药学系、东北药学院和华东药学院的两院三系"老五所"格局。当时每年总招生量 200 余人,在校生不足千人。至改革开放前夕,全国高等药学教育单位已发展到 49 所,共设置药学类专业 13 个、专业点 71 个。累计培养药学本、专科人才 16144 人,并开始在"老五所"院校中培养药学研究生。

改革开放以来,发展药学教育的外部条件开始改善。1990 年代后,全国医药教育进入大规模发展和深化改革时期。1992 年,全国高等药学教育单位达 61 所,医学、药学专业在校生占全部高校在校生总数的 12%,而其中药学专业在校生仅占总在校生的 0.66%。这也反映了当时还存在着医药高等教育专业设置不尽合理,学历结构没有形成层次等问题。

1992~1997 年期间,我国医药高等教育发展势头较好。原"老五所"中,"三系"全部办成了药学院,"两院"发展成多科型药科大学。不但规模变大,学科设置齐全,而且研究生培养层次配套完成,"老五所"院校已开始设立博士点。1998 年,国家鼓励综合性大学、理工大学参与药学教育,把基础学科力量和工程学科力量充实壮大到了药学领域,使药学教育的结构更趋合理。

1998～2000 年,我国高校管理体制调整和结构性改革使高等药学教育进入了一个新时期,三年改革在药学教育市场引入了竞争机制,各地办学积极。全国药学本科以上教育单位数量快速增加,而高等职业技术教育也开始兴起并蓬勃发展。

当前,我国药学教育已经形成了以高等药学教育为主体,中等药学教育、药学继续教育共同协调发展,多层次、多类型、多种办学形式共存的中、西药共同发展的药学教育体制。据《中国药学年鉴》2011 年卷统计,截止 2010 年底,全国设置药学类及相关专业的普通高校共 603 所,其中,本科院校 342 所,医药高等专科学校 43 所,高等职业技术学院 218 所。

设置有药学类专业的高校和中等学校均是政府投资兴办的事业法人单位。另外,由企业或行业管理部门依法设立的医药职工大学和医药职工中专,也均为事业法人单位。

三、药学科研组织

药学科研组织主要承担药学研究与药学工业设计等任务。从 20 世纪 80 年代开始,为适应医药事业发展的需要以及科研体制的改革,许多独立设置的研究机构正在由事业单位向企业单位转制并改变科研投资机制,逐步使企业成为研究创新药物的主体。为逐步规范药品研究过程,原国家药品监督管理局于 1999 年颁布了《药品研究机构登记备案管理办法(试行)》,2000 年 10 月 27 日 SDA 又发布了《关于开展药品研究机构登记备案工作的通知》。到 2001 年底,我国有 1700 多家药品研究机构进行了登记备案。全国有独立的药物研究院所共 130 个,著名的药物研究单位如下介绍。

(一)中国科学院上海药物研究所

中国科学院上海药物研究所前身是国立北平研究院药物研究所,创建于 1932 年,1958 年迁至上海。其是我国历史最悠久,也是中国科学院唯一的综合性药物研究机构。上海药物所现有职工 524 人(科研人员 388 人),其中中国科学院院士 4 人,中国工程院院士 2 人。上海药物所设有药学博士点、化学硕士点,在学研究生 402 人。另有博士后 27 人。

(二)国家级药物研究所

(1)**中国医学科学院药物研究所** 成立于 1958 年,是国家重点药物研究机构之一。

(2)**中国中医研究院中药研究所** 中国中医研究院于 1955 年成立,下设 11 个研究所,中药研究所是其中之一。

(3)**军事医学科学院药物毒理研究所** 军事医学科学院是中国人民解放军的最高医学科研机构,创建于 1951 年 8 月。其中,药物毒理研究所享有盛誉。

(4)**上海医药工业研究院** 创建于 1957 年,隶属于国务院国有资产管理委员会,是中国医药工业系统中科研实力最强的综合性研究开发机构之一。

四、药学学术组织

我国的药学学术组织都带有准官方性质。目前,与药学有关的全国性民间组织有近 40 个,这些药学学术组织的行业管理职能不断增强。

(一)中国药学会

中国药学会(Chinese Pharmaceutical Association, CPA)成立于 1907 年,是中国最早成立的学术团体之一,是由全国药学科学技术工作者自愿组成依法登记成立的学术性、公益性、非营利性的法人社会团体。中国药学会是国际药学联合会和亚洲药物化学联合会成员。现有注册会员 10 万多人,高级会员 3000 余人,团体会员 35 个。学会下设 7 个工作委员会,19 个专业委员会,主办 20 种学术期刊。

中国药学会主管单位为中国科学技术协会,办事机构为秘书处,行政挂靠国家食品药品监督管理局。秘书处内设办公室、组织工作部、学术部、编辑出版部、继续教育与科普部、国际交流部、科技开发中心。

中国药学会的主要任务是开展药学科学技术的国内外学术交流;编辑出版、发行药学学术期刊、书籍;发展同世界各国及地区药学相关团体、药学科学技术工作者的友好交往与合作;举荐、表彰、奖励在科学技术活动中取得优异成绩的药学科学技术工作者;开展对会员和药学科学技术工作者的继续教育培训;普及推广药学以及相关学科的科学技术知识;反映药学科学技术工作者的意见和要求,维护药学科学技术工作者的合法权益;接受政府委托,承办与药学发展及药品监督管理等有关的事项,组织药学科学技术工作者参与国家有关项目的科学论证和科学技术咨询等。

(二)药学协会

目前药学协会主要包括中国医药企业管理协会、中国非处方药物协会、中国化学制药工业协会、中国医药商业协会、中国医药教育协会及中国执业药师协会 6 个。

1.中国医药企业管理协会

中国医药企业管理协会成立于 1985 年 7 月,经中华人民共和国民政部登记注册,是全国性的、我国医药工商企业界非营利性的社会团体法人组织。协会采取团体会员制的组织形式。协会以提高我国医药企业现代化生产经营的管理水平为根本任务,主要开展现代企业管理理论及实践经验的调查研究、传播交流、推广应用等活动。

2.中国非处方药物协会

中国非处方药物协会前称为中国大众药物协会,成立于 1988 年。该协会由非处方药(OTC)相关领域的生产企业、分销企业,研究、教育机构及媒体等单位组成。现有团体会员 200 多个。该协会的职能是:沟通会员单位与政府有关部门的联系,提出有关非处方药生产、经营管理方面的政策法规建议;向会员单位提供咨询、培训和信息等各项服务;向广大消费者宣传普及自我药疗理念和知识;开展国际交流与合作。

3.中国化学制药工业协会

中国化学制药工业协会成立于 1988 年 9 月,坚持企业和企业家办会,会员单位主要由从事(化学)药品生产的多种经济类型的骨干企业(集团)、地区性医药行业协会、医药研究及设计单位及大中专院校等组成。

该协会是民政部核准登记的全国性社会团体法人,其业务主管单位是国务院国有资产监督管理委员会。协会现有会员单位近 400 家,会员单位主营业务收入达到化学制药全行业的 80%,占利润总额的 75% 左右。协会下设 16 个专业工作机构:2 个分会、14 个工作(协作)委员会和交流组。

4.中国医药商业协会

中国医药商业协会是 1989 年经民政部批准成立的全国性医药商业行业社会团体法人组织。协会的职责是积极宣传国家医药方针政策,贯彻政府有关医药法律法规,协助政府部门实施行业管理,代表和维护医药流通行业整体利益,健全市场秩序,维护公平竞争。在政府和企业之间积极发挥桥梁和纽带作用。

5.中国医药教育协会

中国医药教育协会成立于 1992 年 11 月,是医药教育的全国性群众团体。协会下设有秘书处、学术部、培训部、国际合作部、健康促进办公室五个工作部门,设高等医学院校(系)委员会、成人教育委员会、职业技术教育委员会、专家委员会共四个分支机构。

6.中国执业药师协会

中国执业药师协会经中华人民共和国民政部批准,于 2003 年 2 月 22 日正式成立。该协会接受国家药品监督管理部门的业务指导和国务院民政部门的监督管理。中国执业药师协会是由与执业药师相关的个人及从事药品生产、经营、使用、教育、科研的企事业单位及相关团体自愿结成的专业性、全国性、非营利性的社会组织。协会的主要职责是加强执业药师的自律管理,规范执业药师执业行为,维护执业药师合法权益;制定执业药师职业规范、道德准则;组织开展与执业药师相关的药学方面的研究、培训服务及继续教育,加强执业药师队伍建设,提高执业药师的执业能力等。

 ## 学习小结

本章着重介绍了我国的药事管理体制以及药事组织机构,重点是我国现行药事管理体制的特点,药品监督管理行政机构与技术机构的设置。难点是理解药品质量监督管理与行业管理、宏观组织与微观组织的含义。

通过本章的学习,将有助于学习者深刻理解药事管理体制、药事组织机构的设置、职能配置对药学事业发展的深刻影响,增加对医药监督机构以及行业管理组织的了解,明确定位,为后续学习和参加药学实践工作打下基础,培养良好的宏观视野。

 ## 目标检测

一、A 型题(单项选择题)

1.我国现行的药事管理体制是(　　　)

A.全国集中统一管理

B.全国集中统一,省以下药监系统垂直管理

C.垂直管理

D.省级以下实行地方分级管理

E.地方分级管理

2.“国家药品不良反应监测中心”设在(　　　)

A. 中国药品生物制品检定所

B. 国家食品药品监督管理局药品评价中心

C. 国家食品药品监督管理局药品审评中心

D.国家食品药品监督管理局安全监管司

E.中国食品药品检定研究院

3.根据新的职能配置,负责全国餐饮服务行政许可的机构是(　　　)

A. 卫生部

B. 国家食品药品监督管理局

C. 地方药品监督管理局

D. 地方卫生局

E. 省药监局

4. 新中国成立后第一部药品管理的法律文件是（　　）

A. 关于药政管理的若干规定

B. 中华人民共和国药品管理法

C. 中华人民共和国药品管理法实施条例

D. 中华药典

E. 关于管理麻醉药暂行条例的公布令

5. 我国省级以下药品监督管理机构实行地方分级管理的时间是（　　）

A. 1978 年

B. 1985 年

C. 1998 年

D. 2003 年

E. 2008 年

6. 国家食品药品监督管理局负责对药品的（　　）

A. 研究、生产、流通、使用等进行行政监督和技术监督

B. 研究、流通进行行政监督和技术监督

C. 研究、生产、流通、使用进行技术监督

D. 研究、生产、流通、使用进行行政监督

E. 生产、经营、使用进行行政监督和技术监督

二、B 型题（配伍项选择题）

[7～11 题]

A. 国家食品药品监督管理局

B. 卫生部

C. 商务部

D. 工业和信息化部

E. 国家发展和改革委员会

7. 主管全国药品监督管理工作的是（　　）

8. 药品生产企业的行业主管部门是（　　）

9. 对食品安全负有综合协调职能的是（　　）

10. 药品经营企业的行业主管部门是（　　）

11. 主管药品价格的部门是（　　）

[12～15 题]

A. SFDA 药品审评中心

B. 药检所

C. SFDA 药品评价中心

D. 中国药学会

12. 对药品质量进行监督检验的专业法定机构是（　　）

13. 对申请注册药品进行技术审查的机构是（　　）

14.对已上市药品的安全性和不良反应进行评价的机构是( )

15.组织药学科技工作者依法开展学术活动的机构是( )

三、X 型题(多项选择题)

16.国家食品药品监督管理局药品评价中心的职责是( )

A. 国家基本药物筛选

B. 非处方药物筛选

C. 药品再评价

D. 药品不良反应监测

E.医疗器械监测与评价

17.国家食品药品监督管理局药品认证管理中心负责现场检查的情况有( )

A. 向 SFDA 提出 GMP 认证申请的药品生产企业

B. 向 SFDA 提出 GAP 认证申请的药品生产企业

C. 向 SFDA 提出 GSP 认证申请的药品经营企业

D. 向 SFDA 提出 GCP 认证申请的医疗机构

E. 向 SFDA 提出 GLP 认证申请的药物研究机构

18.药事组织的基本类型有( )

A. 药品管理行政组织

B. 药品生产经营组织

C. 药品管理技术组织

D. 药学科研组织

E.医疗机构药房组织

四、简答题

1.我国药品监督管理的行政机构有哪些?

2.我国药品监督管理的技术机构有哪些?

3.我国有哪些药事管理组织?

4.简述《药品管理法》颁布后我国药品监督管理体制的变化情况。

(张琳琳)

第三章 药品及其监督管理

学习目标

【掌握】药品的概念及分类、药品质量的定义及药品质量的特性,药品质量监督管理的定义及原则,药品质量监督检验的性质,药品管理法及实施条例的主要内容,不良反应的定义,处方药和非处方药的定义,《处方药与非处方药分类管理办法》的主要内容。

【熟悉】药品质量监督检验的类型,药品管理立法及药品管理法概念,国家基本药物和国家基本药物目录的概念,基本药物选择原则,基本药物目录制定原则。

【了解】药品召回的含义,药品召回的分级。

药品是用于预防、治疗、诊断人的疾病的物质,药品质量影响人类的健康和生命。因此,世界各国均实行严格的药品监督管理制度,以保证药品质量,从而保证人体用药安全、有效、合理,维护人民身体健康和用药的合法权益。本章主要介绍药品及药品监督管理的相关内容。

第一节 药品

一、药品的概念

《中华人民共和国药品管理法》(以下简称《药品管理法》)中对于药品的定义是:"药品:指用于预防、治疗、诊断人的疾病,有目的地调节人的生理机能并规定有适应证或者功能与主治、用法和用量的物质,包括中药材、中药饮片、中成药、化学原料药及其制剂、抗生素、生化药品、放射性药品、血清、疫苗、血液制品和诊断药品等。"

 知识链接

药品与食品

药品和食品相区别的基本点是使用目的和使用方法不同。没有任何物质其本质就是药品,只有当人们为了防治疾病,遵照医嘱或说明书,按照一定方法和数量使用该物质,达到治疗或预防或诊断人的某种疾病时,或能有目的的调节某些生理功能时,才称它为药品。而食品的使用目的和使用方法显然与药品不同。

二、药品的类别

药品分类的方法很多,这里主要从药事管理的角度进行分类。

1. **现代药与传统药**

《药品管理法》中规定:"国家发展现代药和传统药。"

（1）**现代药**（modern medicines）   一般是指 19 世纪以来发展起来的化学药品、抗生素、生化药品、放射性药品、血清疫苗、血液制品等。其特点是用现代医学的理论和方法筛选确定其药效，并按照现代医学理论用以防治疾病。因为这类药最初在西方国家发展起来，后传入我国，又称西药。

（2）**传统药**（traditional medicines）   一般是指历史上流传下来的药物，主要是动、植物和矿物药，又称天然药物。我国的传统药又称中药，是指以中国传统的医药学理论（如四气五味、升降浮沉、归经、补泻润燥、配伍反畏等）为指导，来解释其作用和用途而用以防病、治病、保健的药物。

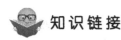 **知识链接**

国家发展现代药和传统药

我国法律上明确规定传统药（中药材、中药饮片、中成药）和现代药（化学药品、生物药品等）均是药品，这和一些西方国家不完全相同。这一规定有利于继承、整理、提高和发扬中医药文化，更有效地开发利用医药资源为现代医疗保健服务。

2. 新药、首次在中国销售及上市的药品、医疗机构制剂

（1）**新药**   新药是指未曾在中国境内上市销售的药品。《药品注册管理办法》规定，已上市药品改变剂型、改变给药途径、增加新适应证的药品注册，按照新药申请的程序申报。

（2）**首次在中国销售的药品**   指国内或者国外药品生产企业第一次在中国销售的药品，包括不同药品生产企业生产的相同品种。

（3）**上市药品**   指经国务院药品监督管理部门审查批准，并发给药品生产（或试生产）批准文号或者进口药品注册证书的药品。

（4）**医疗机构制剂**   是指医疗机构根据本单位临床需要经批准而配制、自用的固定处方制剂。医疗机构制剂不得上市销售。

3. 国家基本药物、基本医疗保险用药

（1）**国家基本药物**（national essential drugs）   2002 年世界卫生组织（WHO）对基本药物的定义是：能满足人们卫生保健优先需求的药物，是按照一定的遴选原则，经过认真筛选的、数量有限的药物。国家基本药物系指从国家目前临床应用的各类药物中，经过科学评价而遴选出来的具有代表性的药物，由国家药品监督管理部门公布，国家保证其生产和供应，在使用中首选。

（2）**基本医疗保险用药**   为了保障城镇职工基本医疗保险用药，合理控制药品费用，规范基本医疗保险用药范围管理，国务院有关部门组织制定并发布《基本医疗保险药品目录》（以下简称《药品目录》）。确定《药品目录》的原则是"临床必需、安全有效、价格合理、使用方便，市场能保证供应"。《药品目录》又分为"甲类目录"和"乙类目录"。纳入"甲类目录"的药品是临床治疗必需，使用广泛，疗效好，同类药品中价格低的药品。纳入"乙类目录"的药品是可供临床治疗选择使用，疗效好，同类药品中比"甲类目录"药品价格略高的药品。"甲类目录"由国家统一制定，各地不得调整。"乙类目录"由国家制定，各地（省级）可适当调整。

4. 处方药与非处方药

（1）**处方药**   《药品管理法实施条例》规定，处方药（prescription drugs）是指"凭执业医师和执业助理医师的处方方可购买、调配和使用的药品"。

（2）**非处方药**　《药品管理法实施条例》规定，非处方药（nonprescription drugs，over-the-counter drugs，即 OTC drugs）是指"由国务院药品监督管理部门公布的，不需要凭执业医师和执业助理医师处方，消费者可以自行判断、购买和使用的药品"。

5. 特殊管理药品

《药品管理法》第三十五条规定，国家对麻醉药品（narcotic drugs）、精神药品（psychotropic substances）、医疗用毒性药品（medicine toxic drugs）及放射性药品（radioactive pharmaceuticals）实行特殊管理，这四类药品被称为特殊管理的药品。具体管理规定详见本书第十章。

第二节　药品监督管理

一、药品质量

1. 药品质量的概念

药品质量是指药品满足规定要求和需要的特征总和。

2. 药品的质量特性

药品的质量特性是指药品与满足预防、治疗、诊断人的疾病，有目的地调节人体生理机能的要求有关的固有特性。药品（原料药及其制剂）的质量特性包括有效性、安全性、稳定性、均一性等方面。

（1）**有效性**（effectiveness）　药品的有效性是药品的基本特征，是指在规定的适应证或者功能主治、用法和用量的条件下，药品能满足预防、治疗、诊断人的疾病，有目的地调节人的生理机能的要求。

（2）**安全性**（safety）　药品的安全性是指按规定的适应证和用法、用量使用药品后，人体产生毒副反应的程度。只有在衡量有效性大于毒副反应，或可解除、缓解毒副作用的情况下才使用某种药品，否则不能作为药品使用。安全性也是药品的基本特征。

（3）**稳定性**（stability）　药品的稳定性是指药品在规定的有效期内保持其有效性和安全性的能力。稳定性是药品的重要特征。假如某物质不稳定，极易变质，即使具有防治、诊断疾病的有效性和安全性，也不能作为药品。

（4）**均一性**（uniformity）　药品的均一性是指药物制剂的每一单位产品都符合有效性、安全性、稳定性的规定要求，其所含的有效成分均一。若不均一，人们用药时，可能等于未用药，或用量过大而中毒、甚至致死。因此，均一性是在制药过程中形成的固有特性。

二、药品质量监督管理

药品质量监督管理是指对确定或达到药品质量的全部职能和活动的监督管理，包括药品质量政策的制定，以及对药品从研制到使用全过程的质量保证和质量控制的组织、实施的监督管理。

1. 药品质量监督管理的含义

药品质量监督管理是药品监督管理部门，根据法律授予的职权，依据法定的药品标准、法律、行政法规、制度和政策，对本国研制、生产、销售、使用的药品质量（包括进出口药品质量）以及影响药品质量的工作质量、保证体系的质量所进行的监督管理；另一方面也包括司法、检察机关、药事法人和非法人组织、自然人对药品监督管理机构及其公务员的监督。

2. 我国药品质量监督管理的原则

(1)以社会效益为最高原则 药品是防病治病的物质基础,保证人民群众用药安全、有效是药品监督管理工作的宗旨,也是药品生产、经营活动的目的。因此,药品质量监督管理必须以社会效益为最高准则。

(2)质量第一的原则 药品是特殊商品,药品的质量关系人们的生命健康。只有符合质量标准要求的药品,才能保证疗效。因此,质量问题直接关系到患者的生命安全,应该自始至终把药品的质量放在首位。

(3)法制化与科学化高度统一的原则 药品质量监督管理工作对药品安全和有效的保证,必须依靠法制化的管理方法和现代先进科学技术的应用。

(4)专业性监督管理和群众性监督管理相结合的原则 国家设立了药品监督管理部门,加强对药品的监督管理。药品生产企业、经营企业和医疗机构设立药品质检室,开展自检活动实行专业的药品监督管理。同时,在广大人民群众中开展药品质量监督管理的宣传,对药品质量实行群众性监督。

三、药品质量监督检验

药品质量监督检验是药品质量监督管理的重要依据。监督要依靠检验结果,如果检验技术不可靠,检验数据不真实,必然造成质量监督工作的失误和不公正。因此必须加强药品质量监督检验的管理。

1. 药品质量监督检验的性质

药品监督检验具有第三方检验的公正性,因为它不涉及双方的经济利益,不以营利为目的,具有公正立场;这种监督检验与药品生产检验、药品验收检验的性质不同。药品监督检验是代表国家对研制、生产、经营、使用的药品质量进行的检验,具有比生产检验或验收检验更高的权威性。

 知识链接

药品标准

药品标准(drug standard)是国家对药品质量规格及检验方法所作的技术规定,是药品生产、供应、使用、检验和管理部门共同遵循的法定依据。凡正式批准生产的药品、辅料和基质以及商品经营的中药材,都要制定标准。《药品注册管理办法》规定:国家药品标准是指国家为保证药品质量所制定的质量指标、检验方法以及生产工艺等的技术要求,类型包括国家药品监督管理部门颁布的《中华人民共和国药典》、药品注册标准和其他药品标准。国家药品标准是法定的、强制性标准。

2. 药品质量监督检验的类型

药品质量监督检验根据其目的和处理办法不同,可分为抽查性检验、委托检验、注册检验、技术仲裁检验及进出口检验五种类型。

(1)抽查性检验 由药品监督管理部门授权的药品检验机构,根据药品监督管理计划,对生产、经营、使用的药品进行抽查检验。抽查检验是一种强制性检验,根据检验结果对于生产假、劣药的企业,依法可作出撤销其药品批准文号等处理。

（2）**委托检验** 行政、司法等部门涉案样品的送验,药品生产企业、经营企业和医疗机构因不具备检验技术和检验条件而委托药检所检验的药品均属委托检验。

（3）**注册检验** 指审批新药和仿制已有国家标准的药品品种进行审批时的检验,以及审批进口药品所需进行的检验。

（4）**进出口药品检验** 对进出口药品实施的检验。进口药品检验按《进口药品管理办法》和有关规定执行,由口岸药品检验所进行检验;出口药品按出口合同的标准检验。

（5）**技术仲裁检验** 对有争议的药品进行检验,是公正判定、裁决有质量争议的药品,保护当事人正当权益的有力手段。必要时要抽查所涉及的企、事业单位的质量保证体系条件,弄清质量责任。

第三节 药品管理法及其实施条例概述

一、药品管理立法及药品管理法概念

1. 药品管理立法的概念

药品管理立法是指由特定的国家机关,依据法定的权限和程序,制定、认可、修订、补充和废除药品管理法律规范的活动。

药品管理立法有广义和狭义之分。狭义的药品管理立法,专指全国人大及其常委会制定药品法律的活动。广义的药品管理立法,不仅包括全国人大及其常委会制定药品法律的活动,还包括国家行政机关、地方权力机关等制定药品法规、规章和其他相关规范性文件的活动。

药品管理立法是一种活动,同时,也在一定程度上包含有"过程"和"结果"。药品管理立法过程不仅指立法的法定程序,也意味着药品管理立法是动态的,是有其历史发展过程的。

2. 药品管理法的概念

药品管理法是指由国家制定或认可,并由国家强制力保证实施的旨在调整和保护公民在药品活动中维护人体健康生命权益而形成的各种社会关系的法律规范的总和。

药品管理法有狭义和广义之分。狭义的药品管理法,是指由全国人民代表大会及其常务委员会制定的各种药品法律。广义的药品管理法,不仅包括上述各种药事法律,还包括被授权的其他国家机关制定颁布的从属于药品法律、在其所辖范围内普遍有效的药品法规和规章,以及宪法和其他规范性法律文件中涉及药品管理的内容。

药品管理法是诸多法律规范中的一种类型,他与其他法律规范一样,是由一定物质生活条件所决定的,具有规范性、国家意志性、国家强制性、普遍性及程序性。

二、《药品管理法》及其实施条例的概述

现行《药品管理法》共 10 章 106 条,自 2001 年 12 月 1 日开始实施。《药品管理法实施条例》共 10 章 86 条,自 2002 年 9 月 15 日起施行。

（一）总则

（1）**立法目的和宗旨** 加强药品监督管理,保证药品质量,保障人体用药安全,维护人民身体健康和用药的合法权益。

（2）**适用范围** 在中华人民共和国境内从事药品的研制、生产、经营、使用和监督管理的单

位或者个人。

(3)我国发展药品的方针 国家发展现代药和传统药，充分发挥其在预防、医疗和保健中的作用。国家保护野生药材资源，鼓励培育中药材。

(4)药品监督管理体制 国务院药品监督管理部门主管全国药品监督管理工作，国家中医药管理局、科技部、国家工商行政管理局、劳动和社会保障部等有关部门负责全国与药品有关的监督管理工作。省、自治区、直辖市人民政府药品监督管理部门负责本行政区域内的药品监督管理工作。省、自治区、直辖市人民政府有关部门在各自的职责范围内负责与药品有关的监督管理工作。国务院药品监督管理部门应当配合国务院经济综合主管部门，执行国家制定的药品行业发展规划和产业政策。

(5)药品检验机构的设置及其职责 药品监督管理部门设置或者确定的药品检验机构，承担依法实施药品审批和药品质量监督检查所需的药品检验工作。

(二)药品生产企业管理

(1)开办药品生产企业的审批规定和程序 开办药品生产企业，须经企业所在地省、自治区、直辖市人民政府药品监督管理部门批准并发给《药品生产许可证》，凭《药品生产许可证》到工商行政管理部门办理登记注册。无《药品生产许可证》的不得生产药品。《药品生产许可证》应当标明有效期和生产范围，到期重新审查发证。

(2)开办药品生产企业条件的规定 开办药品生产企业，必须具备以下条件：

- 具有依法经过资格认定的药学技术人员、工程技术人员及相应的技术工人。
- 具有与其药品生产相适应的厂房、设施和卫生环境。
- 具有能对所生产药品进行质量管理和质量检验的机构、人员以及必要的仪器设备。
- 具有保证药品质量的规章制度。

(3)实施《药品生产质量管理规范》及其认证的规定 药品生产企业必须按照国务院药品监督管理部门依据本法制定的《药品生产质量管理规范》(GMP)组织生产。药品监督管理部门按照规定对药品生产企业是否符合《药品生产质量管理规范》的要求进行认证；对认证合格的，发给认证证书。

(4)有关《药品生产许可证》的规定 《药品生产许可证》有效期为 5 年。有效期届满需继续生产药品的，持证企业应当在许可证有效期届满前 6 个月，按照国务院药品监督管理部门规定申请换发《药品生产许可证》。

(5)其他 药品生产的相关规定详见第六章。

(三)药品经营企业管理

(1)开办药品经营企业的审批规定和程序 开办药品批发企业，须经企业所在地省、自治区、直辖市人民政府药品监督管理部门批准并发给《药品经营许可证》；开办药品零售企业，须经企业所在地县级以上地方药品监督管理部门批准并发给《药品经营许可证》，凭《药品经营许可证》到工商行政管理部门办理登记注册。无《药品经营许可证》的，不得经营药品。《药品经营许可证》应标明有效期和经营范围，到期重新审查发证。药品监督管理部门批准开办药品经营企业，除依据药品管理法第十五条规定的条件以外，还应当遵循合理布局和方便群众购药的原则。

(2)开办药品经营企业条件的规定 开办药品经营企业必须具备以下条件：

- 具有依法经过资格认定的药学技术人员。

◆ 具有与所经营药品相适应的营业场所、设备、仓储设施、卫生环境。

◆ 具有与所经营药品相适应的质量管理机构或者人员。

◆ 具有保证所经营药品质量的规章制度。

(3)实施《药品经营质量管理规范》及其认证的规定　药品经营企业必须按照国务院药品监督管理部门依据本法制定的《药品经营质量管理规范》(GSP)经营药品。药品监督管理部门按照规定对药品经营企业是否符合 GSP 的要求进行认证,对认证合格的,发给认证证书。GSP 的具体实施办法、实施步骤由国务院药品监督管理部门规定。

(4)有关《药品经营许可证》的规定　《药品经营许可证》有效期为 5 年。有效期届满需继续经营药品的,应在届满前 6 个月,按国务院药品监督管理部门规定申请换发《药品经营许可证》。

(5)其他　药品经营的相关规定详见第七章。

(四)医疗机构的药剂管理

(1)对医疗机构药学技术人员的规定　医疗机构必须配备依法经过资格认定的药学技术人员。非药学技术人员不得直接从事药剂技术工作。

(2)医疗机构配制制剂的规定　医疗机构设立制剂室,应当向所在地省、自治区、直辖市人民政府卫生行政部门提出申请,经审核同意后,报同级人民政府药品监督管理部门审批;省、自治区、直辖市人民政府药品监督管理部门验收合格的,予以批准,发给《医疗机构制剂许可证》。无《医疗机构制剂许可证》的,不得配置制剂。《医疗机构制剂许可证》有效期 5 年,有效期届满需继续配制制剂的,应在届满前 6 个月,按国家药品监督管理部门规定申请换发许可证。

(3)医疗机构制剂管理规定　医疗机构制剂是指医疗机构根据本单位临床需要经批准而配制、自用的固定处方制剂。医疗机构配制的制剂,应当是本单位临床需要而市场上没有供应的品种,并须经所在地省、自治区、直辖市人民政府药品监督管理部门批准后方可配制。配制的制剂必须按照规定进行质量检验,合格的,凭医师处方在本医疗机构使用。医疗机构配制的制剂不得在市场上销售或者变相销售,不得发布医疗机构制剂广告。发生灾情、疫情、突发事件或者临床急需而市场没有供应时,经国务院或者省、自治区、直辖市人民政府的药品监督管理部门批准,在规定期限内,医疗机构配制的制剂可以在指定的医疗机构之间调剂使用。

(4)医疗机构购进和保管药品及调配处方的规定　①购进药品的规定:医疗机构购进药品,必须建立并执行进货检查验收制度,验明药品合格证明和其他标志;不符合规定要求的,不得购进和使用。②调配处方的规定:必须经过核对,对处方所列药品不得擅自更改或者代用。对有配伍禁忌或者超剂量的处方,应当拒绝调配;必要时,经处方医师更正或者重新签字,才可调配。③药品保管的规定:医疗机构必须制定和执行药品保管制度,采取必要的冷藏、防冻、防潮、防虫、防鼠等措施,保证药品质量。

(五)药品管理

1.药品注册管理

(1)研制新药,必须按照国务院药品监督管理部门的规定如实报送研制方法、质量指标、药理及毒理试验结果等有关资料和样品,经国务院药品监督管理部门批准后,方可进行临床试验。药物临床试验机构资格的认定颁布,由国务院药品监督管理部门、国务院卫生行政部门共同制定。

(2)药物的非临床安全性评价研究机构和临床试验机构必须分别执行《药物非临床研究质

量管理规范》(GLP)和《药物临床试验质量管理规范》(GCP)。

2.进口药品的管理

(1)进口药品注册申请的规定 药品进口,须经国务院药品监督管理部门组织审查,经审查确认符合质量标准、安全有效的,方可批准进口,并发给进口药品注册证书。

(2)药品进口的口岸、报关、检验的规定 药品必须从允许药品进口的口岸进口,并由进口药品的企业向口岸所在地药品监督管理部门登记备案。海关凭药品监督管理部门出具的《进口药品通关单》放行。

3.药品的国家检验规定

国务院药品监督管理部门对下列药品在销售前或者进口时,指定药品检验机构进行检验;检验不合格的,不得销售或者进口:①国务院药品监督管理部门规定的生物制品;②首次在中国销售的药品;③国务院规定的其他药品。

4.禁止生产、销售假药、劣药

(1)有关假药的规定 ①有下列情形之一的,为假药:药品所含成分与国家药品标准规定的成分不符合的;以非药品冒充药品或者以他种药品冒充此种药品的。②有下列情形之一的药品,按假药论处:国务院药品监督管理部门规定禁止使用的;依照本法必须批准而未经批准生产、进口,或者依照本法必须检验而未经检验即销售的;变质的;被污染的;使用依照本法必须取得批准文号而未取得批准文号的原料药生产的;所标明的适应证或者功能主治超出规定范围的。

(2)有关劣药的规定 ①药品成分的含量不符合国家药品标准的为劣药。②有下列情形之一的药品,按劣药论处:未标明有效期或者更改有效期的;不注明或者更改生产批号的;超过有效期的;直接接触药品的包装材料和容器未经批准的;擅自添加着色剂、防腐剂、香料、矫味剂及辅料的;其他不符合药品标准规定的。

(六)药品包装的管理

(1)直接接触药品的包装材料和容器的规定 直接接触药品的包装材料和容器,必须符合药用要求,符合保障人体健康、安全的标准,并由药品监督管理部门在审批药品时一并审批。药品生产企业不得使用未经批准的直接接触药品的包装材料和容器。对不合格的直接接触药品的包装材料和容器,由药品监督管理部门责令停止使用。

(2)药品包装的规定 药品包装必须适合药品质量的要求,方便储存、运输和医疗使用。发运中药材必须有包装。在每件包装上,必须注明品名、产地、日期、调出单位,并附有质量合格的标志。药品包装必须按照规定印有或者贴有标签并附有说明书。

中药饮片的标签必须注明品名、规格、产地、生产企业、产品批号、生产日期,实施批准文号管理的中药饮片还必须注明药品批准文号。

 知识链接

各类药品包装、标签的内容

1.化学药品与生物制品、制剂

(1)内包装标签内容包括【药品名称】、【规格】、【适应证】、【用法用量】、【贮藏】、【生产日期】、【生产批号】、【有效期】及【生产企业】。由于包装尺寸的原因而无法全部标明上述内容的,可适当减少,但至少须标注【药品名称】、【规格】、【生产批号】三项(如安瓿、滴眼剂瓶、注射剂瓶等)。

（2）直接接触内包装的外包装标签内容包括【药品名称】、【成分】、【规格】、【适应证】、【用法用量】、【贮藏】、【不良反应】、【注意事项】、【包装】、【生产日期】、【生产批号】、【有效期】、【批准文号】及【生产企业】。由于包装尺寸的原因而不能注明不良反应、禁忌证、注意事项时，均应注明"详见说明书"字样。对预防性生物制品，上述适应证项均应列为【接种对象】。

（3）大包装标签内容包括【药品名称】、【规格】、【生产批号】、【生产日期】、【有效期】、【贮藏】、【包装】、【批准文号】、【生产企业】及【运输注意事项】或其他标记。

2.原料药标签

内容包括【药品名称】、【包装规格】、【生产批号】、【生产日期】、【有效期】、【贮藏】、【批准文号】、【生产企业】及【运输注意事项】或其他标记。

3.中药制剂

（1）内包装标签内容包括【药品名称】、【规格】、【功能与主治】、【用法用量】、【贮藏】、【生产日期】、【生产批号】、【有效期】及【生产企业】。因标签尺寸限制无法全部注明上述内容的，可适当减少，但至少须标注【药品名称】、【规格】、【生产批号】三项，中药蜜丸蜡壳至少须注明【药品名称】。

（2）直接接触内包装的外包装标签内容除【功能与主治】外均同化学药品。

（3）大包装标签包括的内容要求同化学药品。

（七）药品价格和广告的管理

1.药品价格管理

（1）药品定价规定　依法实行政府定价、政府指导价的药品，政府价格主管部门应当依照《中华人民共和国价格法》规定的定价原则，依据社会平均成本、市场供求状况和社会承受能力合理制定和调整价格，做到质价相符，消除虚高价格，保护用药者的正当利益。药品的生产企业、经营企业和医疗机构必须执行政府定价、政府指导价，不得以任何形式擅自提高价格。

（2）实行市场调节价的药品　依法实行市场调节价的药品，药品的生产企业、经营企业和医疗机构应当按照公平、合理和诚实信用、质价相符的原则制定价格，为用药者提供价格合理的药品。

（3）在药品购销中禁止回扣　禁止药品的生产企业、经营企业和医疗机构在药品购销中账外暗中给予、收受回扣或者其他利益。

2.药品广告管理的规定

（1）药品广告的审批　药品广告须经企业所在地省、自治区、直辖市人民政府药品监督管理部门批准，并发给药品广告批准文号；未取得药品广告批准文号的，不得发布。处方药可以在国务院卫生行政部门和国务院药品监督管理部门共同指定的医学、药学专业刊物上介绍，但不得在大众传播媒介发布广告或者以其他方式进行以公众为对象的广告宣传。

（2）药品广告内容要求的规定　药品广告的内容必须真实、合法，以国务院药品监督管理部门批准的说明书为准，不得含有虚假的内容。

（3）药品广告的监督处理规定　省、自治区、直辖市人民政府药品监督管理部门应当对其批准的药品广告进行检查，对于违反本法和《中华人民共和国广告法》的广告，应当向广告监督管理机关通报并提出处理建议，广告监督管理机关应当依法作出处理。

（八）药品监督

1.药品监督检查

药品监督管理部门有权按照法律、行政法规的规定对报经其审批的药品研制、生产、经营以及医疗机构使用药品的事项进行监督检查,有关单位和个人不得拒绝和隐瞒。

2.药品质量抽查检验

药品监督管理部门根据监督检查的需要,可以对药品质量进行抽查检验。抽查检验应当按照规定抽样,并不得收取任何费用。所需费用按照国务院规定列支。

3.国家实行药品不良反应报告制度

国家实行药品不良反应报告制度。药品生产企业、药品经营企业和医疗机构必须经常考察本单位所生产、经营、使用的药品质量、疗效和不良反应。发现可能与用药有关的严重不良反应,必须及时向当地省、自治区、直辖市人民政府药品监督管理部门和卫生行政部门报告。

4.药品行政性收费的规定

药品抽查检验,不得收取任何费用。当事人对药品检验结果有异议,申请复验的,应当按照国务院有关部门或者省、自治区、直辖市人民政府有关部门的规定,向复验机构预先支付药品检验费用。复验结论与原检验结论不一致的,复验检验费用由原药品检验机构承担。

核发证书、进行药品注册、药品认证和实施药品审批检验及其强制性检验,可以收取费用。

(九)法律责任

1.违反有关药品许可证、药品批准证明文件规定的违法行为应当承担的法律责任

(1)未取得《药品生产许可证》、《药品经营许可证》或者《医疗机构制剂许可证》生产药品、经营药品的,依法予以取缔,没收违法生产、销售的药品和违法所得,并处违法生产、销售的药品(包括已售出的和未售出的药品)货值金额2倍以上5倍以下的罚款;构成犯罪的,依法追究刑事责任。

(2)药品的生产、经营企业或者医疗机构违反规定,从无《药品生产许可证》、《药品经营许可证》的企业购进药品的,责令改正,没收违法购进的药品,并处违法购进药品货值金额2倍以上5倍以下的罚款;有违法所得的,没收违法所得;情节严重的,吊销《药品生产许可证》、《药品经营许可证》或者医疗机构执业许可证书。

(3)伪造、变造、买卖、出租、出借许可证或者药品批准证明文件的,没收违法所得,并处违法所得1倍以上3倍以下的罚款;没有违法所得的,处2万元以上10万元以下的罚款;情节严重的,并吊销卖方、出租方、出借方的《药品生产许可证》、《药品经营许可证》、《医疗机构制剂许可证》或者撤销药品批准证明文件;构成犯罪的,依法追究刑事责任。

(4)未经批准,擅自在城乡集市贸易市场设点销售药品或者在城乡集市贸易市场设点销售的药品超出批准经营范围的,个人设置的门诊部、诊所等医疗机构向患者提供的药品超出规定的范围和品种的,依照《药品管理法》第七十三条的规定给予处罚。

(5)违反药品管理法规定,提供虚假的证明、文件资料、样品或者采取其他欺骗手段取得《药品生产许可证》、《药品经营许可证》、《医疗机构制剂许可证》或者药品批准证明文件的,吊销《药品生产许可证》、《药品经营许可证》、《医疗机构制剂许可证》或者撤销药品批准证明文件,5年内不受理其申请,并处1万元以上3万元以下罚款。

2.生产、销售假药、劣药应承担的法律责任

生产、销售假药的,没收违法生产、销售的药品和违法所得,并处违法生产、销售药品货值金额2倍以上5倍以下的罚款;有药品批准证明文件的予以撤销,并责令停产、停业整顿;情节严重的,吊销《药品生产许可证》、《药品经营许可证》或者《医疗机构制剂许可证》;构成犯罪的,依法追究刑事责任。

生产、销售劣药的,没收违法生产、销售的药品和违法所得,并处违法生产、销售药品货值金额 1 倍以上 3 倍以下的罚款;情节严重的,责令停产、停业整顿或者撤销药品批准证明文件、吊销《药品生产许可证》、《药品经营许可证》或者《医疗机构制剂许可证》;构成犯罪的,依法追究刑事责任。

从事生产、销售假药及生产、销售劣药情节严重的企业或者其他单位,其直接负责的主管人员和其他直接责任人员 10 年内不得从事药品生产、经营活动。

知道或者应当知道属于假劣药品而为其提供运输、保管、仓储等便利条件的,没收全部运输、保管、仓储的收入,并处违法收入 50% 以上 3 倍以下的罚款;构成犯罪的,依法追究刑事责任。

违反《药品管理法》和《药品管理法实施条例》的规定,有下列行为之一的,由药品监督管理部门在《药品管理法》和《药品管理法实施条例》规定的处罚幅度内从重处罚:①以麻醉药品、精神药品、医疗用毒性药品、放射性药品冒充其他药品,或者以其他药品冒充上述药品的;②生产、销售以孕产妇、婴幼儿及儿童为主要使用对象的假药、劣药的;③生产、销售的生物制品、血液制品属于假药、劣药的;④生产、销售、使用假药、劣药,造成人员伤害后果的;⑤生产、销售、使用假药、劣药,经处理后重犯的;⑥拒绝、逃避监督检查,或者伪造、销毁、隐匿有关证据材料的,或者擅自动用查封、扣押物品的。

3.违反药品管理法其他有关规定应承担的法律责任

进口已获得药品进口注册证明的药品,未按照本法规定向允许药品进口的口岸所在地药品监督管理部门登记备案的,给予警告,责令限期改正;逾期不改正的,撤销进口药品注册证书。

医疗机构将其配制的制剂在市场销售的,责令改正,没收违法销售的制剂,并处违法销售制剂货值金额 1 倍以上 3 倍以下的罚款;有违法所得的,没收违法所得。

药品标志不符合《药品管理法》规定的,除依法应当按照假药、劣药论处外,责令改正,给予警告;情节严重的,撤销该药品的批准证明文件。

药品的生产企业、经营企业、医疗机构在药品购销中暗中给予、收受回扣或者其他利益的,药品的生产企业、经营企业或者其代理人给予使用其药品的医疗机构的负责人、药品采购人员、医师等有关人员以财物或者其他利益的,由工商行政管理部门处 1 万元以上 20 万元以下的罚款,有违法所得的,予以没收;情节严重的,由工商行政管理部门吊销药品生产企业、药品经营企业的营业执照,并通知药品监督管理部门,由药品监督管理部门吊销其《药品生产许可证》、《药品经营许可证》;构成犯罪的,依法追究刑事责任。

药品的生产企业、经营企业的负责人、采购人员等有关人员在药品购销中收受其他生产企业、经营企业或者其代理人给予的财物或者其他利益的,依法给予处分,没收违法所得;构成犯罪的,依法追究刑事责任。

医疗机构的负责人、药品采购人员、医师等有关人员收受药品生产企业、经营企业或者其代理人给予的财务或者其他利益的,由卫生行政部门或者本单位给予处分,没收违法所得;对违法行为情节严重的执业医师,由卫生行政部门吊销其执业证书;构成犯罪的,依法追究刑事责任。

违反本法有关药品广告管理规定的,依照《中华人民共和国广告法》的规定处罚,并由发给广告批准文号的药品监督管理部门撤销广告批准文号,1 年内不受理该品种的广告审批申请;构成犯罪的,依法追究刑事责任。

第四节　我国药品监督管理的主要制度

一、国家基本药物制度

(一)国家基本药物及基本药物制度

1.基本药物的定义

基本药物是适应基本医疗卫生需求,剂型适宜,价格合理,能够保障供应,公众可公平获得的药品。政府举办的基层医疗卫生机构全部配备和使用基本药物,其他各类医疗机构也都必须按规定使用基本药物。基本药物制度是国家药物政策的核心,它能够促进药品获得的公平性,帮助医疗保健体系建立药品使用的优先权。同时,基本药物制度在对医药卫生人员的培训、药品集中采购与招标、完善医疗保险体制、公众教育等方面也发挥着重要的作用。

2.国家基本药物制度政策框架内容

国家基本药物制度政策主要包括:①国家基本药物目录遴选调整管理;②保障基本药物生产供应;③合理制定基本药物价格及零差率销售;④促进基本药物优先、合理使用;⑤完善基本药物的医保报销政策;⑥加强基本药物质量安全监管;⑦健全完善基本药物制度绩效评估。建立国家基本药物制度要坚持以人为本,立足本国国情;坚持政府主导,发挥市场机制;突出改革重点,积极稳妥实施;创新体制机制,广泛动员参与。

3.国家基本药物的管理

基本药物将全部纳入政府定价范围。基本药物定价,既要考虑企业有合理的利润空间,鼓励企业生产基本药物,同时也要切实降低基本药物价格,维护广大人民群众的利益。

保证基本药物及时、足量、保质供应,是建立基本药物制度、满足广大群众基本用药的重要环节。政府办医疗机构使用的基本药物,由省级人民政府指定机构按《招标投标法》和《政府采购法》的有关规定,以省为单位实行网上集中采购、统一配送。要确保招标过程的公开、公平、公正,确保基本药物保质、保量、及时配送到每个医疗卫生机构。

(二)基本药物目录

1.国家基本药物目录遴选

国家基本药物遴选按照"临床必需、安全有效、价格合理、使用方便、中西药并重"的原则,结合我国用药特点,参照国际经验,合理确定品种(剂型)和数量。国家基本药物目录的制定应当与基本公共卫生服务体系、基本医疗服务体系、基本医疗保障体系相衔接。

国家基本药物目录遴选调整应当坚持科学、公正、公开、透明。建立健全循证医学、药物经济学评价标准和工作机制,科学合理地制定目录。广泛听取社会各界的意见和建议,接受社会监督。

国家基本药物目录中的化学药品、生物制品、中成药,应当是《中国药典》收载的,卫生部、国家食品药品监督管理局颁布药品标准的品种。除急救、抢救用药外,独家生产品种纳入国家基本药物目录应当经过单独论证。

国家基本药物目录在保持数量相对稳定的基础上,实行动态管理,原则上3年调整1次。必要时,经国家基本药物工作委员会审核同意,可适时组织调整。

2.不得遴选进入国家基本药物目录的药品

下列药品不纳入国家基本药物目录遴选范围:①含有国家濒危野生动植物药材的;②主要

用于滋补保健作用,易滥用的;③非临床治疗首选的;④因严重不良反应,国家食品药品监督管理部门明确规定暂停生产、销售或使用的;⑤违背国家法律、法规,或不符合伦理要求的;⑥国家基本药物工作委员会规定的其他情况。

3.目前我国基本药物目录

2009 年卫生部、国家发展和改革委员会等部委联合颁布《国家基本药物目录管理办法(暂行)》,同年公布《国家基本药物目录(基层医疗卫生机构配备使用部分)》(2009 版),包括化药、中成药共 307 个品种。

二、药品不良反应报告和监测制度

(一)药品不良反应的定义

(1)我国对药品不良反应的定义　合格药品在正常用法用量下出现与用药目的无关的或意外的有害反应。

以上的定义说明:①药品应是合格的人用药品;②在正常的用法、用量情况下;③人体出现的一切有害的、意外的反应;④对有些错误用药、超剂量或者滥用药品而导致的不良后果,则不应判定为不良反应。

(2)新的药品不良反应　是指药品说明书中未载明的不良反应。说明书中已有描述,但不良反应发生的性质、程度、后果或者频率与说明书描述不一致或者更严重的,按照新的药品不良反应处理。

(3)严重药品不良反应　是指因使用药品引起以下损害情形之一的反应:①导致死亡;②危及生命;③致癌、致畸、致出生缺陷;④导致显著的或者永久的人体伤残或者器官功能的损伤;⑤导致住院或者住院时间延长;⑥导致其他重要医学事件,如不进行治疗可能出现上述所列情况的。

(二)我国《药品不良反应报告和监测管理办法》

2011 年 5 月 4 日国家卫生部令第 81 号发布了新修订的《药品不良反应报告和监测管理办法》,共 8 章 67 条,自 2011 年 7 月 1 日起施行。其主要内容如下:

1.总则

(1)国家实行药品不良反应报告制度　药品生产企业(包括进口药品的境外制药厂商)、药品经营企业、医疗机构应当按照规定报告所发现的药品不良反应。

(2)国家食品药品监督管理局主管全国药品不良反应报告和监测工作,地方各级药品监督管理部门主管本行政区域内的药品不良反应报告和监测工作。各级卫生行政部门负责本行政区域内医疗机构与实施药品不良反应报告制度有关的管理工作。

(3)国家鼓励公民、法人和其他组织报告药品不良反应。

2.职责

(1)国家食品药品监督管理局负责全国药品不良反应报告和监测的管理工作,并履行以下主要职责:

◆ 与卫生部共同制定药品不良反应报告和监测的管理规定和政策,并监督实施;

◆ 与卫生部联合组织开展全国范围内影响较大并造成严重后果的药品群体不良事件的调查和处理,并发布相关信息;

◆ 对已确认发生严重药品不良反应或者药品群体不良事件的药品依法采取紧急控制措

施,作出行政处理决定,并向社会公布;

◆ 通报全国药品不良反应报告和监测情况;

◆ 组织检查药品生产、经营企业的药品不良反应报告和监测工作的开展情况,并与卫生部联合组织检查医疗机构的药品不良反应报告和监测工作的开展情况。

(2)省、自治区、直辖市药品监督管理部门负责本行政区域内药品不良反应报告和监测的管理工作,并履行以下主要职责:

◆ 根据本办法与同级卫生行政部门共同制定本行政区域内药品不良反应报告和监测的管理规定,并监督实;

◆ 与同级卫生行政部门联合组织开展本行政区域内发生的影响较大的药品群体不良事件的调查和处理,并发布相关信息;

◆ 对已确认发生严重药品不良反应或者药品群体不良事件的药品依法采取紧急控制措施,作出行政处理决定,并向社会公布;

◆ 通报本行政区域内药品不良反应报告和监测情况;

◆ 组织检查本行政区域内药品生产、经营企业的药品不良反应报告和监测工作的开展情况,并与同级卫生行政部门联合组织检查本行政区域内医疗机构的药品不良反应报告和监测工作的开展情况;

◆ 组织开展本行政区域内药品不良反应报告和监测的宣传、培训工作。

(3)国家药品不良反应监测中心负责全国药品不良反应报告和监测的技术工作,并履行以下主要职责:

◆ 承担国家药品不良反应报告和监测资料的收集、评价、反馈和上报,以及全国药品不良反应监测信息网络的建设和维护;

◆ 制定药品不良反应报告和监测的技术标准和规范,对地方各级药品不良反应监测机构进行技术指导;

◆ 组织开展严重药品不良反应的调查和评价,协助有关部门开展药品群体不良事件的调查;

◆ 发布药品不良反应警示信息;

◆ 承担药品不良反应报告和监测的宣传、培训、研究及国际交流工作。

(4)省级药品不良反应监测机构负责本行政区域内的药品不良反应报告和监测的技术工作,并履行以下主要职责:

◆ 承担本行政区域内药品不良反应报告和监测资料的收集、评价、反馈和上报,以及药品不良反应监测信息网络的维护和管理;

◆ 对设区的市级、县级药品不良反应监测机构进行技术指导;

◆ 组织开展本行政区域内严重药品不良反应的调查和评价,协助有关部门开展药品群体不良事件的调查;

◆ 组织开展本行政区域内药品不良反应报告和监测的宣传、培训工作。

(5)药品生产、经营企业和医疗机构应当建立药品不良反应报告和监测管理制度。药品生产企业应当设立专门机构并配备专职人员,药品经营企业和医疗机构应当设立或者指定机构并配备专(兼)职人员,承担本单位的药品不良反应报告和监测工作。

(6)从事药品不良反应报告和监测的工作人员应当具有医学、药学、流行病学或者统计学等相关专业知识,具备科学分析、评价药品不良反应的能力。

(三)报告与处置

1.基本要求

药品生产、经营企业和医疗机构获知或者发现可能与用药有关的不良反应,应当通过国家药品不良反应监测信息网络报告;不具备在线报告条件的,应当通过纸质报表报所在地药品不良反应监测机构,由所在地药品不良反应监测机构代为在线报告。报告内容应当真实、完整、准确。各级药品不良反应监测机构应当对本行政区域内的药品不良反应报告和监测资料进行评价和管理。

药品生产、经营企业和医疗机构应当配合药品监督管理部门、卫生行政部门和药品不良反应监测机构对药品不良反应或者群体不良事件的调查,并提供调查所需的资料。药品生产、经营企业和医疗机构应当建立并保存药品不良反应报告和监测档案。

2.个例药品不良反应

(1)药品生产、经营企业和医疗机构应当主动收集药品不良反应,获知或者发现药品不良反应后应当详细记录、分析和处理,填写《药品不良反应/事件报告表》并报告。新药监测期内的国产药品应当报告该药品的所有不良反应;其他国产药品,报告新的和严重的不良反应。进口药品自首次获准进口之日起5年内,报告该进口药品的所有不良反应;满5年的,报告新的和严重的不良反应。

(2)药品生产、经营企业和医疗机构发现或者获知新的、严重的药品不良反应应当在15日内报告,其中死亡病例须立即报告;其他药品不良反应应当在30日内报告。有随访信息的,应当及时报告。

(3)设区的市级、县级药品不良反应监测机构应当对收到的药品不良反应报告的真实性、完整性和准确性进行审核。严重药品不良反应报告的审核和评价应当自收到报告之日起3个工作日内完成,其他报告的审核和评价应当在15个工作日内完成。

(4)省级药品不良反应监测机构应当在收到下一级药品不良反应监测机构提交的严重药品不良反应评价意见之日起7个工作日内完成评价工作。

(5)国家药品不良反应监测中心应当及时对死亡病例进行分析、评价,并将评价结果报国家食品药品监督管理局和卫生部。

3.药品群体不良事件

(1)药品生产、经营企业和医疗机构获知或者发现药品群体不良事件后,应当立即通过电话或者传真等方式报所在地的县级药品监督管理部门、卫生行政部门和药品不良反应监测机构,必要时可以越级报告;同时填写《药品群体不良事件基本信息表》,对每一病例还应当及时填写《药品不良反应/事件报告表》,通过国家药品不良反应监测信息网络报告。

(2)设区的市级、县级药品监督管理部门获知药品群体不良事件后,应当立即与同级卫生行政部门联合组织开展现场调查,并及时将调查结果逐级报至省级药品监督管理部门和卫生行政部门。

(3)省级药品监督管理部门与同级卫生行政部门联合对设区的市级、县级的调查进行督促、指导,对药品群体不良事件进行分析、评价,对本行政区域内发生的影响较大的药品群体不良事件,还应当组织现场调查,评价和调查结果应当及时报国家食品药品监督管理局和卫生部。对全国范围内影响较大并造成严重后果的药品群体不良事件,国家食品药品监督管理局应当与卫生部联合开展相关调查工作。

（4）药品生产企业获知药品群体不良事件后应当立即开展调查，详细了解药品群体不良事件的发生、药品使用、患者诊治以及药品生产、储存、流通、既往类似不良事件等情况，在 7 日内完成调查报告，报所在地省级药品监督管理部门和药品不良反应监测机构；同时迅速开展自查，分析事件发生的原因，必要时应当暂停生产、销售和使用，并召回相关药品，同时报所在地省级药品监督管理部门。

（5）药品经营企业发现药品群体不良事件应当立即告知药品生产企业，同时迅速开展自查，必要时应当暂停药品的销售，并协助药品生产企业采取相关控制措施。医疗机构发现药品群体不良事件后应当积极救治患者，迅速开展临床调查，分析事件发生的原因，必要时可采取暂停药品的使用等紧急措施。

（6）药品监督管理部门可以采取暂停生产、销售、使用或者召回药品等控制措施。卫生行政部门应当采取措施积极组织救治患者。

（四）药品重点监测

（1）药品生产企业应当经常考察本企业生产药品的安全性，对新药监测期内的药品和首次进口 5 年内的药品，应当开展重点监测，并按要求对监测数据进行汇总、分析、评价和报告；对本企业生产的其他药品，应当根据安全性情况主动开展重点监测。

（2）省级以上药品监督管理部门根据药品临床使用和不良反应监测情况，可以要求药品生产企业对特定药品进行重点监测；必要时，也可以直接组织药品不良反应监测机构、医疗机构和科研单位开展药品重点监测。

（3）省级以上药品不良反应监测机构负责对药品生产企业开展的重点监测进行监督、检查，并对监测报告进行技术评价。

（4）省级以上药品监督管理部门可以联合同级卫生行政部门指定医疗机构作为监测点，承担药品重点监测工作。

（五）评价与控制

（1）药品生产企业应当对收集到的药品不良反应报告和监测资料进行分析、评价，并主动开展药品安全性研究。对已确认发生严重不良反应的药品，应当通过各种有效途径将药品不良反应、合理用药信息及时告知医务人员、患者和公众；采取修改标签和说明书，暂停生产、销售、使用和召回等措施，减少和防止药品不良反应的重复发生。对不良反应大的药品，应当主动申请注销其批准证明文件。

（2）药品经营企业和医疗机构应当对收集到的药品不良反应报告和监测资料进行分析和评价，并采取有效措施减少和防止药品不良反应的重复发生。

（3）省级药品不良反应监测机构应当每季度对收到的药品不良反应报告进行综合分析，提取需要关注的安全性信息，并进行评价，提出风险管理建议，及时报省级药品监督管理部门、卫生行政部门和国家药品不良反应监测中心。

省级药品监督管理部门根据分析评价结果，可以采取暂停生产、销售、使用和召回药品等措施，并监督检查，同时将采取的措施通报同级卫生行政部门。

（4）国家药品不良反应监测中心应当每季度对收到的严重药品不良反应报告进行综合分析，提取需要关注的安全性信息，并进行评价，提出风险管理建议，及时报国家食品药品监督管理局和卫生部。

(5)国家食品药品监督管理局根据药品分析评价结果,可以要求企业开展药品安全性、有效性相关研究。必要时,应当采取责令修改药品说明书,暂停生产、销售、使用和召回药品等措施,对不良反应大的药品,应当撤销药品批准证明文件,并将有关措施及时通报卫生部。

(六)信息管理

(1)国家药品不良反应监测中心应当根据对药品不良反应报告和监测资料的综合分析和评价结果,及时发布药品不良反应警示信息。省级以上药品监督管理部门应当定期发布药品不良反应报告和监测情况。下列信息由国家食品药品监督管理局和卫生部统一发布:影响较大并造成严重后果的药品群体不良事件;其他重要的药品不良反应信息和认为需要统一发布的信息。

(2)在药品不良反应报告和监测过程中获取的商业秘密、个人隐私、患者和报告者的信息应当予以保密。

(七)法律责任

明确了药品生产企业、药品经营企业、医疗机构、各级药品监督管理部门、卫生行政部门和药品不良反应监测机构及其有关工作人员在药品不良反应报告和监测管理工作中违反本办法应承担的法律责任。

三、处方药与非处方药分类管理制度

为保障人民用药安全有效、使用方便,根据《中共中央、国务院关于卫生改革与发展的决定》,经国家药品监督管理局局务会审议通过《处方药与非处方药分类管理办法》,该办法自2000年1月1日起施行。

(1)根据药品品种、规格、适应证、剂量及给药途径不同,对药品分别按处方药与非处方药进行管理。处方药必须凭执业医师或执业助理医师处方才可调配、购买和使用。非处方药不需要凭执业医师或执业助理医师处方即可自行判断、购买和使用。

(2)国家药品监督管理局负责处方药与非处方药分类管理办法的制定,国家药品监督管理局负责非处方药目录的遴选、审批、发布和调整工作。各级药品监督管理部门负责辖区内处方药与非处方药分类管理的组织实施和监督管理。

(3)非处方药标签和说明书除符合规定外,用语应当科学、易懂,便于消费者自行判断、选择和使用。非处方药的标签和说明书必须经国家药品监督管理局批准,包装必须印有国家指定的非处方药专有标志,必须符合质量要求,方便储存、运输和使用。每个销售基本单元包装必须附有标签和说明书。

根据药品的安全性,非处方药分为甲、乙两类。经营处方药、非处方药的批发企业和经营处方药、甲类非处方药的零售企业必须具有《药品经营企业许可证》。经省级药品监督管理部门或其授权的药品监督管理部门批准的其他商业企业可以零售乙类非处方药。零售乙类非处方药的商业企业必须配备专职的具有高中以上文化程度,经专业培训后,由省级药品监督管理部门或其授权的药品监督管理部门考核合格并取得上岗证的人员。

(4)医疗机构根据医疗需要可以决定或推荐使用非处方药。消费者有权自主选购非处方药,并须按非处方药标签和说明书所示内容使用。

(5)处方药只准在专业性医药报刊上进行广告宣传,非处方药经审批可以在大众传播媒介进行广告宣传。

四、药品召回制度

为加强药品安全监管,保障公众用药安全,国家食品药品监督管理局制定发布了《药品召回管理办法》,该办法自 2007 年 12 月 10 日起实施。

(一)药品召回的含义和分级

1. 药品召回的含义

药品召回,是指药品生产企业(包括进口药品的境外制药厂商)按照规定的程序收回已上市销售的存在安全隐患的药品。

此处的安全隐患,是指由于研发、生产等原因可能使药品具有危及人体健康和生命安全的不合理危险。

2. 药品召回的分级

根据药品安全隐患的严重程度,药品召回分为:

一级召回:使用该药品可能引起严重健康危害的。

二级召回:使用该药品可能引起暂时或者可逆的健康危害的。

三级召回:使用该药品一般不会引起健康危害,但由于其他原因需要收回的。

药品生产企业应当根据召回分级和药品销售、使用情况,科学设计药品召回计划并组织实施。

(二)主动召回和责令召回

1. 主动召回

药品生产企业应当对收集的药品安全信息进行分析,对可能存在安全隐患的药品进行调查评估,发现药品存在安全隐患的,应当决定召回。药品生产企业在作出药品召回决定后,应当制定召回计划并组织实施,一级召回在 24 小时内,二级召回在 48 小时内,三级召回在 72 小时内,通知到有关药品经营企业、使用单位停止销售和使用,同时向所在地省、自治区、直辖市药品监督管理部门报告。

药品生产企业在启动药品召回后,一级召回在 1 日内,二级召回在 3 日内,三级召回在 7 日内,应当将调查评估报告和召回计划提交给所在地省、自治区、直辖市药品监督管理部门备案。省、自治区、直辖市药品监督管理部门应当将收到一级药品召回的调查评估报告和召回计划报告国家食品药品监督管理局。

2. 责令召回

药品监督管理部门经过调查评估,认为药品存在安全隐患,药品生产企业应当召回药品而未主动召回的,应当责令药品生产企业召回药品。必要时,药品监督管理部门可以要求药品生产企业、经营企业和使用单位立即停止销售和使用该药品。

药品生产企业在收到责令召回通知书后,应当按照规定通知药品经营企业和使用单位,制定、提交召回计划,并组织实施。药品生产企业应当按规定向药品监督管理部门报告药品召回的相关情况,进行召回药品的后续处理。药品监督管理部门应当按规定对药品生产企业提交的药品召回总结报告进行审查,并对召回效果进行评价。经过审查和评价,认为召回不彻底或者需要采取更为有效的措施的,药品监督管理部门可以要求药品生产企业重新召回或者扩大召回范围。

（三）法律责任

（1）药品监督管理部门确认药品生产企业因违反法律、法规、规章的规定造成上市药品存在安全隐患的，应当依法给予行政处罚，但该企业已经采取召回措施主动消除或者减轻危害后果的，依照《行政处罚法》的规定从轻或者减轻处罚；违法行为轻微并及时纠正，没有造成危害后果的，不予处罚。药品生产企业召回药品的，不免除其依法应当承担的其他法律责任。

（2）药品生产企业违反《药品召回管理办法》规定，发现药品存在安全隐患而不主动召回药品的，责令召回药品，并处应召回药品货值金额 3 倍的罚款；造成严重后果的，由原发证部门撤销药品批准证明文件，直至吊销《药品生产许可证》。

（3）药品监督管理部门责令召回，药品生产企业拒绝召回药品的，处应召回药品货值金额 3 倍的罚款；造成严重后果的，由原发证部门撤销药品批准证明文件，直至吊销《药品生产许可证》。

（4）药品生产企业有下列情形之一的，予以警告，责令限期改正，并处 3 万元以下罚款：①药品生产企业未在规定时间内通知药品经营企业、使用单位停止销售和使用需召回药品的；②药品监督管理部门要求药品生产企业采取扩大召回范围、缩短召回时间等更为有效的措施，以及要求药品生产企业重新召回或者扩大召回范围，药品生产企业未按照药品监督管理部门要求采取改正措施或者召回药品的；③药品生产企业对召回药品的处理没有相应记录，或未向药品生产企业所在地省、自治区、直辖市药品监督管理部门报告；必须销毁的药品未销毁的。

（5）药品生产企业有下列情形之一的，予以警告，责令限期改正；逾期未改正的，处 2 万元以下罚款：①未按规定建立药品召回制度、药品质量保证体系与药品不良反应监测系统的；②拒绝协助药品监督管理部门开展调查的；③未按规定提交药品召回的调查评估报告和召回计划、药品召回进展情况和总结报告的；④变更召回计划，未报药品监督管理部门备案的。

（6）药品经营企业、使用单位发现其经营、使用的药品存在安全隐患，未立即停止销售或使用该药品或者隐瞒不报的，药品监督管理部分责令其停止销售和使用，并处 1000 元以上 5 万元以下罚款；造成严重后果的，由原发证部门吊销《药品经营许可证》或者其他许可证。

 ## 学习小结

本章主要介绍了药品的概念及分类、药品监督管理、药品管理法及实施条例，国家基本药物制度，药品不良反应报告和监测制度、处方药与非处方药分类管理制度、药品召回制度等内容。

药品管理法是药事管理的核心，药品管理法的实施标志我国药品管理的法制化。通过对本章的学习，掌握我国药品管理法的主要内容，为以后各章的学习奠定基础。

 ## 目标检测

一、A 型题（单项选择题）

1. 购买甲类非处方药由（　　）

A. 零售药店执业药师决定　　　　B. 凭执业药师处方

C. 消费者自行判断　　　　　　　D. 药店销售人员介绍

E. 凭执业医师处方

2. 新药是指（　　）

A. 我国未生产过的药品

B. 未曾在中国境内上市销售的药品

C. 国内药品生产企业第一次在中国销售的药品

D. 没有国家药品标准的药品

E. 国内没有使用过的药品

3. 药品管理法实施条例规定医疗机构新增配制剂型应当依法办理（　　）

A. 申报《医疗机构制剂许可证》

B. 申请发给新剂型批准文号

C.《医疗机构制剂许可证》变更登记

D. 向卫生行政部门申报手续

E. 向药品监督部门申报手续

4. 药品批准文号的有效期是（　　）

A.　3年　　B.　5年　　C.　6年　　D.　7年　　E.10年

5. 药品管理法规定,医疗机构配制的制剂应当是本单位（　　）

A. 临床需要而市场供应不足的品种

B. 临床需要而市场没有供应的品种

C. 临床需要而市场没有供应或供应不足的品种

D. 临床、科研需要而市场没有供应或供应不足的品种

E. 临床需要但市场供应太贵的品种

6. 国家基本药物的遴选原则是（　　）

A. 临床必需、安全有效、价格合理、使用方便、市场能保证供应

B. 安全有效、价格合理、使用方便、保证供应、质量稳定

C. 临床必需、安全有效、价格合理、使用方便、中西药并重

D. 安全有效、使用方便、经济合理

E. 临床必需、价格合理、使用方便、保证供应

二、B型题（配伍项选择题）

［7～9题］

A. 国家检定　　B. 仲裁性检验　　C. 注册检验　　D. 抽查性检验　　E. 进出口检验

7. 药品检验所定期或不定期对药品经营企业药品质量的检验是（　　）

8. 审批新药的检验是（　　）

9. 对有争议的药品进行检验是（　　）

［10～13题］

A. 国务院药品监督管理部门

B. 省级药品监督管理部门

C. 市级药品监督管理部门

D. 县级药品监督管理部门

E. 省级药品检验机构

10. 新开办药品生产企业,应向何部门申请GMP认证（　　）

11. 新开办药品零售企业,应向何部门申请筹建（　　）

12. 医疗机构制剂许可证应向何部门申请（　　）

13. 新药审批应向何部门申请(　　　)

三、X型题(多项选择题)

14. 药品的质量特性包括(　　　)

A. 有效性　　B. 安全性　　C. 均一性　　D. 稳定性　　E. 应用性

15.《药品管理法》的立法宗旨是(　　　)

A. 维护人民身体健康

B. 保证药品质量

C. 保障人体用药安全

D. 维护人民用药的合法权益

E. 加强药品监督管理

16. 药品监督管理部门有权依法对药品研制、生产、经营(　　　)

A. 进行监督检查

B. 对药品质量抽查检验

C. 采用限制人身自由的行政拘留

D. 作出行政处罚决定

E. 采用查封、扣押的行政强制措施

四、简答题

1. 简述药品质量的概念及其特征。

2. 简述药品管理立法的基本特征。

3. 简述开办药品生产企业与开办药品经营企业的条件。

4. 什么是假药、劣药? 什么情况按假药、劣药处理? 生产、销售假劣药应承担什么法律责任?

5. 有哪些行为在《药品管理法》和《药品管理法实施条例》规定的处罚幅度内需从重处罚?

(张立明)

第四章　药学人员管理

学习目标

【**掌握**】药师、执业药师的定义。

【**熟悉**】不同岗位药师、执业药师的岗位职责；药师职业道德的内容。

【**了解**】执业药师制度。

第一节　药师概述

一、药师的定义

关于药师（pharmacist）的定义，角度、范围的不同有多种不同的解释和理解。美国韦氏字典对药师的定义是"从事药房工作的个人"。美国《药房法》则认为"药师系指州药房理事会正式发给执照并准予从事药房工作的个人"。我国《辞海》中指出，药师是"指受过高等药学教育或在医疗预防机构、药事机构和制药企业从事药品调剂、制备、检定和生产等工作并经卫生部门审查合格的高级药学人员"。我国《执业药师资格制度暂行规定》第三条规定：执业药师是指经全国统一考试合格，取得《执业药师资格证书》并经注册登记，在药品生产、经营、使用单位中执业的药学技术人员。

综上所述，可将药师定义为：药师是泛指受过药学专业或相关专业高等教育，经过行业管理部门及人事部门资格审核同意，从事药学方向技术工作的个人。

二、药师的分类

根据不同的划分依据，药师可分为以下几类。

根据专业考试不同可分为：西药师、中药师、临床药师。

根据职称职务不同可分为：药师、主管药师、副主任药师、主任药师。

根据工作单位性质不同可分为：药房药师、药品生产企业药师、药品经营企业药师、药物研究单位药师、药检所药师、药品监督管理部门药师。

根据是否拥有药房所有权分为：开业药师、被聘任药师。

三、药师的职责

药师的基本职责是保证所提供药品和药学服务的质量，即：运用药学及药物管理、药品法规、医疗保健等知识，保证药品质量，保障人民用药安全有效，同时提供药学服务，指导合理用药。在不同药学工作岗位,如药房、药厂、药检所、药物研究所、医药公司、药政部门等,药师的职责范围也有区别。

1.药房药师的职责

药房药师应通过学习和实践获得药师工作能力,切实为患者提供药学服务,体现药师的作用。

(1)**调配处方**　配方发药是药房药师日常工作的主要内容。一般可分为 6 个步骤:收方、审方、调配、贴签、核对、发药。

(2)**提供专业的信息**　提供药学专业范围内的信息和意见是药师最重要的功能之一。应建立药品信息中心,给药品使用提供有关信息,提供合理用药建议。包括药品使用的信息,药品相互作用的信息,药物成瘾性和不良反应的信息,最新上市药品的信息,正在研究中药品的信息等。

(3)**药品采购与保管**　药师应根据专业知识和评价能力来选择购进适合临床应用的药品,并进行科学贮存和养护。

2.从事药物研究开发工作的药师职责

有部分药师在药厂、药物研究所、高校等机构从事新药,或新工艺、新材料、新包装等方面的药物研究开发,其主要任务是:

根据新药管理要求研究药物的理化性质、处方、剂型生产工艺等,确保药品的有效性、安全性、均一性及稳定性。

在科学调查研究的基础上,改进现有处方和生产过程;评价新原料,如赋形剂、溶剂、防腐剂等的潜在价值。

药品新的制备、包装和质量控制,并提出贮藏的条件要求。

新设备方面的科学研究。

3.药品生产领域药师的职责

根据 2010 年版《药品生产质量管理规范》要求,在不同岗位工作的药师职责和作用各有不同。药品生产企业关键人员为企业的全职人员,包括企业负责人、生产管理负责人、质量管理负责人和质量受权人等。为规范药品生产质量管理,确保持续稳定地生产出符合预定用途和注册要求的药品,在企业不同岗位工作的药师履行着各自的岗位职责。

(1)**企业负责人**　企业负责人是药品质量的主要责任人,全面负责企业日常管理。为确保企业实现质量目标并按照本规范要求生产药品,企业负责人应当负责提供必要的资源,合理计划、组织和协调,保证质量管理部门独立履行其职责。

(2)**生产管理负责人**　生产管理负责人应当至少具有药学或相关专业本科学历(或中级专业技术职称或执业药师资格),具有至少三年从事药品生产和质量管理的实践经验,其中至少有一年的药品生产管理经验,接受过与所生产产品相关的专业知识培训。确保药品按照批准的工艺规程生产、贮存,以保证药品质量;确保严格执行与生产操作相关的各种操作规程;确保批生产记录和批包装记录经过指定人员审核并送交质量管理部门;确保厂房和设备的维护保养,以保持其良好的运行状态;确保完成各种必要的验证工作;确保生产相关人员经过必要的上岗前培训和继续培训,并根据实际需要调整培训内容。

(3)**质量管理负责人**　质量管理负责人应当至少具有药学或相关专业本科学历(或中级专业技术职称或执业药师资格),具有至少五年从事药品生产和质量管理的实践经验,其中至少一年的药品质量管理经验,接受过与所生产产品相关的专业知识培训。确保原辅料、包装材料、中间产品、待包装产品和成品符合经注册批准的要求和质量标准;确保在产品放行前完成对批记录的审核;确保完成所有必要的检验;批准质量标准、取样方法、检验方法和其他质量管理的操作规程;审核和批准所有与质量有关的变更;确保所有重大偏差和检验结果超标已经过调查并得到及时处理;批准并监督委托检验;监督厂房和设备的维护,以保持其良好的运行状态;确保完成各种必要的确认或验证工作,审核和批准确认或验证方案和报告;确保完成自检;评估和批准物料供应商;确保所有与产品质量有关的投诉已经过调查,并得到及时、正确的处理;确保完成产品的持续稳定性考察计划,提供稳定性考察的数据;确保完成产品质量回顾分析;确保质量控制和质量保证人员都已经过必要的上岗前培训和继续培训,并根据实际需要调整培训内容。

生产管理负责人和质量管理负责人通常有下列共同的职责:①审核和批准产品的工艺规程、操作规程等文件;②监督厂区卫生状况;③确保关键设备经过确认;④确保完成生产工艺验证;⑤确保企业所有相关人员都已经过必要的上岗前培训和继续培训,并根据实际需要调整培训内容;⑥批准并监督委托生产;⑦确定和监控物料和产品的贮存条件;⑧保存记录;⑨监督本规范执行状况;⑩监控影响产品质量的因素。

(4)**质量受权人** 质量受权人应当至少具有药学或相关专业本科学历(或中级专业技术职称或执业药师资格),具有至少五年从事药品生产和质量管理的实践经验,从事过药品生产过程控制和质量检验工作。质量受权人应当具有必要的专业理论知识,并经过与产品放行有关的培训,方能独立履行其职责。参与企业质量体系建立、内部自检、外部质量审计、验证以及药品不良反应报告、产品召回等质量管理活动;承担产品放行的职责,确保每批已放行产品的生产、检验均符合相关法规、药品注册要求和质量标准;在产品放行前,质量受权人必须按照要求出具产品放行审核记录,并纳入批记录。

4. 药品流通领域药师的职责

药品流通领域药师指在药品生产企业、经营企业等单位,从事面向企业或个人的药品批发、零售等销售工作的药师。流通领域药师的主要职责包括:

严格遵守药品管理的法律、法规和企业规章制度,构建药品流通渠道。

建立企业药品质量档案,负责药品审核、验收,保证药品在流通过程的质量。实施药品分类管理,合理运输、储存、养护药品。

协调药品供应、销售及售后服务等环节,保证药品流通领域渠道及药品使用规范有序,杜绝假、劣药品进入市场。

传递药品信息,进行药品知识、药事法规的宣传教育。

四、药师的职业道德

职业道德是指人们在正当的职业活动中必须遵循的职业行为准则和规范的总和,是社会道德在职业生活中的具体体现。职业道德主要由职业理想、职业态度、职业责任、职业技能、职业纪律、职业良心、职业荣誉、职业作风所构成。

药师职业道德规范是调整和处理药师、药学技术人员在药学职业实践中的道德行为和道德关系的最普遍规律的反映;是药师、药学技术人员在药学职业实践中,处理个人与服务对象、个人与同事、个人与社会之间关系的行为准则。药师职业道德准则是社会对药师、药学技术人员道德行为期望的基本概括,也是评价其道德水平的标准。

目前许多国家的药学职业道德规范主要是药学会发布的药房药师道德规范或准则。例如,美国药学会制定的《道德准则》(Code of Ethics);美国药学院协会制定的《药师誓言》(Oath of a Pharmacist);国际药学联合会(International Pharmaceutical Federation,FIP)制定的《药师道德准则》(The Code of Ethics for Pharmacists)。

1. 药师职业道德规范的一般准则

药师职业活动涉及人体的健康和生命安全,在长期的职业过程中,逐渐形成了一定的行为规范和准则,反映人们对药师执业行为的基本要求,也是每一位药师应该遵循的道德准则。一般来说,药师职业道德包括四个方面的基本内容:

◆ 对患者、社会的责任

保证质量,满足要求。关爱病人,热忱服务。

一视同仁,平等对待。尊重人格,保护隐私。

◆ 对自身的责任

爱岗敬业,精益求精,认真负责,保证质量。

诚实信用,团结协作,不为名利,廉洁正直。

◆ 对药学职业的责任

维护和提高药学职业的荣誉,增进人们对药学职业的信任,促进药学事业不断发展。

◆ 对其他卫生专业人员的责任

药师应尊重同行及其他卫生专业人员的价值和能力,善于与其沟通交流,互相协作,共同为患者和公众提供最好的药学服务。

2. 国际药学联合会的《药学道德准则》

2004年9月,国际药学联合会在新奥尔良举行会议,批准发布了《药师道德准则的职业标准》(FIP statement of professional standards ——codes of ethics for pharmacists),指出药师是卫生专业人员中的药学专家;药师的责任是帮助人们维护良好的健康状况,避免患病,在给予适当药物的情况下,促进合理用药,帮助患者获得药物的最佳治疗效果;药师的作用还在不断地延伸。《药师道德准则的职业标准》中明确提出了构成药师的作用和责任的药师基本义务,使各国药师协会通过制定自己的职业道德准则,指导药师与患者、与其他卫生职业的人员、与社会的关系。具体如下:

(1)在每个国家,药师协会应该制定药师道德准则,规定其职业义务,并制定措施保证药师遵守准则。

(2)在各国制定的药师道德准则中,药师的义务应包括:

◆ 合理、公平的分配现有的卫生资源;

◆ 保证服务对象的安全、健康和最大利益,并以诚相待;

◆ 与其他卫生工作人员合作,确保向患者和社会提供可能的最佳卫生保健质量;

◆ 鼓励并尊重患者参与决定所用药品的权利;

◆ 承认和尊重文化差异、患者信仰和价值,尤其在其可能影响到患者对治疗的态度时;

◆ 尊重和保护在提供专业服务中获得信息的保密性,保证患者的个人资料不外泄,除非有患者的知情同意或在例外的情况下;

◆ 行为要符合职业标准和科学原则;

◆ 诚实、正直地与其他卫生专业人员协作,包括药学同行,不做出任何可能损坏职业名誉或破坏公众对本职业信任的事情;

◆ 通过继续教育,保证知识和技术的更新;

◆ 在提供专业服务和药品时,遵守法律认可的实践条例和标准,仅从有信誉的来源购买药品,确保药品供应链的可靠;

◆ 确保所委托的协助人员具备能有效充分的承担该工作的能力;

◆ 保证向病人,其他公众和卫生工作人员提供正确、客观的信息,并确保其被理解;

◆ 以礼貌、尊重的态度对待寻求服务的人;

◆ 在与个人道德信仰发生冲突或药房停业时,保证继续提供专业服务。在发生劳动纠纷时,也要尽力保证人们能继续获得药学相关服务。

 知识链接

美国药学院协会药师誓言

此时此刻,我庄严宣誓,加入药学职业,将我的职业生涯奉献给为人类服务。我将以减轻人类痛苦,维护社会安宁为首任。我将以我的知识和经验,尽我最大能力,为公众和其他卫生专业人员服务。

在我的药学职业生涯中,我将尽最大努力与发展同步,保持专业能力。我将遵守药学实践的法律法规,并促进其实施。我将保持道德和伦理操作的最高标准。

我已充分认识公众赋予我的信任和责任,谨此自愿立誓。

(三)我国药师的职业道德规范

我国古代就有“遵古炮炙”、“童叟无欺”等谚语。20世纪30年代《广济医刊》曾发表“药师信条”,其中关于药师的能力要求、行为规则、职业操守等的要求仍值得现代药学技术人员借鉴与遵守。在继承和发扬我国优良医药道德传统的基础上,我国药学有关学会、协会制定了药师、执业药师的职业道德准则,并通过学会、协会的作用,监督各领域药学职业人员遵守规范。

1.《药师的宗旨、承诺、誓言、职业道德》

中国药学会举办的中国药师周大会,自1998年至2011年,已举办了11届,参会药师已达近万人。在药师周期间,与会药师庄严宣誓,提出了自己的行为准则,并不断修改、完善,得到广大药师的认可。现将药师周确立的药师宗旨、承诺、誓言、职业道德介绍如下。

药师的宗旨:药师以人为本,全力维护人民健康。

药师的承诺:关爱人民健康,药师在您身边。

药师的誓言:实事求是,忠实于科学;全心全意,服务于社会;忠于职守,献身于药学;尽职尽责,承诺于人民。

药师的职业道德:以人为本,一视同仁;尊重患者,保护权益;廉洁自律,诚实守信;崇尚科学,开拓创新。

2.《中国执业药师道德准则》

2006年10月18日,中国执业药师协会在中国执业药师论坛(CLPF)第六届年会上发布了我国首个《中国执业药师道德准则》。

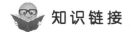知识链接

中国执业药师职业道德准则

中国执业药师协会

2006.10.18

一、救死扶伤,不辱使命

执业药师应当将患者及公众的身体健康和生命安全放在首位,以我们的专业知识、技能和良知,尽心尽职尽责为患者及公众提供药品和药学服务。

二、尊重患者,一视同仁

执业药师应当尊重患者或者消费者的价值观、知情权、自主权、隐私权,对待患者或者消费者应不分年龄、性别、民族、信仰、职业、地位、贫富,一律平等相待。

三、依法执业,质量第一

执业药师应当遵守药品管理法律、法规,恪守职业道德,依法独立执业,确保药品质量和药学服务质量,科学指导用药,保证公众用药安全、有效、经济、合理。

四、进德修业,珍视声誉

执业药师应当不断学习新知识、新技术,加强道德修养,提高专业水平和执业能力;知荣明耻,正直清廉,自觉抵制不道德行为和违法行为,努力维护职业声誉。

五、尊重同仁,密切协作

执业药师应当与同仁和医护人员相互理解,相互信任,以诚相待,密切配合,建立和谐的工作关系,共同为药学事业的发展和人类的健康奉献力量。

第二节 执业药师

根据各国药师法,药师需要通过资格考试,经过注册方可执业,由此产生了执业药师和注册药师的概念。我国从1994年开始,根据国际通行的药师职业准入控制办法,也实行了执业药师制度。

一、执业药师的概念与性质

(一)执业药师的概念

1.美、英、日对执业药师的法定定义

(1)英国的执业药师 英国的《药品法》中规定,药师是指领有执照,可从事调剂或独立开业的人。

(2)美国的执业药师和注册药师 美国《州药房法》中规定,药师系指州药房理事会正式发给执照并准予从事药房工作的个人。一般当药师参加全国药师执照考试,成绩合格后通过注册,成为注册药师(Registered Pharmacist),才有就业资格。只有当取得就业资格的药师,在某州的州药房理事会的监督下,在具体岗位上执业时,才称之为执业药师(Licensed Pharmacist)。

(3)日本的药剂师 日本的《药剂师法》没有对药师或药剂师作出定义,但规定,欲成为药剂师者,必须得到卫生劳动大臣颁发的许可(执照);许可自厚生省大臣在药剂师名册上登记(即注册)之时起生效;药剂师主要从事调剂、提供医药品或其他药学服务的工作。

2.我国执业药师的定义

我国《执业药师资格制度暂行规定》(1999 年修订)第三条规定:执业药师是指经全国统一考试合格,取得《执业药师资格证书》并经注册登记,在药品生产、经营、使用单位中执业的药学技术人员。英文译为:Licensed Pharmacist。

由上可见,不同的国家对药师的法律规定不尽相同,但对药师管理的核心是一样的,即:通过考试,取得执照,经过注册。实际上在美、英、日等很多国家,一般意义上的药师或药剂师,即是指依法取得资格的执业药师或注册药师。相对而言,在我国由于历史的原因,"药师"这一概念比较广泛,除传统上用于对药学技术人员的尊称,还指取得初级技术职称的药学技术人员。与之相应的,还有主管药师(中级技术职称)、副主任药师及主任药师(高级技术职称)。而执业药师,则是特指经过考核和注册获得的一种从事药学工作的职业资格,其性质类似于美、英等国的"药师"资格。不同的是,美、英等国药师主要分布于药品使用领域,通过独立执业、受雇或被聘等方式,在药学实践机构或药房发挥着维护患者健康和优化用药的作用,而我国则要求在药品的生产、经营、使用领域的关键岗位上都须配备执业药师,以保证和维护药品质量。另外,为发扬我国中医药传统,我国的执业药师分为执业(西)药师和执业中药师两类。

(二)我国执业药师制度的性质

执业药师资格制度是我国实施职业资格制度的重要内容。所谓职业资格,是对从事某一职业所必需的学术、技术、能力的基本要求。职业资格包括从业资格和执业资格。从业资格是指从事某一专业(工种)资格的起点标准,如会计从业资格、证券从业资格、人身保险从业资格等;执业资格指政府对某些社会通用性强、关系公共利益、责任重大的行业实行准入控制,是依法独立开业或从事某一特定专业工作的学识、技术、能力的必备标准。执业药师制度是国家对关系人们身体健康、社会公共利益的药学行业和从事这一行业的技术人员实行的一种职业准入控制。《执业药师资格制度暂行规定》(1999 年修订)指出,国家实行执业药师资格制度,纳入全国专业技术人员执业资格制度统一规划的范围。并规定,凡从事药品生产、经营、使用的单位均应配备相应的执业药师,并以此作为开办药品生产、经营、使用单位的必备条件之一。

二、执业药师资格的获得

根据我国《执业药师资格制度暂行规定》及相关法律的要求,药学专业人员必须具备一定资格,通过执业药师考试,才能取得执业药师资格。

1.申请条件

我国《执业药师资格制度暂行规定》第九条规定,凡中华人民共和国公民和获准在我国境内就业的其他国籍的人员,取得药学、中药学或相关专业中专学历,从事药学或中药学专业工作满七年;取得大专学历,从事药学类工作满五年;取得本科学历,工作满三年;取得硕士或相等学历,工作满一年;以及取得博士学历者,均可申请参加执业药师资格考试。

2.考试

全国执业药师资格考试由国家人事部、国家食品药品监督管理局共同负责。国家食品药品监督管理局负责组织拟订考试科目和考试大纲,编写培训教材,建立试题库及考试命题工作。按照培训与考试分开的原则,统一固化并组织考前培训。人事部负责组织审定考试科目、考试大纲和试题,会同国家食品药品监督管理局对考试工作进行监督、指导并确定合格标准。

目前,根据专业和执业类别不同,执业药师资格考试科目及内容也有所不同,参见表 4-1。从事药学专业工作的考生报考 1、2、3、4 四个科目,从事中药学专业工作的考生报考 1、5、6、7 四个科目。执业药师资格考试每年 10 月份举行,一般每年 3 月份报名。考试以两年为一个周期,参加全部科目考试的人员须在连续两个考试年度内通过全部科目的考试。

表 4-1 执业药师考试科目及类型要求

序号	科目	涉及内容	考试形式
1	药事管理与法规	药事管理基础知识及相关法规	客观题
2	药学专业知识(一)	药理学、药物分析	客观题
3	药学专业知识(二)	药剂学、药物化学	客观题
4	综合知识与技能·药学	药学综合知识与技能	客观题
5	中药学专业知识(一)	中药学、中药药剂学、中药炮制	客观题
6	中药学专业知识(二)	中药鉴定学、中药化学	客观题
7	综合知识与技能·中药学	药学综合知识与技能	客观题

执业药师资格考试题型均为选择题,分为 A、B、X 三种。其中 A 型题:题干在前,选项在后;A、B、C、D、E 五个备选答案中只有一个为最佳答案,其余选项为干扰选项;一般 40 题,每题 1 分,共计 40 分。B 型题:选项在前,题干在后;一组试题(2 至 4 个)共用 A、B、C、D、E 五个备选项,每个选项可供选择一次,也可重复选用,也可不被选用。考生只需为每一道题选出一个最佳答案;一般 80 题,每题 0.5 分,共计 40 分。X 型题:题干在前,选项在后;由一个题干和 A、B、C、D、E 五个备选答案组成,要求考生从五个备选答案中选出两个或两个以上的正确答案,多选、少选、错选均不得分;一般 20 题,每题 1 分,共计 20 分。卷面共计 100 分。答案全部在答题纸上完成。

3.执业药师资格证书的发放

我国《执业药师资格制度暂行规定》及《执业药师资格考试实施办法》(1999 年修订)中明确指出,执业药师、中药师统称为执业药师,执业药师资格考试实行全国统一大纲、统一考试、统一注册、统一管理、分类执业。执业药师资格考试合格者,由各省、自治区、直辖市人事(职改)部门颁发人事部统一印制的、人事部与国家食品药品监督管理局用印的中华人民共和国《执业药师资格证书》。该证书在全国范围内有效。

三、执业药师的注册管理

1.注册管理制度

为提高医药行业规范,我国执业药师资格实行注册制度。具有《执业药师资格证书》的人员,须向辖区执业药师注册机构申请注册并取得《执业药师注册证》后,方可以执业药师身份按注册的执业类别(执业药师或执业中药师)、执业范围(生产、经营或使用)从事相应的执业活动。

2.申请注册的条件及程序

申请注册者,必须同时具备以下条件:

- 取得《执业药师资格证书》;
- 遵纪守法,遵守药师职业道德;

◆ 身体健康,能坚持在执业药师岗位工作;

◆ 经执业单位同意。

首次申请注册的人员,填写"执业药师首次注册申请表",并提交《执业药师资格证书》、身份证明复印件、健康体检证明、执业单位证明、执业单位合法开业的证明复印件等资料。经批准注册者,由辖区执业药师注册机构在《执业药师资格证书》中的注册情况栏内加盖注册专用印章,并发给国家食品药品监督管理局统一印制的《执业药师注册证》。执业药师注册有效期为三年。执业药师注册有效期满前三个月,执证者须到原执业注册机构申请办理再次注册手续。

四、执业药师的继续教育

为保证执业药师正确履行其职责,具有执业药师资格的人员由省药品监督管理局发放国家药品监督管理局统一印制的《执业药师继续教育登记证书》。每年须参加各种形式的药学及相关知识继续教育,每年获取的学分不得少于 15 学分,注册期 3 年内累计不得少于 45 学分。

 ## 学习小结

本章着重介绍了药学人员管理的基本知识,包括药师、执业药师的定义,岗位职责,职业道德的内容及相关管理规定;重点是掌握药师、执业药师的定义及社会责任。

通过本章的学习,将有助于同学深刻牢固树立药师职业意识和职业道德,为今后从事药学行业工作奠定良好的职业道德基础。

 ## 目标检测

一、A 型题(单项选择题)

1. 药品调剂配发中,药学人员的职业道德责任是(　　)

A. 保证患者在用药过程中的安全

B. 保证患者在用药过程中有效

C. 保证患者在用药过程中的经济

D. 保证患者在用药过程中的合理

E. 保证患者在用药过程中的安全、有效、经济

2. 药学人员与患者之间最基本的道德要求是(　　)

A. 相互尊重、平等相待

B. 主动热情、态度和蔼

C. 尊重科学、精益求精

D. 敬业爱岗、尽职尽责

E. 实事求是、讲究信誉

二、B 型题

[3～5 题]

A. 药学职业道德

B. 药学职业基本原则

C. 药学职业规范

D. 药学职业准则

E. 药学道德

3. 包括执业药师在内的所有药学人员的行为准则和标准是（　　　）

4. 从事药品研究、生产、经营、使用和监督管理等药学人员在药学领域活动和实践中应遵循的根本指导原则是（　　　）

5. 判断药学人员行为是非、善恶标准的是（　　　）

三、X型题

6. 执业药师的权利有（　　　）

A. 人格尊严和人身安全受到保护

B. 执业药师有权备用所需的药学专业资料、参加各种旨在提高执业素质的继续教育

C. 执业药师可以且应该依法组织自律性协会组织

D. 有权参加学术交流

E. 执业药师有权争取并获得正当、合理的执业报酬

7. 执业药师的执业行为规范包括（　　　）

A. 以维护患者和公众的健康利益为最高准则

B. 依法从事合法的药学活动

C. 确保药学技术工作的质量

D. 提供用药指导

E. 对关键药学技术业务负责

8. 药学职业道德的权利内容包括（　　　）

A. 任何患者都有权利享受药品和药学服务，任何药学人员都无权拒绝

B. 任何病人都有权利享受平等的药品和药学服务，任何药学人员都无权拒绝

C. 患者有权监督自己权益的实现

D. 患者应尊重药学人员依法履行自己的职责

E. 药学人员有权依法为患者提供安全、有效、经济的优质药品和药学服务

9. 药学职业道德的基本原则是（　　　）

A. 以患者为中心，实行人道主义，体现了继承性和时代性的统一

B. 以调整药学人员道德关系出发

C. 以患者为中心，为人民防病治病提供安全、有效、经济、合理的优质药品和药学服务

D. 以调整药学人员道德行为出发

E. 全心全意为人民服务，是药学职业道德的根本宗旨

10. 对药学人员的道德要求主要是（　　　）

A. 尊重人格、保护隐私

B. 敬岗敬业、尽职尽责

C. 加强学习、提高技术

D. 关心病人、热忱服务

E. 一视同仁、平等对待

（马远涛）

第五章　新药开发与药品注册管理

学习目标

【掌握】新药、新药申请及药品注册的基本概念；新药注册的分类；药品的申报和审批程序；药物临床试验的要求和分期。

【熟悉】新药及新药开发的特点；药物临床前研究包括的内容；药品注册相关规定。

【了解】新药分类的原则；我国新药开发的概况。

第一节　新药开发

一、新药的定义与分类

(一)新药的定义

(1)**新药**　为了对新药进行管理，许多国家都对其含义和范畴做出明确的法律规定。我国《药品管理法实施条例》规定，新药是指未曾在中国境内上市销售的药品。对已上市药品改变剂型、改变给药途径、增加新适应证的药品，按照新药管理。

(2)**新药申请**　国家食品药品监督管理局颁布的《药品注册管理办法》明确规定，新药申请，是指未曾在中国境内上市销售药品的注册申请。对已上市药品改变剂型、改变给药途径、增加新适应证的药品注册按照新药申请的程序申报。

(二)新药的特点

新药的特点会影响消费者对新药的认识和利用。有些新药一上市就被医务人员和消费者接受进而使用，而有些新药上市很长时间都未被医务人员和消费者接受，这就是因为医务人员和消费者对新药的评价受新药特点的影响。一个成功的新药必须具有以下特点。

(1)**优越性**　即新药相对于老药，治疗效果更好。消费者使用新药比使用老药能更快地恢复身心健康。

(2)**安全性**　即新药相对于老药，不良反应更小，使用更安全。这主要是针对改变剂型的新药或制剂。由于未曾在中国境内上市销售的药品或制剂，需要消费者使用一段时间以后，经过专门的药品不良反应监测机构和专门的技术人员开展长期大量的调查、统计和资料分析，才能发现其不良反应。

(3)**适应性**　即新药与其所投放市场内消费者的社会文化、价值观念及消费习惯相适应。新药与人们的文化水平、价值观念和消费习惯越接近，就越容易被消费者接受；反之，就不容易被接受。例如中药及其制剂在日本、韩国等国家容易被接受，在欧美等国家不容易被接受，这是由于中日文化有一定的相通性,而与欧美国家的文化差异大。

(4)**方便性**　即新药的使用方法要尽量简便。因为过于复杂的使用方法,会让医务人员和消费者产生寻找使用简便的替代药品的想法和行为。

(三)新药分类的原则

(1)从药政管理角度划分,便于新药研究和审批。新药的分类主要是从药政管理角度划分,以便于新药的研究和审批,而不完全从药物的药理作用角度考虑。对每类药品均规定了其必须进行的研究项目和审批所必需的申报资料要求。

(2)提供相应类别的申报资料要能够满足新药评价的要求。对每类新药,要求提供相应类别的申报资料,必须能够保证该类药品的安全与有效,确保新药研究的质量和新药评价的要求。

(3)同类别新药所需的申报资料基本相同。属于同一类别的新药,原则上应该具备相似的条件,即它们所需要研究的项目和审批时必须提供的申报资料是基本相同的。

(4)新药类别涵盖应全面、细致。新药的类别中,尽可能涵盖各种类别的新药,以便于研究者能够仔细甄别对号入座,按照国家要求正确地执行相应类别新药的规定。

(四)新药的注册分类

目前,我国将新药分为中药、天然药物,化学药品,生物制品三大类,同时又针对三大类新药中研究项目、申报资料和评价要求的不同再逐级分类。现行《药品注册管理办法》对中药、天然药物,化学药品,生物制品三大类新药具体分类如下。

1.中药、天然药物注册分类

(1)未在国内上市销售的从植物、动物、矿物等物质中提取的有效成分及其制剂。

(2)新发现的药材及其制剂。

(3)新的中药材代用品。

(4)药材新的药用部位及其制剂。

(5)未在国内上市销售的从植物、动物、矿物等物质中提取的有效部位及其制剂。

(6)未在国内上市销售的中药、天然药物复方制剂,包括:①中药复方制剂;②天然药物复方制剂;③中药、天然药物和化学药品组成的复方制剂。

(7)改变国内已上市销售中药、天然药物给药途径的制剂。

(8)改变国内已上市销售中药、天然药物剂型的制剂。

(9)仿制药。

其中,注册分类(1)~(6)的品种为新药,注册分类(7)、(8)的品种按新药申请程序申报。

天然药物复方制剂应在现代医药理论指导下组方,其适应证用现代医学术语表达。

药用部位药材入药的组织器官,如金银花的药用部位是花蕾,其茎、叶则是非药用部位,若要入药则为新的药用部位,必须按中药新药第四类的要求进行研究与申报。

有效部位系指经提取所得的某一类群化学成分,而非单一化学成分。如总黄酮、总生物碱等,其含量一般不能低于50%。

有效成分系指经提取所得的某一单一化学成分。这一化学成分是未经化学修饰的,有确定的结构和理化性质,药理药效清楚、可靠,含量在90%以上,如齐墩果酸、四氢帕马丁等。成盐也属于化学修饰。未经化学修饰的含义就是其化学成分、结构、性质等方面与原料中是完全一致的。

2.化学药品注册分类

(1)未在国内外上市销售的药品：①通过合成或者半合成的方法制得的原料药及其制剂；②天然物质中提取或者通过发酵提取的新的有效单体及其制剂；③用拆分或者合成等方法制得的已知药物中的光学异构体及其制剂；④由已上市销售的多组分药物制备为较少组分的药物；⑤新的复方制剂；⑥已在国内上市销售的制剂增加国内外均未批准的新适应证。

(2)改变给药途径且尚未在国内外上市销售的制剂。

(3)已在国外上市销售但尚未在国内上市销售的药品：①已在国外上市销售的制剂及其原料药，和/或改变该制剂的剂型，但不改变给药途径的制剂；②已在国外上市销售的复方制剂，和/或改变该制剂的剂型，但不改变给药途径的制剂；③改变给药途径并已在国外上市销售的制剂；④国内上市销售的制剂增加已在国外批准的新适应证。

(4)改变已上市销售盐类药物的酸根、碱基（或者金属元素），但不改变其药理作用的原料药及其制剂。

(5)改变国内已上市销售药品的剂型，但不改变给药途径的制剂。

(6)已有国家药品标准的原料药或者制剂。

3.生物制品注册分类

生物制品分为治疗用生物制品和预防用生物制品。

(1)治疗用生物制品分为15类。

◆ 未在国内外上市销售的生物制品。

◆ 单克隆抗体。

◆ 基因治疗、体细胞治疗及其制品。

◆ 变态反应原制品。

◆ 由人的、动物的组织或者体液提取的，或者通过发酵制备的具有生物活性的多组分制品。

◆ 由已上市销售生物制品组成新的复方制品。

◆ 已在国外上市销售但尚未在国内上市销售的生物制品。

◆ 含未经批准菌种制备的微生态制品。

◆ 与已上市销售制品结构不完全相同且国内外均未上市销售的制品（包括氨基酸位点突变、缺失，因表达系统不同而产生、消除或者改变翻译后修饰，对产物进行化学修饰等）。

◆ 与已上市销售制品制备方法不同的制品（例如采用不同表达体系、宿主细胞等）。

◆ 首次采用DNA重组技术制备的制品（例如以重组技术替代合成技术、生物组织提取或者发酵技术等）。

◆ 国内外尚未上市销售的由非注射途径改为注射途径给药，或者由局部用药改为全身给药的制品。

◆ 改变已上市销售制品的剂型但不改变给药途径的生物制品。

◆ 改变给药途径的生物制品（不包括上述第12项）。

◆ 已有国家药品标准的生物制品。

(2)预防用生物制品分为15类。

◆ 未在国内外上市销售的疫苗。

◆ DNA疫苗。

◆ 已上市销售疫苗变更新的佐剂,偶合疫苗变更新的载体。

◆ 由非纯化或全细胞(细菌、病毒等)疫苗改为纯化或者组分疫苗。

◆ 采用未经国内批准的菌毒种生产的疫苗(流感疫苗、钩端螺旋体疫苗等除外)。

◆ 已在国外上市销售但未在国内上市销售的疫苗。

◆ 采用国内已上市销售的疫苗制备的结合疫苗或者联合疫苗。

◆ 与已上市销售疫苗保护性抗原谱不同的重组疫苗。

◆ 更换其他已批准表达体系或者已批准细胞基质生产的疫苗;采用新工艺制备并且实验室研究资料证明产品安全性和有效性明显提高的疫苗。

◆ 改变灭活剂(方法)或者脱毒剂(方法)的疫苗。

◆ 改变给药途径的疫苗。

◆ 改变国内已上市销售疫苗的剂型,但不改变给药途径的疫苗。

◆ 改变免疫剂量或者免疫程序的疫苗。

◆ 扩大使用人群(增加年龄组)的疫苗。

◆ 已有国家药品标准的疫苗。

(五)新药开发的特点

新药开发是一项综合利用各学科知识和高新技术的系统工程,涉及生命科学的绝大多数领域及伦理学、社会学、管理学、经济学等多个学科。新药开发作为生物医药产业的重要组成部分,具有高新技术产业的普遍特点,即高投入、高风险与高收益。

(1)**开发费用越来越大**　新药开发的资金投入有一个较高的阈值,在低于这一水平的投入规模上,就难以开展有效的开发活动。新药开发周期需要长时间的人力、物力、资金及时间的投入。由此也决定了新药开发科技含量高、开发阈值高的特点。

(2)**开发的成功率越来越低**　开发成功率是指在人体中进行试验的新药与最后获得政府上市许可的新药的百分比。20 世纪上半叶是新药空前迅速发展的时期,尤其是第二次世界大战前后的 15 年。现在临床上常用的药物中,多数是这一时期开发问世的。当时由于新药管理较松,临床试用过于仓促,事故也随之出现较多,很多新药的毒性事件频频发生。尤其是 20 世纪 60 年代初发生的反应停事件,使出生的上万名婴儿畸形,轰动了整个世界。对此,世界各国逐步采取了更为严格的管理措施加强新药管理,确保用药安全性的法规大量增加,造成新药临床前研究和临床研究的时间越来越长,使新药开发成功率大大下降。

(3)**开发的时间周期越来越长**　根据文献报道,一个 I 类新药从发现可能有效,一直到最后上市,大约需要 10~12 年时间的周期,在这 10~12 年的开发过程中,约有 30% 的时间用在临床前研究,约 50% 的时间用在临床研究,20% 的时间用在等待政府药政部门的审批。全世界每年上市的创新药物数量呈递减趋势。

(4)**开发的高产出高收益**　世界各国制药企业的成功案例无不表明,新药开发是高投入、高利润的高科技活动(表 5-1)。从国外大型跨国制药公司的成功经验来看,没有一家企业不是研究和开发型企业。企业的任何行为都需要获利,新药研究开发需要高投入,如果没有成功后的高额利润回报,就不会有企业愿意积极从事该项工作,专利制度的建立更加确保了企业利润的回报。

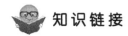 知识链接

表 5-1 2009～2010 年 12 个"重磅炸弹"级药物销量排行榜

通用名	商品名	公司	适应证	销量（10 亿美元）	
				2009 年	2010 年
阿伐他汀	立普妥	辉瑞和安斯泰来制药	高胆固醇血症	12.4	11.4
氯吡格雷	波立维	百时美施贵宝和赛诺菲-安万特	动脉粥样硬化	9.2	9.6
依那西普	恩利	安进、辉瑞和武田制药	类风湿性关节炎、青少年类风湿性关节炎、银屑病、牛皮癣关节炎和强直性脊柱炎	8.0	8.4
Fluticasone/Salmetrol	Advair	葛兰素史克	哮喘	7.7	7.8
Infliximab	Remicade	强生、默沙东和三菱田边制药公司	类风湿性关节炎、溃疡性结肠炎、克罗恩病、牛皮癣、银屑病关节炎和强直性脊柱炎	6.9	7.4
Bevacizumab	阿瓦斯汀	罗氏	克罗恩病	5.9	6.9
Rituximab	Rituxan	罗氏	类风湿性关节炎和非霍奇金淋巴瘤	5.8	6.5
阿立哌唑	Abilify	大冢制药和百时美施贵宝	精神分裂症药物	5.6	6.2
Valsartan	Diovan	诺华	高血压	6.0	6.1
瑞舒伐他汀	Crestor	阿斯利康和Shionoggi	高胆固醇血症	4.7	5.6
阿达木单抗	Humira	雅培	类风湿性关节炎、青少年类风湿性关节炎、牛皮癣、银屑病关节炎、强直性脊柱炎和克罗恩病	5.4	5.4
Trastuzumab	Herceptin	罗氏	乳腺癌	5.0	5.1

（5）新药开发是一项系统工程 药品是确保人类生命健康和繁衍生息的重要物质,新药开发需要引进和吸收各个学科发展的最新成果和技术,因此,新药开发是一项复杂的系统工程。需要多学科如化学、微生物学、分子生物学、生理学、药理学、毒理学、药剂学、药代动力学、生物有机化学、生物统计学、病理学、药物化学、遗传学、基因工程、酶化学、化学工程、生物工程、计算机、信息技术、数学、营销学、管理学等学科的紧密配合。科学发展不止,新技术层出不穷,为新药的开发创造出更为有利的条件和发展空间。

二、我国新药开发概况

医药作为关系到国计民生的一个行业,其发展的好坏以及发展的快慢直接影响到国民的健康保障和生活质量。新药开发作为医药产业链的上游,其发展的状况直接影响到我国医药产业当前和未来的生存和发展,以及民族医药产业能否在技术上保持独立自主的生存状态。

1.我国新药开发现状

新药开发是药界乃至全社会关注的热点、焦点。由于受到技术水平低下、开发缺乏投入机制、成果转化率较低、开发人才匮乏及政策对高新技术保护不足等因素地影响,我国一直走以仿制为主的药品开发之路。新中国成立以来,我国发展新药的指导思想是以仿为主、仿创结合。2010年我国批准的化学药品794个,其中Ⅰ类新药2个,Ⅱ类新药1个,Ⅲ类新药64个。如果把上述三类化学药品作为创新药物,则创新药物仅占8.4%,而仿制药物占91.6%。

2.我国新药开发发展趋势

据报道,我国2008~2010年之间对新药的开发投入达到27亿美元,未来5年内还将增加60亿美元。与此同时,有关研究机构预测我国医药市场增幅将达25%~27%,市场总量超过700亿美元,成为世界第三大医药市场。2011年,我国有16个Ⅰ类新药获得新药证书,有近500个新药正在进行研究。"十二五"期间,新药创制重大专项将力争自主创制30个创新药物,完成200个左右药物大品种的改造和技术再创新,同时基本建成国际一流的药物创新体系,培育一批企业新药孵化基地、产学研联盟和高新技术园区,重点突破20~30项新药开发及产业化关键技术。目前,我国新药开发有五个有利因素,即政府对医药创新的重视程度日益提高;在知识产权保护方面有了重大进步,医药行业基础设施已经基本完善;医药行业分工配套日趋完善;具备富足的人力资源;以企业为主体,科研院所为支撑,市场为导向,产品为核心的医药创新体系正在逐步建立。

3.新药开发的模式

由于医药企业的情况各不相同,新药的开发模式也不尽相同。医药企业可以根据自身的特点,选择适宜的新药开发模式。

(1)**独立开发模式**　医药企业独立完成新药品开发的全部工作。具体的开发模式有三种:①从基础理论研究到应用技术研究,再到药品开发研究,整个过程依靠企业自身力量完成。这种开发形式一般适用于资金雄厚、科研开发力量强的大型医药企业。②利用社会上已有的基础理论研究成果,企业只进行应用技术研究和产品开发研究。③利用社会上应用技术的研究成果,企业只进行产品开发研究。中小企业可以采用后两种形式进行新药开发。

(2)**技术引进模式**　通过购买新药专利、引进国内外新技术开发新药。这种开发模式的优点是节省新药研发时间和科研经费,可以在较短时间内缩短与发达国家的差距,尽快占领新药市场。新兴的医药企业可以采用这种模式。

(3)**独立开发与技术引进相结合模式**　通过引进国内外新技术、新设备,改造企业原有的技术和设备,提升企业的新药研发能力。这种取人之长补己之短的模式在发展中国家经常采用。

(4)**合作开发模式**　合作企业利用各自的优势,共同开发新药。这种开发模式可以最大限度地发挥群体优势,利用最低的开发成本实现利润最大化。所以,这种开发模式不仅被大多数中小企业采用,越来越多的大型企业也开始尝试。

第二节　药品注册管理

药品注册,是国家食品药品监督管理局依照《药品管理法》的规定,根据药品注册申请人的申请,对拟上市销售药品的安全性、有效性、质量可控性等进行审查,并决定是否同意其申请的审批过程。在药品研制、生产、流通、使用的全过程监管中,药品注册管理是从源头上对药品安全性和有效性实施监管的重要手段,其根本目的是通过科学评价,保证上市药品安全有效,保障和促进公众健康。

一、《药品注册管理办法》简介

1.《药品注册管理办法》的基本框架

为规范药品注册行为,保证药品的安全、有效和质量可控,依据《药品管理法》、《药品管理法实施条例》和《行政许可法》,国家食品药品监督管理局于 2007 年 6 月 18 日审议并通过《药品注册管理办法》(第 28 号局令),自 2007 年 10 月 1 日起施行。国家食品药品监督管理局于2005 年 2 月 28 日公布的《药品注册管理办法》(第 17 号局令)同时废止。修订的《药品注册管理办法》(以下简称《管理办法》),共十五章,一百七十七条。《管理办法》的框架为第一章总则,第二章基本要求,第三章药物的临床试验,第四章新药申请的申报与审批,第五章仿制药的申报与审批,第六章进口药品的申报与审批,第七章非处方药的申报,第八章补充申请的申报与审批,第九章药品再注册,第十章药品注册检验,第十一章药品注册标准和说明书,第十二章时限,第十三章复审,第十四章法律责任,第十五章附则。此外,《管理办法》还有 6 个附件,附件一为中药、天然药物注册分类及申报资料要求;附件二为化学药品注册分类及申报资料要求;附件三为生物制品注册分类及申报资料要求;附件四为药品补充申请注册事项及申报资料要求;附件五为药品再注册申报资料项目;附件六为新药监测期期限表。

2.修订的重点内容

(1)**强化药品的安全性要求,严把药品上市关**　加强了真实性核查,从制度上保证申报资料和样品的真实性、科学性和规范性,严厉打击药品研制和申报注册中的造假行为,从源头上确保药品的安全性。①强化了对资料真实性核查及生产现场检查的要求,防止资料造假。②抽取的样品从“静态”变为“动态”,确保样品的真实性和代表性。③调整了新药生产申请中技术审评和复核检验的程序设置,确保上市药品与所评药品的一致性。

(2)**整合监管资源,明确职责,强化权力制约机制**　①合理配置监管资源,将部分国家食品药品监督管理局职能明确委托给省食品药品监督管理局行使。进一步明确了补充申请的事权划分,在保留了国家食品药品监督管理局对一部分重大事项的审批权外,将大部分补充申请委托省食品药品监督管理局进行审批,并且针对一些简单事项的变更,明确了报省食品药品监督管理局备案的程序。②明确分工,各司其职,形成多部门参与,各部门之间相互协调,相互制约的工作格局。③明确信息公开、责任追究等制度,健全药品注册责任体系。药品注册应当遵循公开、公平、公正原则,并实行主审集体责任制、相关人员公示制和回避制、责任过错追究制,受理、检验、审评、审批、送达等环节接受社会监督。

(3)**提高审评审批标准,鼓励创新、限制低水平重复**　①对创新药物将“快速审批”修订为“特殊审批”,根据创新程度设置不同的通道,进一步提高审批效率。②理清新药证书的发放范围,进一步体现创新药物的含金量。③提高了对简单改剂型申请的技术要求,更加关注其技术合理性和研制必要性,进一步引导企业有序申报。④提高了仿制药品的技术要求,强调仿制药应与被仿药在安全性、有效性及质量上保持一致,进一步引导仿制药的研发与申报。

(三)药品注册申请的范围

《管理办法》第十一条规定药品注册申请包括新药申请、仿制药申请、进口药品申请及其补充申请和再注册申请。境内申请人申请药品注册按照新药申请、仿制药申请的程序和要求办理,境外申请人申请进口药品注册按照进口药品申请的程序和要求办理。仿制药申请是指生产国家食品药品监督管理局已批准上市的已有国家标准的药品的注册申请;但是生物制品按照新药申请的程序申报。进口药品申请是指境外生产的药品在中国境内上市销售的注册申请。补充申请是指新药申请、仿制药申请或者进口药品申请经批准后,改变、增加或者取消原批准事项或者内容的注册申请。

二、药品的申报与审批

(一)新药申请的申报与审批程序

《管理办法》第四章第一节和第二节对新药临床试验及新药生产的申报与审批程序均做了规定,明确了申请人、省级食品药品监督管理部门、药品检验机构及国家食品药品监督管理部门的职责。新药临床试验及新药生产的申报与审批程序可分别参见图5-1和图5-2。

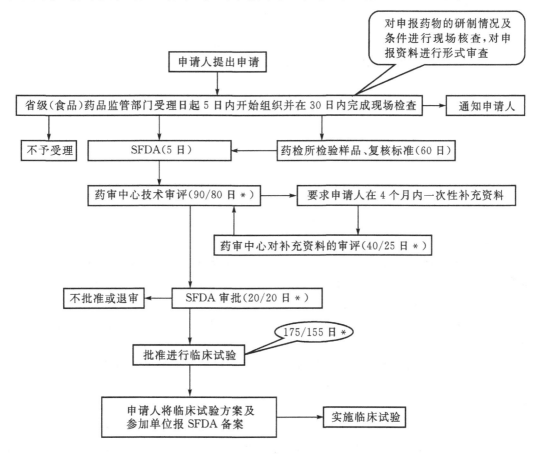

图 5-1　新药临床试验的审批流程

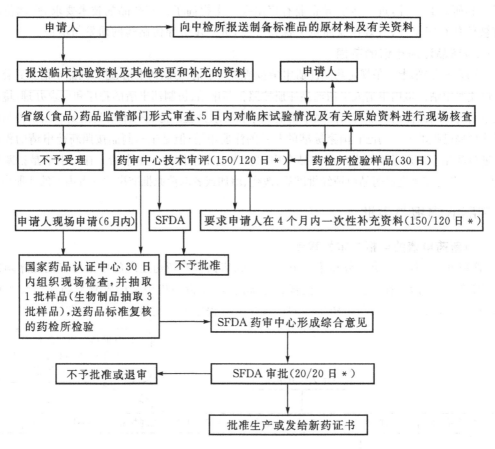

注：斜线前为一般审批时限，斜线后为快速审批时限，均为工作日

图 5-2 新药生产的审批流程

1.新药临床试验的申报与审批

(1)申请人的职责 申请人完成临床前研究后，填写《药品注册申请表》，向所在地省级(食品)药品监督管理部门如实报送有关资料。

(2)省级(食品)药品监督管理部门的工作职责 省级(食品)药品监督管理部门应当对申报资料进行形式审查，符合要求的，出具药品注册申请受理通知书；不符合要求的，出具药品注册申请不予受理通知书，并说明理由。

应当自受理申请之日起5日内组织对药物研制情况及原始资料进行现场核查，对申报资料进行初步审查，提出审查意见。申请注册的药品属于生物制品的，还需抽取3个生产批号的检验用样品，并向药品检验所发出注册检验通知。省级(食品)药品监督管理部门应当在规定的时限内将审查意见、核查报告以及申报资料送交国家食品药品监督管理局药品审评中心，并通知申请人。

(3)承担注册检验的药品检验所的职责 接到注册检验通知的药品检验所应当按申请人申报的药品标准对样品进行检验，对申报的药品标准进行复核，并在规定的时间内将药品注册检验报告送交国家食品药品监督管理局药品审评中心，并抄送申请人。

(4)国家食品药品监督管理局的工作职责 ①国家食品药品监督管理局药品审评中心收

到申报资料后,应在规定的时间内组织药学、医学及其他技术人员对申报资料进行技术审评,必要时可以要求申请人补充资料,并说明理由。完成技术审评后,提出技术审评意见,连同有关资料报送国家食品药品监督管理局。②符合规定的,发给《药物临床试验批件》;不符合规定的,发给《审批意见通知件》,并说明理由。

2.新药生产的申报与审批

(1)申请人的职责　①完成药物临床试验后,应当填写《药品注册申请表》,向所在地省级(食品)药品监督管理部门报送申请生产的申报资料,并同时向中国药品生物制品检定所报送制备标准品的原材料及有关标准物质的研究资料。②样品应当在取得《药品生产质量管理规范》认证证书的车间生产。③新开办药品生产企业、药品生产企业新建药品生产车间或者新增生产剂型的,其样品生产过程应当符合《药品生产质量管理规范》的要求。④应当自收到生产现场检查通知之日起6个月内向国家食品药品监督管理局药品认证管理中心提出现场检查的申请。

(2)省级(食品)药品监督管理部门的职责　省级(食品)药品监督管理部门应当对申报资料进行形式审查,符合要求的,出具药品注册申请受理通知书;不符合要求的,出具药品注册申请不予受理通知书,并说明理由。省级(食品)药品监督管理部门应当自受理申请之日起5日内组织对临床试验情况及有关原始资料进行现场核查,对申报资料进行初步审查,提出审查意见。除生物制品外的其他药品,还需抽取3批样品,向药品检验所发出标准复核的通知。省级(食品)药品监督管理部门应当在规定的时限内将审查意见、核查报告及申报资料送交国家食品药品监督管理局药品审评中心,并通知申请人。

(3)承担注册检验工作的药检所的职责　①药品检验所应对申报的药品标准进行复核,并在规定的时间内将复核意见送交国家食品药品监督管理局药品审评中心,同时抄送通知其复核的省级(食品)药品监督管理部门和申请人。②药品检验所应当依据核定的药品标准对抽取的样品进行检验,并在规定的时间内将药品注册检验报告送交国家食品药品监督管理局药品审评中心,同时抄送相关省级(食品)药品监督管理部门和申请人。

(4)国家食品药品监督管理局的职责　①国家食品药品监督管理局药品审评中心收到申报资料后,应当在规定的时间内组织药学、医学及其他技术人员对申报资料进行审评,必要时可以要求申请人补充资料,并说明理由。②经审评符合规定的,国家食品药品监督管理局药品审评中心通知申请人申请生产现场检查,并告知国家食品药品监督管理局药品认证管理中心;经审评不符合规定的,国家食品药品监督管理局药品审评中心将审评意见和有关资料报送国家食品药品监督管理局,国家食品药品监督管理局依据技术审评意见,作出不予批准的决定,发给《审批意见通知件》,并说明理由。③国家食品药品监督管理局药品认证管理中心在收到生产现场检查的申请后,应当在30日内组织对样品批量生产过程等进行现场检查,确认核定的生产工艺的可行性,同时抽取1批样品(生物制品抽取3批样品),送进行该药品标准复核的药品检验所检验,并在完成现场检查后10日内将生产现场检查报告送交国家食品药品监督管理局药品审评中心。④国家食品药品监督管理局药品审评中心依据技术审评意见、样品生产现场检查报告和样品检验结果,形成综合意见,连同有关资料报送国家食品药品监督管理局。国家食品药品监督管理局依据综合意见,作出审批决定。符合规定的,发给新药证书,申请人已持有《药品生产许可证》并具备生产条件的,同时发给药品批准文号;不符合规定的,发给《审批意见通知件》,并说明理由。

(二)仿制药申请的申报与审批程序

《管理办法》第五章对仿制药申请的申报与审批程序做了规定,明确仿制药申请人应当是药品生产企业,其申请的药品应当与《药品生产许可证》载明的生产范围一致。仿制药的申报与审批程序参见图5-3。

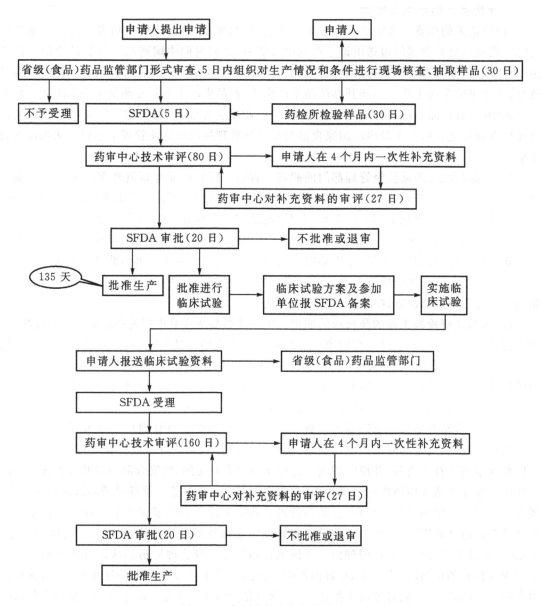

图5-3 仿制药的申报与审批流程

1. 申请人的职责

应当填写《药品注册申请表》,向所在地省级(食品)药品监督管理部门报送有关资料和生产现场检查申请。

2.省级（食品）药品监督管理部门的职责

省级（食品）药品监督管理部门对申报资料进行形式审查,符合要求的,出具药品注册申请受理通知书;不符合要求的,出具药品注册申请不予受理通知书,并说明理由。已申请中药品种保护的,自中药品种保护申请受理之日起至做出行政决定期间,暂停受理同品种的仿制药申请。

省级（食品）药监部门应当自受理申请之日起 5 日内组织对研制情况和原始资料进行现场核查,并应当根据申请人提供的生产工艺和质量标准组织进行生产现场检查,现场抽取连续生产的 3 批样品,送药品检验所检验。样品的生产应当符合本办法第六十三条的规定。省级（食品）药监部门应当在规定的时限内对申报资料进行审查,提出审查意见。符合规定的,将审查意见、核查报告、生产现场检查报告及申报资料送交国家食品药品监督管理局药品审评中心,同时通知申请人;不符合规定的,发给《审批意见通知件》,并说明理由,同时通知药品检验所停止该药品的注册检验。

3.承担注册检验工作的药品检验所的职责

药品检验所应当对抽取的样品进行检验,并在规定的时间内将药品注册检验报告送交国家食品药品监督管理局药品审评中心,同时抄送通知其检验的省、自治区、直辖市药品监督管理部门和申请人。

4.国家食品药品监督管理局的职责

国家食品药品监督管理局药品审评中心应当在规定的时间内组织药学、医学及其他技术人员对审查意见和申报资料进行审核,必要时可以要求申请人补充资料,并说明理由。国家食品药品监督管理局药品审评中心依据技术审评意见、样品生产现场检查报告和样品检验结果,形成综合意见,连同相关资料报送国家食品药品监督管理局,国家食品药品监督管理局依据综合意见,做出审批决定。符合规定的,发给药品批准文号或者《药物临床试验批件》;不符合规定的,发给《审批意见通知件》,并说明理由。申请人完成临床试验后,应当向国家食品药品监督管理局药品审评中心报送临床试验资料。国家食品药品监督管理局依据技术意见,发给药品批准文号或者《审批意见通知件》。已确认存在安全性问题的上市药品,国家食品药品监督管理局可以决定暂停受理和审批其仿制药申请。

(三)药品补充申请的申报与审批程序

《管理办法》第八章对补充申请的申报与审批程序做出了规定。其申报与审批程序参见图 5-4。

(1)申请人应当填写《药品补充申请表》,向所在地省级（食品）药品监督管理部门报送有关资料和说明。省级（食品）药品监督管理部门对申报资料进行形式审查,符合要求的,出具药品注册申请受理通知书;不符合要求的,出具药品注册申请不予受理通知书,并说明理由。

(2)修改药品注册标准、变更药品处方中已有药用要求的辅料、改变影响药品质量的生产工艺等的补充申请,由省级（食品）药品监督管理部门提出审核意见后,报送国家食品药品监督管理局审批,同时通知申请人。修改药品注册标准的补充申请,必要时由药品检验所进行标准复核。

(3)改变国内药品生产企业名称、改变国内生产药品的有效期、国内药品生产企业内部改变药品生产场地等的补充申请,由省级（食品）药品监督管理部门受理并审批,符合规定的,发给《药品补充申请批件》,并报送国家食品药品监督管理局备案;不符合规定的,发给《审批意见

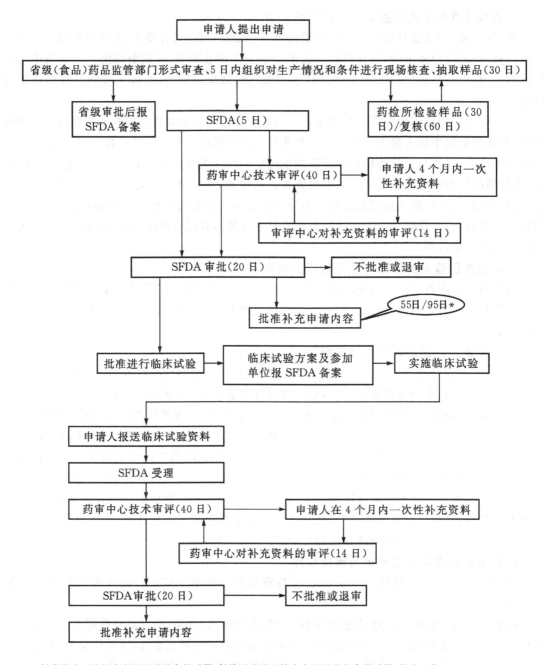

* 斜线前为不需技术审评品种的审批时限,斜线后为需要技术审评品种的审批时限,均为工作日

图 5-4　药品补充申请的申报与审批流程

通知件》,并说明理由。

　　(4)按规定变更药品包装标签、根据国家食品药品监督管理局的要求修改说明书等的补充申请,报省级(食品)药品监督管理部门备案。

　　(5)进口药品的补充申请,由国家食品药品监督管理局审批。其中改变进口药品制剂所用原料药的产地、变更进口药品外观但不改变药品标准、根据国家药品标准或国家食品药品监督管理局的要求修改进口药说明书、补充完善进口药说明书的安全性内容、按规定变更进口药品包装标签、改变注册代理机构的补充申请,由国家食品药品监督管理局备案。

(6)对药品生产技术转让、变更处方和生产工艺可能影响产品质量等的补充申请,省级(食品)药品监督管理部门应当根据其《药品注册批件》附件或者核定的生产工艺,组织进行生产现场检查,药品检验所应当对抽取的 3 批样品进行检验。

(7)国家食品药品监督管理局对药品补充申请进行审查,必要时可以要求申请人补充资料,并说明理由。符合规定的,发给《药品补充申请批件》;不符合规定的,发给《审批意见通知件》,并说明理由。

(8)补充申请获得批准后,换发药品批准证明文件的,原药品批准证明文件由国家食品药品监督管理局予以注销;增发药品批准证明文件的,原批准证明文件继续有效。

(9)《管理办法》附件 4 对补充申请事项审批权限进行了界定。

国家食品药品监督管理局审批的补充申请事项:①持有新药证书的药品生产企业申请该药品的批准文号;②使用药品商品名称;③增加中药的功能主治、天然药物适应证或者化学药品、生物制品国内已有批准的适应证;④变更用法用量或者变更适用人群范围但不改变给药途径;⑤变更药品规格;⑥变更药品处方中已有药用要求的辅料;⑦改变影响药品质量的生产工艺;⑧修改药品注册标准;⑨替代或减去国家药品标准处方中的毒性药材或处于濒危状态的药材;⑩进口药品、国内生产的注射剂、眼用制剂、气雾剂、粉雾剂、喷雾剂变更直接接触药品的包装材料或者容器;使用新型直接接触药品的包装材料或者容器;⑪申请药品组合包装;⑫新药的技术转让;⑬修订或增加中药、天然药物说明书中药理毒理、临床试验、药代动力学等项目;⑭改变进口药品注册证的登记项目,如药品名称、制药厂商名称、注册地址、药品有效期、包装规格等;⑮改变进口药品的产地;⑯改变进口药品的国外包装厂;⑰进口药品在中国国内分包装;⑱其他。

省级(食品)药品监督管理部门批准国家食品药品监督管理局备案或国家食品药品监督管理局直接备案的进口药品补充申请事项:①改变国内药品生产企业名称;②国内药品生产企业内部改变生产场地;③变更直接接触药品的包装材料或者容器(除上述第⑩项外);④改变国内生产药品的有效期;⑤改变进口药品制剂所用原料药的产地;⑥变更进口药品外观,但不改变药品标准的;⑦根据国家药品标准或者国家食品药品监督管理局的要求修改进口药品说明书;⑧补充完善进口药品说明书安全性内容;⑨按规定变更进口药品包装标签;⑩改变进口药品注册代理机构;⑪其他。

省级(食品)药品监督管理部门备案的补充申请事项:①根据国家药品标准或者国家食品药品监督管理局的要求修改国内生产药品说明书;②补充完善国内生产药品说明书安全性内容;③按规定变更国内生产药品包装标签;④变更国内生产药品的包装规格;⑤改变国内生产药品制剂的原料药产地;⑥变更国内生产药品外观,但不改变药品标准的;⑦其他。

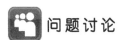 问题讨论

修订的《药品注册管理办法》的核心是鼓励创新

新药就是要有创新性,注重新疗效,体现新药的含金量。新药不"新"是过去药品审评审批

中的常见问题,审批了许多新药都缺少真正意义的创新性。修订的《药品注册管理办法》颁布实施后,其核心就是鼓励创新。要求新药审评工作中"新"字的落脚点不仅仅是新化合物、新组方、新工艺、新剂型等传统意义上的"新",而且要追求"新疗效",突出"新疗效",将重心放在药物的实际作用上。

问题与讨论:请结合以上论述,谈谈我国在新药研发中鼓励创新的重要意义。

(四)药品再注册申请的申报与审批程序

《管理办法》第一百二十二条至一百二十五条,对药品再注册的申报与审批程序进行了规定。

(1)由药品批准文号的持有者向省级(食品)药品监督管理部门提出,按照规定填写《药品再注册申请表》,并提供有关申报资料。进口药品的再注册申请由申请人向国家食品药品监督管理局提出。

(2)省级(食品)药品监督管理部门对申报资料进行审查,符合要求的,出具药品再注册申请受理通知书;不符合要求的,出具药品再注册申请不予受理通知书,并说明理由。省级(食品)药品监督管理部门应当自受理申请之日起6个月内对药品再注册申请进行审查,符合规定的,予以再注册;不符合规定的,报国家食品药品监督管理局。

(3)进口药品的再注册申请由国家食品药品监督管理局受理,并在6个月内完成审查,符合规定的,予以再注册;不符合规定的,发出不予再注册的通知,并说明理由。

(4)《管理办法》第一百二十六条对不予再注册的情形进行了规定。有下列情形之一的药品,不予再注册:①有效期届满前未提出再注册申请的;②未达到国家食品药品监督管理局批准上市时提出的有关要求的;③未按照要求完成Ⅳ期临床试验的;④未按照规定进行药品不良反应监测的;⑤经国家食品药品监督管理局再评价属于疗效不确、不良反应大或者其他原因危害人体健康的;⑥按照《药品管理法》的规定应当撤销药品批准证明文件的;⑦不具备《药品管理法》规定的生产条件的;⑧未按规定履行监测期责任的;⑨其他不符合有关规定的情形的。

(五)药物临床前研究包括的内容

《管理办法》第二十一条对药物临床前研究的内容进行了规定,包括以下内容。

(1)**药学研究**　包括药物的合成工艺、提取方法、理化性质及纯度、剂型选择、处方筛选、制备工艺、检验方法、质量指标、稳定性等。

(2)**药理毒理研究**　包括药理、毒理、动物药代动力学等。

(3)**中药制剂**　除(1)和(2)的要求外,还包括原药材的来源、加工及炮制等。

(4)**生物制品**　还包括菌毒种、细胞株、生物组织等起始原材料的来源、质量标准、保存条件、生物学特征、遗传稳定性及免疫学的研究等。

(六)药物临床试验的要求及分期

《管理办法》第三十条对药物临床试验提出明确要求。药物临床试验(包括生物等效性试验)必须经国家食品药品监督管理部门批准,且必须执行《药物临床试验质量管理规范》(GCP)。药品监督管理部门应当对批准的临床试验进行监督检查。

《管理办法》第三十一条明确了药物临床试验的范围及分期。临床试验分为Ⅰ、Ⅱ、Ⅲ、Ⅳ期。

Ⅰ期临床试验:初步的临床药理学及人体安全性评价试验。其目的是观察人体对于新药的耐受程度和药代动力学,为制定给药方案提供依据。

Ⅱ期临床试验:治疗作用初步评价阶段。其目的是初步评价药物对目标适应证患者的治疗作用和安全性,也包括为Ⅲ期临床试验研究设计和给药剂量方案的确定提供依据。可以根据具体的研究目的,采用多种形式,包括随机盲法对照临床试验。

Ⅲ期临床试验:治疗作用确证阶段。其目的是进一步验证药物对目标适应证患者的治疗作用和安全性,评价利益与风险关系,最终为药物注册申请的审查提供充分的依据。试验一般应为具有足够样本量的随机盲法对照试验。

Ⅳ期临床试验:新药上市后应用研究阶段。其目的是考察在广泛使用条件下药物的疗效和不良反应,评价在普通或者特殊人群中使用的利益与风险关系以及改进给药剂量等。

《管理办法》第三十二条要求药物临床试验的受试例数应当符合临床试验的目的和相关统计学的要求,并且不得少于《管理办法》附件规定的最低临床试验病例数。罕见病、特殊病种等情况,要求减少临床试验病例数或者免做临床试验的,应当在申请临床试验时提出,并经国家食品药品监督管理局审查批准。《管理办法》附件要求,临床试验的最低病例数:Ⅰ期为20至30例,Ⅱ期为100例,Ⅲ期为300例,Ⅳ期为2000例。

三、药品注册的相关规定

1.《中药注册管理补充规定》介绍

为遵循中医药研究规律,体现中药注册特点,规范中药注册行为,促进中医药和民族医药事业地发展,根据《药品注册管理办法》的有关规定,国家食品药品监督管理局于2008年1月7日颁布实施了《中药注册管理补充规定》,补充规定共22条。补充规定主要有以下几个特点:①体现了继承传统、突出中医药特色的思路,对中药复方制剂的分类进行了细化,增加了"来源于古代经典名方的中药复方制剂"以及"主治为证候的中药复方制剂"的分类,并对这两类有临床应用基础的中药减免了动物药效试验,但必须进行非临床安全性研究,确保用药安全。②对中药改剂型和仿制品种的科学性及合理性提出了更高的要求,引导和鼓励企业开展新药研发,以促进中药新药研制的发展。③强调了中药质量的均一性和稳定性。在以往的中成药生产中,存在药材基原和产地不固定、生产工艺参数过于笼统的现象,使得不同厂家同一品种、甚至同一厂家不同批次的同一品种之间存在质量差异。补充规定要求,申请新的中药注册时,必须明确药材基原、产地及关键工艺参数。

2.《药品注册现场核查管理规定》介绍

为规范药品研制秩序,强化药品注册现场核查,保证核查工作质量,2008年6月3日,国家食品药品监督管理局发布实施《药品注册现场核查管理规定》。规定共7章,59条,5个附件。规定紧紧围绕《药品注册管理办法》有关药品注册现场核查的相关要求,以确认申报资料的真实性、准确性和完整性为核心任务,着力从四个方面保证药品现场核查合法、有序、规范、高效地开展。①内容合法。严格遵循《药品注册管理办法》有关药品注册研制现场核查和生产现场检查的要求,保持与《药品注册管理办法》的一致性,保证规定设定的内容和程序合法。②程序清晰。规定将核查工作分为临床前研究现场核查、临床试验现场核查、申报生产研制现场核查和生产现场检查四个阶段,对每个阶段的执行主体、程序、资料和样品的交接作了详细的规定,保证了核查工作的可操作性。③标准统一。规定设立了药品注册现场核查要点及判定原则,从药学、药理毒理、临床试验及批量生产过程等四方面列举了相应的核查项目,提示了现场核查的重点环节和关键要素,明确了现场核查的判定原则,确保核查标准统一化,保证了药品注册现场核查质量。④分工明确。规定进一步明确了现场核查工作的行政执行主体,对国家食品药品监督管理局、药品认证管理中心、药品审评中心、省级食品药品监督管理局等各部门单位的职责进行了明确规定。整合了药品注册管理资源,明确了各部门工作职责,强化责任意识,加强协调配合,建立高效运转、规范有序、科学合理、标准严谨的注册现场检查体系。此外,规定还将仿制药和补充申请的临床试验纳入核查范围,体现全程监管理念。

3.《新药注册特殊审批管理规定》介绍

为了鼓励研制新药和加强对风险管理的控制,国家食品药品监督管理局制定了《新药注册特殊审批管理规定》,规定共 22 条,于 2009 年 1 月 7 日正式颁布实施。规定根据特殊审批新药注册申请,按"早期介入、优先审批,多渠道沟通交流,动态补充资料"的总原则详细规定了新药注册特殊审批的条件、程序和要求,明确了申请人在新药注册特殊审批过程中所具有的权利和须承担的义务,充分体现了鼓励创新和加强风险管理控制的特点,这也是现在世界各国新药注册审批管理的发展趋势。在新药注册方面,把鼓励创新与风险控制管理并重,从而切实推进我国创新药的研究与开发。规定明确要求新药注册申请具有如下四种情形的方可进入特殊审批:①是没有在国内上市销售的从植物、动物、矿物质中提取的有效成分及其制剂,以及新发现的药材及其制剂;②是没有在国内外获准上市的化学原料药和制剂以及生物制品;③是治疗艾滋病、恶性肿瘤、罕见病等疾病,并具有明显临床疗效优势的新药;④是目前尚没有治疗手段的新药。主治病证未在国家批准的中成药[功能主治]中收载的新药,可以视为尚无有效治疗手段疾病的新药。属于情形①、②项的,药品注册申请人可以在提交新药临床试验申请时提出特殊审批的申请,药品审评中心应在 5 个工作日内对其提交的申请资料予以确认。符合③、④项规定的药物,申请人在其申报生产时方可提出特殊审批的申请,药品审评中心应在接到特殊审批申请后 20 个工作日内组织专家会议审查,确定是否进入特殊审批。

4.《药品技术转让注册管理规定》介绍

为规范药品技术转让注册行为,保证药品安全、有效和质量可控,根据《药品注册管理办法》有关规定,国家食品药品监督管理局于 2009 年 8 月 19 日颁布了《药品技术转让注册管理规定》,规定共 5 章,26 条。规定主要体现了以下几点:①鼓励创新:通过鼓励研发与生产的结合,推动新药成果转化,同时促进国外新技术的引进,体现鼓励创新的强烈导向。②促进集约:通过集约化来促进产品转让的调整。③开放转让:转让范围在过去允许新药技术转让的基础上,进一步扩大到新药监测期前的新药技术转让和监测期后的生产技术转让。④规范注册:按照技术要求进行审评。⑤保证质量。⑥节约成本:企业通过技术转让而非改剂型或申报仿制药的途径获得品种。⑦激活市场:企业通过实施有偿技术转让,盘活存量资产,促进企业之间的强强联合。

 学习小结

本章着重介绍了药品注册管理的核心概念,包括新药、新药申请与药品注册,重点是掌握药品的申报和审批程序及药物临床试验的要求和分期,难点是理解新药的注册分类。

通过本章的学习,将有助于同学对新药研发领域有一个初步的认识,深刻理解药品注册管理在药品研发环节的重要作用,为今后参与新药研发活动打下良好的基础。

目标检测

一、A 型题（单项选择题）

1. 新药是指

A. 未曾在中国境内生产的药品（　　）

B. 未曾在中国境内上市销售的药品

C. 未曾在中国境内使用的药品

D. 未曾在中国境内研制的药品

E. 未曾在中国境内流通的药品

2. 属于中药、天然药物注册分类（3）类的是（　　）

A. 未在国内上市销售的从植物、动物、矿物等物质中提取的有效成分及其制剂

B. 新发现的药材及其制剂

C. 新的中药材代用品

D. 药材新的药用部位及其制剂

E. 改变国内已上市销售药品工艺的制剂

二、B 型题（配伍项选择题）

[3～7 题]

A. 20～30 例

B. 100 例

C. 200 例

D. 300 例

E. 2000 例

3. I 期临床试验的病例数为（　　）

4. III 期临床试验的病例数为（　　）

5. IV 期临床试验的病例数为（　　）

6. 治疗作用初步评价阶段的病例数为（　　）

7. 治疗作用确证阶段的病例数为（　　）

三、X 型题（多项选择题）

8. 药品注册申请包括（　　）

A. 新药申请

B. 仿制药申请

C. 进口药品申请

D. 补充申请

E. 特殊审批申请

9. 国家食品药品监督管理局对下列哪些新药可以实行特殊审批（　　）

A. 抗艾滋病的新药

B. 治疗恶性肿瘤的新药

C. 治疗罕见病的新药

D. 治疗糖尿病的新药

E. 治疗目前尚没有治疗手段疾病的新药

四、简答题

1. 简述药品注册、新药、新药申请、仿制药申请、进口药品申请和补充申请的定义。

2. 简述新药临床试验的分期及各期试验的主要目的和病例数。

3. 画出新药申请与审批的流程图。

（侯鸿军）

第六章　药品生产管理

学习目标

【掌握】药品、药品生产的基本概念;药品生产准入管理,药品生产许可证注册管理和生产质量管理规范。

【熟悉】药品委托生产的有关规定;药品生产监督管理。

【了解】药品生产的特点,我国制药工业的现状;生产质量管理规范认证。

药品是用于防病、治病的特殊商品,其质量是在生产过程中形成的,因此,药品生产管理是保证和提高药品质量的关键环节。作为药事管理的重要内容之一,药品生产管理是指对药品生产进行系统管理的活动,包括制定生产政策、确立生产计划、组织生产过程与劳动等多个环节,涉及人员、设备、原材料、物料、生产工艺、生产环境等诸多因素,目的是保证能及时、足量、经济地生产出符合市场需要的合格药品。本章将针对药品生产管理的主要环节进行介绍。

第一节　药品生产概述

一、药品生产

(一)药品生产的概念

药品生产是指药品生产企业将生产原料加工制备成供医药单位或个人使用的药品的一个过程。药品生产性质按其成品的特性可以分为药品原料药生产和药品制剂生产两大类。

1.药品原料药生产

药品原料药生产是通过化学合成、基因重组技术、发酵或从天然物质中提取等途径产生的供药品制剂生产单位制备药物制剂使用的药物生产。根据原料药的来源和加工制造方法不同分为以下三种。

(1)生药　指一般来自植物和动物的生物药材,通常为植物或动物机体、器官或其分泌物。其加工过程主要经过干燥加工处理,我国传统用中药的加工处理称为炮制,中药材必须经过蒸、炒、炙、煅等炮制技术制成中药饮片。

(2)药用无机元素和无机化合物　其加工主要采用无机化工方法,但因药品质量要求严格,其生产方法与同品种化工产品并不完全相同。

(3)药用有机化合物　可分为天然药物、化学合成药、生物药品(包括生物制品、生物技术药品和生物材料)。

2.药物制剂生产

药物制剂生产是将原料药加工制成供临床使用的各种剂型,如片剂、颗粒剂、丸剂、散剂、膏剂及注射剂等。

另外,对于麻醉药品、精神药品、毒性药品(包括药材)、放射性药品及易燃、易爆和其他特殊药品(如高致敏性药品或生物制品、β-内酰胺类药品、性激素类药品、具有细胞毒的抗肿瘤药等高活性、高毒性、高致敏性的药品)等的生产国家实施特殊管理。

(二)药品生产的特点

与其他商品的生产相比,药品生产主要具有如下特点:

1.机械化、自动化程度要求高

药品生产使用的机器体系与其他化工工业有很多不同之处。药品品种多,生产工艺不同,产品质量要求很高,而产量与一般化工产品相比却少得多,因此,药品生产所使用的设备要便于变动、清洗,机器材料应不与药品产生化学或物理变化,密封性好以防止药品污染或变质等。另外,对药品而言,生产人员本身就是污染源,因而药品生产应尽可能避免人员的直接参与。这些都要求药品生产要实现机械化和自动化。

2.要求严格

药品生产对生产环境的卫生要求十分严格,厂区、路面及运输等不得对药品造成污染,生产人员、设备及药品的包装物等也都不得对药品造成污染。温度、湿度、空气洁净度等直接影响药品质量,因此,对不同的生产区域都有严格的控制指标。药品有严格的质量基线要求,不允许有"等外品"、"处理品"等,必须是符合药品标准的合格品,客观上要求药品生产处于零差错率状态。

3.原料及辅料品种多、消耗量大

无论化学原料药及其制剂,或抗生素、生化药品、生物制品,或中成药,总体而言,投入的原料、辅料远远超过其他轻化工产品的生产。其范围从无机物到有机物,从植物、动物到矿物,几乎是无所不及,无所不用,往往几吨以至上百吨的原料才生产出一吨成品甚至更少。因而副产品多,"三废"也多。

4.药物品种多、更新快,新药开发要求高、难度大、代价高、周期长

随着制剂研究地深入,各种新的剂型不断出现,一种药物可以开发出片剂、颗粒剂、胶囊剂等一系列剂型,用于治疗不同的疾病和不同的患者。在制剂生产上则严格要求要有适合条件的人员、厂房、设备、检验仪器、良好的卫生环境,以及各种必需的制剂辅料和适用的内、外包装材料相配合,并按照GMP的要求生产。这样,在提高药物剂型质量可控性的同时也增加了药品生产企业的生产成本。目前,在新药开发研究中也摈弃了以往简单仿制的低水平开发模式,逐步加大研发难度,经济成本提高,开发周期长。

5.生产过程特别

药品生产不同于其他商品的生产,在GMP要求下,药品生产不仅要从辅料控制质量,在生产的各个环节都要求必须建立合格的质量控制标准,严格按照有关标准进行药品生产,最终产品更是要经过严格检验,合格后方能出厂销售。不合格的药品不能流入市场。

二、药品生产企业

1.药品生产企业的概念

根据《药品管理法》的规定,药品生产企业是指生产药品的专营企业或者兼营企业。药品生产企业是应用现代科学技术,自主地进行药品的生产经营活动,实行独立核算、自负盈亏、具

有法人资格的基本经济组织。它具有与其他产品生产企业相同的基本性质——经济性、营利性、独立性和开放性。

2.药品生产企业的分类

药品生产企业按所生产的产品大致可分为化学药生产企业(包括原料和制剂)、中药制剂生产企业、生化制药企业、中药饮片生产企业、医用卫生材料生产企业及生物制品生产企业等;按照规模大小分为大型企业、中型企业和小型企业。

3.药品生产企业的特点

药品是特殊商品,是人类用于与疾病作斗争的特殊武器,它不仅直接关系到使用者的健康状态与生命安危,甚至会影响子孙后代的发育成长,因此,药品生产企业是药品质量的第一责任人,有着不同于一般生产企业的特点——客观上肩负着比一般生产企业更加重大的社会责任,需要履行更多的服务社会的义务,受到更加严格的监督与管理。主要表现在以下几个方面:①药品生产企业在讲求经济效益的同时必须比一般企业更加讲求社会效益;②在企业的开办条件及生产要求等方面受到更为严格的监督与管理;③负有质量自检的责任和不符合质量标准的药品不得出厂的义务;④负有对物料、中间产品和成品进行留样的责任和进行药品不良反应监测与报告的义务。

三、我国制药工业概况

(一)我国制药工业发展的主要特点

1.行业整体规模大，有国际竞争力的企业较少

2010年,中国药品市场规模(按出厂价格计算)占亚太地区(含日本)的18.6%。全球主要药品市场的排名见表6-1。到2015年,中国将超过德国,成为仅次于美国和日本的全球第三大药品市场。但是,我国制药行业的集中度低,大企业的集中度仅为18%,存在大量的小企业。截至2009年底,我国共有4696家原料药和制剂生产企业,销售规模达10亿元以上的企业仅占总数量的1.52%,全球前10大制药企业的平均收入达到361亿美元,而中国排名第一的哈药集团有限公司收入仅为106.8亿元。2010年中国制药行业销售收入约为1400亿美元,2007年至今的年平均增长率约为24%。中国制药工业的规模是印度的5倍,但排名前10位的大企业的规模和印度差不多。制药行业的国际比较见表6-2。

表 6-1　全球主要药品市场的排名

国家	2010年排名	2010年市场规模 (10亿美元)	全球占比 (%)	2015年市场规模 (10亿美元)	全球占比 (%)
美国	1	292.8	42.25	344.7	37.59
日本	2	72.4	10.45	102.7	11.20
德国	3	37.9	5.47	41.5	4.53
中国	4	25.7	3.71	48.8	5.32

表 6-2　制药行业的国际比较

项目	全球	美国	中国	印度
前 10 大公司的平均规模(亿美元)	361	190	8.6	6.4
前 10 大公司的销售额份额	56%	66%	18%	34%
制药工业规模(亿美元)	6442	2863	1153	190
制药出口规模及占比(亿美元)	——	460(16%)	329(29%)	86(45%)
研发投入占销售的比例	——	16%	3%	8%

2.原料药最有竞争力，缺乏高附加值的最终产品

中国是全球原料药生产和出口第一大国,年产能达 200 多万吨,约占全球 20%以上。在出口额中,生物制药在行业中的占比较小,大约为 12%,近 60%都是化学原料药的出口,而且价格偏低(图 6-1)。2010 年出口的原料药共 223 个编码商品,均价超过 100 美元/公斤的只有 27 种,出口额仅占全部原料药出口的 5.59%,47%的品种出口均价在 10 美元/公斤以下。

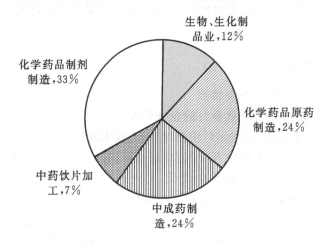

图 6-1　中国制药行业的结构(按销售收入,2010 年)

3.中国制药企业不是药品研发的主体，创新陷入了恶性循环

无序竞争导致的低利润使得企业无力进行大规模新药开发,反过来又使无序竞争的情况继续恶化。中国的药品研发以学校、国有研发机构为主导,这些机构的研发成果多以专利、论文为主,企业要想利用这些成果还需付出大量资金用于临床试验,大多数制药企业仍承担不起,这就导致国内自主创新药品的比重非常低,每年国内新批准上市的新药中 70%是已在国外上市而未在国内销售的药品,真正创新的一类新药占药品总数的比例不到 1%。

4.仿制药和改剂型药品产能过剩，低水平重复生产严重

据统计,205 个化学药品和生物制品,平均每个品种的生产企业为 108 家,生产企业数量在百家以上的品种占 30%左右;102 个中成药制品,平均每个药品的生产企业为 56 家,生产企业在百家以上的品种占 20%左右。

(二)我国制药行业的发展目标

结合现状,我国制药行业的发展目标为:

(1)提高制药行业的研发能力,增强国内自主研发的新药在国际市场的竞争力。

（2）升级仿制药水平，摆脱低端仿制，借助在原料药生产方面的经验和优势，提高生产标准、挑战首仿药和 Me-too 类等高端仿制。

（3）鼓励制药企业间的并购和大型-跨国制药企业的收购有利于中国制药行业的产业整合及企业竞争力的提高，同时也将加快国内中小企业的淘汰。

总之，中国制药产业链的迅速完善，将使一些传统劣势逐渐转变为未来的优势。要实现这些转变，中国制药企业还要摆脱传统经营模式，探索新的发展途径。

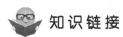 **知识链接**

印度制药工业概况

印度是世界上第四大药品生产国。印度制药业的国际化程度较高，生产的药品可以销售到世界上 100 多个国家，2001 年出口额为 18.2 亿美元，其中制剂达 4.6 亿美元。近几年来，印度每年向美国 FDA 提出的申报出口美国市场的原料药待检品数量达 20～30 件左右，约占外国向 FDA 提出的出口药品申报总数的 1/10。

在强化原料药对欧美市场出口攻势的同时，印度政府制订的精细化学品出口战略已初见成效。例如，印度生产的头孢菌素主要中间体（母核）产品如 7-ACA 与 7-ADCA（系用青霉素工业盐加工而成）已占目前国际市场头孢菌素原料交易额的 20％ 左右。印度已能生产上百种国际畅销药的关键中间体（包括沙丁胺醇、布洛芬、沙布特罗、头孢克洛、乙胺丁醇等）。印度制药业的拟除虫菊酯（国际市场上的畅销农药产品）已形成年产 10 万吨级的生产规模，从而使印度一跃成为亚洲的农药生产大国（仅次于中国）。印度的拟除虫菊酯类农药已出口至欧洲、美洲、非洲与中东国家市场，成为印度制药业的重要创汇产品。

第二节　药品生产管理

药品生产管理是指对药品生产活动过程进行计划、组织和控制，使生产出社会需要和用户满意药品的行为，目的是保证药品的质量，其管理内容涉及药品生产的经济管理、法制管理和质量管理，具有内部自觉管理与外部监督检查相结合，实行强制性质量标准和规范化生产等特点。

一、药品生产准入管理

我国对药品生产企业实行许可制度，现行的《中华人民共和国药品管理法》明确规定，开办药品生产企业，须经企业所在地省、自治区、直辖市人民政府药品监督管理部门批准并发给《药品生产许可证》，凭《药品生产许可证》到工商行政管理部门办理登记注册。无《药品生产许可证》的，不得生产药品。《药品生产许可证》应当标明有效期和生产范围，到期重新审核发证。同时，对开办药品生产企业应具备的条件也作了法律上的规定。

（一）药品生产企业开办的条件
开办药品生产企业，必须具备以下条件：

（1）具有依法经过资格认定的药学技术人员、工程技术人员及相应的技术工人；

（2）具有与其药品生产相适应的厂房、设施和卫生环境；

（3）具有能对所生产药品进行质量管理和质量检验的机构、人员以及必要的仪器设备；

(4)具有保证药品质量的规章制度。

国家有关法律、法规对生产麻醉药品、精神药品、医疗用毒性药品、放射性药品、药品类易制毒化学品等另有特别规定的,依照其规定。

(二)开办药品生产企业的程序

(1)开办药品生产企业的申请人,向拟办企业所在地省、自治区、直辖市(食品)药品监督管理部门提出申请,省、自治区、直辖市人民政府药品监督管理部门自收到申请之日起30个工作日内,按照国家发布的药品行业发展规划和产业政策进行审查,出具加盖本部门受理专用印章并注明日期的《受理通知书》或者《不予受理通知书》。

 知识链接

药品生产许可证申请时需报送的资料

1.申请人的基本情况及其相关证明文件。

2.拟办企业的基本情况,包括拟办企业名称,生产品种、剂型、设备、工艺及生产能力;拟办企业的场地、周边环境、基础设施等条件说明以及投资规模等情况说明。

3.工商行政管理部门出具的拟办企业名称预先核准通知书,生产地址及注册地址、企业类型、法定代表人或者企业负责人。

4.拟办企业的组织机构图(注明各部门的职责及相互关系、部门负责人)。

5.拟办企业的法定代表人、企业负责人、部门负责人的简历、学历和职称证书;依法经过资格认定的药学及相关专业技术人员、工程技术人员、技术工人登记表,并标明所在部门及岗位;高级、中级、初级技术人员的比例情况表。

6.拟办企业的周边环境图、总平面布置图、仓储平面布置图、质量检验场所平面布置图。

7.拟办企业生产工艺布局平面图(包括更衣室、盥洗间、人流和物流通道、气闸等,并标明人、物流向和空气洁净度等级),空气净化系统的送风、回风、排风平面布置图,工艺设备平面布置图。

8.拟生产的范围、剂型、品种、质量标准及依据。

9.拟生产剂型及品种的工艺流程图,并注明主要质量控制点与项目。

10.空气净化系统、制水系统、主要设备验证概况;生产、检验仪器、仪表、衡器校验情况。

11.主要生产设备及检验仪器目录。

12.拟办企业生产管理、质量管理文件目录。

13.申请人所提交材料真实性的自我保证声明。

(2)经审查符合规定的,予以批准,并自书面批准决定做出之日起10个工作日内核发《药品生产许可证》;不符合规定的,作出不予批准的书面决定,并说明理由。新开办药品生产企业、药品生产企业新建药品生产车间或者新增生产剂型的,应当自取得药品生产证明文件或者经批准正式生产之日起30日内,按照国家食品药品监督管理局的规定向相应的(食品)药品监督管理部门申请《药品生产质量管理规范》认证。

(3)申办人凭《药品生产许可证》到工商行政管理部门办理登记注册。

(三)《药品生产许可证》的管理

1.《药品生产许可证》

《药品生产许可证》分正本和副本,正、副本具有同等法律效力,有效期为5年。《药品生产许可证》由国家药品监督管理局统一印制。

2.记载事项

《药品生产许可证》应当载明许可证编号、企业名称、法定代表人、企业负责人、企业类型、注册地址、生产地址、生产范围、发证机关、发证日期、有效期限等项目。其中由（食品）药品监督管理部门核准的许可事项为：企业负责人、生产范围、生产地址。

企业名称、法定代表人、注册地址、企业类型等项目应当与工商行政管理部门核发的营业执照中载明的相关内容一致。

企业名称应当符合药品生产企业分类管理的原则；生产地址按照药品实际生产地址填写；许可证编号和生产范围按照国家食品药品监督管理局规定的方法和类别填写。

3.变更事项

变更事项分为许可事项变更和登记事项变更。许可事项变更是指企业负责人、生产范围、生产地址的变更；登记事项变更是指企业名称、法定代表人、注册地址、企业类型等项目的变更。

药品生产企业变更《药品生产许可证》许可事项的，应当在原许可事项发生变更 30 日前，向原发证机关提出《药品生产许可证》变更申请，未经批准，不得擅自变更许可事项。变更生产范围或者生产地址的，药品生产企业应当按照申请《药品生产许可证》时报送资料的规定提交涉及变更内容的有关材料，并报经所在地省、自治区、直辖市（食品）药品监督管理部门审查决定。原发证机关应当自收到企业变更申请之日起 15 个工作日内作出是否准予变更的决定。不予变更的，应当书面说明理由。申请人凭变更后的《药品生产许可证》及时到工商行政管理部门依法办理变更登记手续。

药品生产企业变更《药品生产许可证》登记事项的，应当在工商行政管理部门核准变更后 30 日内，向原发证机关申请《药品生产许可证》变更登记。原发证机关应当自收到企业变更申请之日起 15 个工作日内办理变更手续。

《药品生产许可证》变更后，原发证机关应当在《药品生产许可证》副本上记录变更的内容和时间，并按照变更后的内容重新核发《药品生产许可证》正本，收回原《药品生产许可证》正本，变更后的《药品生产许可证》有效期不变。

4.期满换证的规定

《药品生产许可证》有效期届满需要继续生产药品的，持证单位应当在有效期届满前 6 个月，按照国务院药品监督管理部门的规定申请换发《药品生产许可证》。原发证机关结合企业遵守法律法规、《药品生产质量管理规范》和质量体系运行情况，按照药品生产企业开办的程序和要求进行审查，在《药品生产许可证》有效期届满前作出是否准予其换证的决定。符合规定准予换证的，收回原证，换发新证；不符合规定的，作出不予换证的书面决定，并说明理由；逾期未作出决定的，视为同意换证，并予补办相应手续。

5.撤销生产许可证的规定

药品生产企业终止生产药品或者关闭的，《药品生产许可证》由原发证部门缴销，并通知工商行政管理部门。

6.遗失生产许可证的规定

《药品生产许可证》遗失的，药品生产企业应当立即向原发证机关申请补发，并在原发证机关指定的媒体上登载遗失声明。原发证机关在企业登载遗失声明之日起满 1 个月后，按照原核准事项在 10 个工作日内补发《药品生产许可证》。

(四)药品委托生产的管理

药品委托生产必须取得《药品委托生产批件》,其有效期不得超过 2 年,且不得超过该药品注册规定的有效期限。审批部门为国家药品监督管理局或委托生产所在地省、自治区、直辖市(食品)药品监督管理部门。省、自治区、直辖市(食品)药品监督管理部门应当将药品委托生产的批准、备案情况报国家食品药品监督管理局。

1.许可部门

(1)注射剂、生物制品(不含疫苗制品、血液制品)和跨省、自治区、直辖市的药品委托生产申请,由国家食品药品监督管理局负责审批。

(2)除注射剂、生物制品(不含疫苗制品、血液制品)和跨省、自治区、直辖市的药品以外的委托生产申请,由省级食品药品监督管理部门负责审批。

2.委托生产的申请、审批程序

药品生产委托方应向其所在地的省、自治区、直辖市(食品)药品监督管理局提交委托申请及相关材料。本省委托生产的,由委托方所在地省、自治区、直辖市(食品)药品监督管理局在受到申请和相关材料起的 30 个工作日内对受托方进行考核,考核内容包括生产技术人员,厂房、设施、设备等生产条件和能力,以及质检机构、检测设备等质量保证体系。对考核合格者,报国家(食品)药品监督管理局。跨省区委托生产的,则由委托方所在地省、自治区、直辖市(食品)药品监督管理局在受到申请及相关资料起 10 日内签署意见,由受托方所在地省级药品监督管理局对受托方进行考核,受托方所在地的(食品)药品监督管理部门应当自受理之日起 20 个工作日内,按照规定的条件对药品委托生产的申请进行审查,并作出决定,经审查符合规定的,予以批准,并自书面批准决定做出之日起 10 个工作日内向委托方发放《药品委托生产批件》;不符合规定的,书面通知委托方并说明理由。

3.委托方应具备的条件及有关规定

委托方负责委托生产药品的质量和销售。委托方应当对受托方的生产条件、生产技术水平和质量管理状况进行详细考查,应当向受托方提供委托生产药品的技术和质量文件,对生产全过程进行指导和监督。

4.受托方应具备的条件及有关规定

药品委托生产的受托方应当是持有与生产该药品的生产条件相适应的《药品生产质量管理规范》认证证书的药品生产企业。受托方应当按照《药品生产质量管理规范》进行生产,并按照规定保存所有受托生产文件和记录。

5.委托生产药品的规定

委托生产药品的质量标准应当执行国家药品质量标准,其处方、生产工艺、包装规格、标签、使用说明书、批准文号等应当与原批准的内容相同。在委托生产的药品包装、标签和说明书上,应当标明委托方企业名称和注册地址、受托方企业名称和生产地址。《药品委托生产批件》有效期届满需要继续委托生产的,委托方应当在有效期届满 30 日前,按照规定提交有关材料,办理延期手续。委托生产合同终止的,委托方应当及时办理《药品委托生产批件》的注销手续。药品生产企业接受境外制药厂商的委托在中国境内加工药品的,应当在签署委托生产合同后 30 日内向所在地省、自治区、直辖市(食品)药品监督管理部门备案。所加工的药品不得以任何形式在中国境内销售、使用。

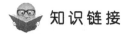 **知识链接**

药品委托生产申报资料

（1）委托方和受托方的《药品生产许可证》、企业法人营业执照复印件；

（2）《药品生产质量管理规范》认证证书复印件；

（3）委托方对受托方生产和质量保证条件的考核情况；

（4）委托方生产药品的批准证明文件复印件，并附质量标准、生产工艺以及包装、标签和使用说明书实样；

（5）委托生产药品拟采用的包装、标签和使用说明书式样及色标；

（6）委托生产合同；

（7）受托方连续三批产品检验报告书；

（8）受托方所在地省、自治区、直辖市（食品）药品监督管理部门对企业技术人员等质量保证体系考核的意见。

6. 委托生产药品的合同

委托生产药品的双方应当签署合同，内容应当包括双方的权利与义务，并具体规定双方在药品委托生产技术、质量控制等方面的权利与义务，且应当符合国家有关药品管理的法律法规。

7. 特殊产品的委托生产

麻醉药品、精神药品、医疗用毒性药品、放射性药品、药品类易制毒化学品的委托生产，按国家有关法律法规规定办理。血液制品、疫苗制品以及国家食品药品监督管理局规定的其他药品不得委托生产。

二、药品生产监督管理

1. 药品生产监督管理的职能部门

国家食品药品监督管理局可以直接对药品生产企业进行监督检查，并对省、自治区、直辖市（食品）药品监督管理部门的监督检查工作及其认证通过的生产企业《药品生产质量管理规范》的实施及认证情况进行监督和抽查。

省、自治区、直辖市（食品）药品监督管理部门负责本行政区域内药品生产企业的监督检查工作，应当建立实施监督检查的运行机制和管理制度，明确设区的市级（食品）药品监督管理机构和县级（食品）药品监督管理机构的监督检查职责。

2. 药品生产监督管理的主要内容

监督检查的主要内容是药品生产企业执行有关法律、法规及实施《药品生产质量管理规范》的情况，监督检查包括《药品生产许可证》换发的现场检查、《药品生产质量管理规范》跟踪检查、日常监督检查等。县级以上地方（食品）药品监督管理部门应当在法律、法规、规章赋予的权限内，建立本行政区域内药品生产企业的监管档案，档案包括药品生产许可、生产监督检查、产品质量监督抽查、不良行为记录和投诉举报等内容。（食品）药品监督管理部门实施监督检查，不得妨碍药品生产企业的正常生产活动，不得索取或者收受药品生产企业的财物，不得谋取其他利益。药品生产企业发生重大药品质量事故的，必须立即报告所在地省、自治区、直辖市（食品）药品监督管理部门和有关部门，省、自治区、直辖市（食品）药品监督管理部门应当在 24 小时内报告国家食品药品监督管理局。监督检查完成后,(食品)药品监督管理部门在《药品生产许可证》副本上载明检查情况。主要记载内容包括:检查结论;生产的药品是否发生重大质量事故,是否有不合格药品受到药品质量公报通告;药品生产企业是否有违法生产行为,及其查处情况。

第三节 《药品生产质量管理规范》

一、《药品生产质量管理规范》概述

1.《药品生产质量管理规范》的产生与发展

《药品生产质量管理规范》英文为 Good Manufacturing Practice(以下简称药品 GMP),是社会发展过程中对药品生产实践经验、教训的总结和人类智慧的结晶。

药品的特殊性使得世界各国政府对药品生产及质量管理都给予了特别的关注,对药品生产进行严格的管理和有关法规的约束,并先后以药典标准作为药品基本的、必须达到的质量标准。这些管理方法与措施的采用,严格和规范了药品生产的出厂质量检验关,使药品质量得到了基本保证。然而,上述管理方式尚处于质量管理发展所经历的三大阶段中的质量检验阶段,未能摆脱"事后把关"的范畴。为促进药品质量管理水平地不断提高,美国率先于 20 世纪 50 年代末开始进行了在药品生产过程中如何有效地控制和保证药品质量的研究,最终坦普尔大学 6 位制药专家提出了药品生产全面质量管理方案。1963 年,美国 FDA 颁布了世界上第一部 GMP。1969 年世界卫生组织(WHO)在第 22 届世界卫生大会上,建议各成员国的药品生产采用 GMP 制度。

我国在 20 世纪 80 年代初期制定了《药品生产管理规范(试行本)》,1988 年由卫生部颁布了《药品生产质量管理规范》,并于 1992 年、1998 年分别进行修订。这两次修订本着质量第一、以预防为主的原则,使药品生产从事后管理转变为事前管理,在生产过程中建立质量保证体系,实行全面质量管理,用科学的方法保证药品质量,确保人民用药安全有效。

最新版的《药品生产质量管理规范(2010 年修订)》历经 5 年修订,两次公开征求意见,于 2010 年 10 月 19 日经卫生部部务会议审议通过,自 2011 年 3 月 1 日起施行。实施新版药品 GMP,是顺应国家战略性新兴产业发展和转变经济发展方式的要求。有利于促进医药行业资源向优势企业集中,淘汰落后生产力;有利于调整医药经济结构,以促进产业升级;有利于培育具有国际竞争力的企业,加快医药产品进入国际市场。

新修订的药品 GMP 主要特点有:①加强了药品生产质量管理体系建设,大幅提高对企业质量管理软件方面的要求;细化了对构建实用、有效质量管理体系的要求,强化药品生产关键环节的控制和管理,以促进企业质量管理水平的提高。②全面强化了从业人员的素质要求,增加了对从事药品生产质量管理人员素质要求的条款和内容,进一步明确职责。③细化了操作规程、生产记录等文件管理规定,增加了指导性和可操作性。④进一步完善了药品安全保障措施,引入了质量风险管理的概念,在原辅料采购、生产工艺变更、操作中的偏差处理、发现问题的调查和纠正、上市后药品质量的监控等方面,增加了供应商审计、变更控制、纠正和预防措施、产品质量回顾分析等新制度和措施,对各个环节可能出现的风险进行管理和控制,主动防范质量事故的发生。

2. **实施 GMP 的意义**

(1)GMP 是制药企业进行质量管理的必备制度,实施 GMP 能有效防止药品污染和差错,并能保证重复生产出安全有效、稳定均一的高质量药品。

(2)实施 GMP 有利于对药品生产质量进行监督管理,为管理部门提供了一套监督检查药品生产质量的标准化依据。

(3)GMP 也是国际贸易的"通行证",是否按照 GMP 要求生产药品已成为药品进入国际市场的先决条件,世界卫生组织的"国际贸易中药品质量签证体制"已规定出口药品生产企业必须按照 GMP 要求进行监督。

二、《药品生产质量管理规范》主要内容

当今世界,按照 GMP 要求进行药品生产及质量管理早已成为必然趋势,尽管不同国家和地区的 GMP 在具体的规定和要求方面各具特色,但基本内容大同小异。我国现行的 GMP(2010 年修订)包括总则、质量管理、机构与人员、厂房与设施、设备、物料与产品、确认与验证、文件管理、生产管理、质量控制与质量保证、委托生产与委托检验、产品发运与召回、自检及附则,共计 14 章 313 条。其主要内容可概括如下。

(一)适用范围

《药品生产质量管理规范》是药品生产和质量管理的基本准则。我国药品制剂生产的全过程及原料药生产中影响成品质量的关键工序均应遵照本规范执行。

(二)总体原则

企业应当建立药品质量管理体系,该体系涵盖影响药品质量的所有因素,包括确保药品质量符合预定用途的有组织、有计划的全部活动。《药品生产质量管理规范》作为质量管理体系的一部分,是药品生产管理和质量控制的基本要求,旨在最大限度地降低药品生产过程中污染、交叉污染以及混淆、差错等风险,确保持续稳定地生产出符合预定用途和注册要求的药品。企业应当严格执行,坚持诚实守信,禁止任何虚假、欺骗行为。

(三)质量管理

企业应当建立符合药品质量管理要求的质量目标,将药品注册的有关安全、有效和质量可控的所有要求,系统地贯彻到药品生产、控制及产品放行、贮存、发运的全过程中,确保所生产的药品符合预定用途和注册要求。企业高层管理人员应当确保实现既定的质量目标,不同层次的人员以及供应商、经销商应当共同参与并承担各自的责任。企业应当配备足够的、符合要求的人员、厂房、设施及设备,为实现质量目标提供必要的条件。

(1)**质量管理基本要求**　制定生产工艺,证明其可持续稳定地生产出符合要求的产品;配备人员、厂房、设备、原辅料、包装材料和标签、工艺和操作规程、贮运条件等所需的资源;制定语言准确、易懂的操作规程,能够按照操作规程正确操作;记录生产全过程,并妥善保存,以便于查阅产品完整的、可追溯的生产历史;建立药品召回系统,确保能够召回任何一批已发运销售的产品;调查导致药品投诉和质量缺陷的原因,并采取措施,防止类似质量缺陷再次发生。

(2)**质量保证体系**　企业必须建立质量保证系统,同时建立完整的文件体系,以保证系统有效运行。应确保:药品的设计、研发、生产管理和质量控制活动体现规范的要求;原辅料和包装材料、中间产品的质量合格;物料在贮存、发运和随后的各种操作过程中有保证药品质量的适当措施。

(3)**质量控制的基本要求**　配备有适当的设施、设备、仪器和经过培训的人员,有效、可靠地完成所有质量控制的相关活动;有批准的操作规程,由经授权的人员按照规定的方法对原辅料、包装材料、中间产品、待包装产品及成品取样;检验方法应当经过验证或确认;物料、中间产品、待包装产品及成品必须按照质量标准进行检查和检验,并有记录;物料和最终包装的成品应当有足够的留样,以备必要的检查或检验。

(4)**质量风险管理**　质量风险管理是在整个产品生命周期中采用前瞻或回顾的方式,对质量风险进行评估、控制、沟通、审核,以保证产品质量的系统过程。

(四)机构与人员

1.企业主要机构

企业应当建立与药品生产相适应的管理机构和独立的质量管理部门,并有组织机构图,质量管理部门的人员不得将职责委托给其他部门的人员。

2.企业关键人员及资质要求

(1)**企业关键人员**　关键人员应当为企业的全职人员,至少应当包括企业责任人、生产管理负责人、质量管理负责人和质量受权人。其中,企业负责人是药品质量的主要责任人,全面负责企业日常管理;生产管理负责人和质量管理负责人不得互相兼任,质量管理负责人和质量受权人可以兼任。

(2)**生产管理负责人**　应当至少具有药学或相关专业本科学历(或中级专业技术职称或执业药师资格),具有至少三年从事药品生产和质量管理的实践经验,其中至少有一年的药品生产管理经验,接受过与所生产产品相关的专业知识培训。

(3)**质量管理负责人**　应当至少具有药学或相关专业本科学历(或中级专业技术职称或执业药师资格),具有至少五年从事药品生产和质量管理的实践经验,其中至少一年的药品质量管理经验,接受过与所生产产品相关的专业知识培训。

(4)**质量受权人**　应当至少具有药学或相关专业本科学历(或中级专业技术职称或执业药师资格),具有至少五年从事药品生产和质量管理的实践经验,从事过药品生产过程控制和质量检验工作,应当具有必要的专业理论知识,并经过与产品放行有关的培训,方能独立履行其职责。企业应当制定操作规程确保质量受权人独立履行职责,不受企业负责人和其他人员的干扰。

3.人员培训

企业应当指定部门或专人负责培训管理工作,所有人员都应当经过培训才能上岗,培训的内容应当与岗位的要求相适应,培训方案或计划应当经生产管理负责人或质量管理负责人审核或批准。定期评估培训的实际效果,培训记录应当予以保存。高风险操作区(如高活性、高毒性、传染性、高致敏性物料的生产区)的工作人员应当接受专门的培训。

4.人员卫生

所有人员都应当接受卫生要求的培训,企业应当建立人员卫生操作规程,最大限度地降低人员对药品生产造成污染的风险。操作规程应当包括与健康、卫生习惯及人员着装相关的内容。直接接触药品的生产人员上岗前应当接受健康检查,以后每年至少进行一次健康检查。体表有伤口、患有传染病或其他可能污染药品疾病的人员应避免从事直接接触药品的生产工作。

进入洁净生产区的人员不得化妆和佩戴饰物。生产区、仓储区应当禁止吸烟和饮食,禁止存放食品、饮料、香烟和个人用药品等非生产用物品。参观人员和未经培训的人员不得进入生产区和质量控制区。操作人员应当避免裸手直接接触药品、与药品直接接触的包装材料和设备表面。

工作服的选材、式样及穿戴方式应当与所从事的工作和空气洁净度级别要求相适应,任何进入生产区的人员均应当按照规定更衣。

(五)厂房与设施

1.总体要求

药品生产的厂房与设施是实施药品 GMP 的先决条件,其选址、设计、布局、建造、改造和维护必须符合药品生产要求,能够最大限度地避免污染、交叉污染、混淆和差错,便于清洁、操作和维护。因此,企业的生产环境应整洁,厂区的地面、路面及运输等不应当对药品的生产造成污染;生产、行政、生活和辅助区的总体布局应当合理,不得互相妨碍;厂区和厂房内的人、物流走向应当合理。

2.生产区设计要求

(1)生产区按照空气洁净度级别不同分为一般生产区和洁净区,厂房应按生产工艺流程及所要求的空气洁净度级别进行合理布局;同一厂房内的生产操作和相邻厂房之间的生产操作不得相互妨碍;洁净室(区)与非洁净室(区)之间,应设有相应的缓冲设施,人、物流走向合理。

(2)洁净室(区)应根据生产要求提供足够的照明,主要工作室的照度应达到 300 勒克斯,对照度有特殊要求的生产部位应设置局部照明,厂房应有应急照明设施;洁净室(区)的温度和相对湿度应与药品生产工艺要求相适应,无特殊要求时,温度应控制在 $18\sim26℃$,相对湿度应控制在 $45\%\sim65\%$。洁净室(区)与室外大气的静压差 $>10Pa$,空气洁净级别不同的相邻房间之间静压差 $>5Pa$,不同洁净区间人、物流必须有缓冲区域。

(3)洁净室(区)的窗户、天棚及进入室内的管道、风口、灯具与墙壁或天棚的连接部位应密封良好,墙壁与地面的交界处应成弧形,以减少灰尘积聚和便于清洁。洁净室(区)的水池、地漏不得对药品产生污染,A 级洁净室(区)内不得设置地漏。

(4)生产区和贮存区应当有足够的空间,确保有序地存放设备、物料、中间产品、待包装产品及成品,避免不同产品或物料的混淆、交叉污染,避免生产或质量控制操作发生遗漏或差错。

(5)各种管道、照明设施、风口和其他公用设施的设计和安装应当避免出现不易清洁的部位,应当尽可能在生产区外部对其进行维护。排水设施应当大小适宜,并安装防止倒灌的装置。应当尽可能避免明沟排水;不可避免时,明沟宜浅,以方便清洁和消毒。

(6)制剂的原辅料称量通常应当在专门设计的称量室内进行。产尘操作间(如干燥物料或产品的取样、称量、混合、包装等操作间)应当保持相对负压或采取专门的措施,防止粉尘扩散、避免交叉污染并便于清洁。

(7)用于药品包装的厂房或区域应当合理设计和布局,以避免混淆或交叉污染。如同一区域内有数条包装线,应当有隔离措施。

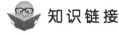 **知识链接**

GMP 附录对药品生产洁净区作出相应的规定

(1)洁净区的设计必须符合相应的洁净度要求,包括达到"静态"和"动态"的标准。

(2)无菌药品生产所需的洁净区可分为以下 4 个级别:

A级：高风险操作区,如灌装区、放置胶塞桶和与无菌制剂直接接触的敞口包装容器的区域及无菌装配或连接操作的区域,应当用单向流操作台(罩)维持该区的环境状态。单向流系统在其工作区域必须均匀送风,风速为 0.36~0.54m/s(指导值)。应当有数据证明单向流的状态并经过验证。在密闭的隔离操作器或手套箱内,可使用较低的风速。

B级：指无菌配制和灌装等高风险操作A级洁净区所处的背景区域。

C级和D级：指无菌药品生产过程中重要程度较低的操作步骤的洁净区。

GMP(2010年修订)中洁净度标准

洁净度级别	悬浮粒子最大允许数/立方米			
	静态		动态	
	≥0.5μm	≥5.0μm	≥0.5μm	≥5.0μm
A级	3520	20	3520	20
B级	3520	29	352000	2900
C级	352000	2900	3520000	29000
D级	3520000	29000	不做规定	不做规定

(3)口服液体和固体制剂、腔道用药(含直肠用药)、表皮外用药品等非无菌制剂生产的暴露工序区域及其直接接触药品的包装材料最终处理的暴露工序区域,应当符合D级洁净区的要求,同时要根据产品的标准和特性对该区域采取适当的微生物监控措施。

3. 仓储区设计要求

仓储区应当有足够的空间,确保有序存放待验、合格、不合格、退货或召回的原辅料、包装材料、中间产品、待包装产品和成品等各类物料和产品。仓储区的设计和建造应当确保良好的仓储条件,并有通风和照明设施。仓储区应当能够满足物料或产品的贮存条件(如温湿度、避光)和安全贮存的要求,并进行检查和监控。接收、发放和发运区域应当能够保护物料、产品免受外界天气(如雨、雪)的影响。接收区的布局和设施应当能够确保到货物料在进入仓储区前可对外包装进行必要的清洁。通常应当有单独的物料取样区。取样区的空气洁净度级别应当与生产要求一致。如在其他区域或采用其他方式取样,应当能够防止污染或交叉污染。

4. 质量控制区

质量控制实验室通常应当与生产区分开,生物检定、微生物和放射性同位素的实验室还应当彼此分开。实验室的设计应当确保其适用于预定的用途,并能够避免混淆和交叉污染,应当有足够的区域用于样品处置、留样和稳定性考察样品的存放以及记录的保存。处理生物样品或放射性样品等特殊物品的实验室应当符合国家的有关要求。实验动物房应当与其他区域严格分开,其设计、建造应当符合国家有关规定,并设有独立的空气处理设施以及动物的专用通道。

 知识链接

特殊药品的厂房设计要求

(1)生产青霉素等高致敏性药品的要求：厂房为独立的建筑物；独立的设施、空气净化系统;产品暴露操作间应保持相对负压;排出室外的废气、废物和废水的净化处理设施及验证;检查室排风口应远离其他空气净化系统进风口。

(2)β-内酰胺结构类药品的要求:应与其他类药品生产区域严格分开,如系多楼层的建筑,在同一生产层面与其他一般品种的生产线不得共用物料通道、人员通道、包装线等,防止产生交叉污染;独立的空气净化系统和专用设备。

(3)避孕药品生产厂房与其他药品生产厂房应分开,应装有独立的专用空气净化系统。生产性激素类避孕药品的空气净化系统的气体排放应经净化处理。

(4)生产某些激素类、细胞毒性类、高活性化学药品应当使用专用设施(如独立的空气净化系统)和设备;特殊情况下,如采取特别防护措施并经过必要的验证,上述药品制剂则可通过阶段性生产方式共用同一生产设施和设备。

(5)生产用菌毒种与非生产用菌毒种、生产用细胞与非生产用细胞、强毒与弱毒、死毒与活毒、脱毒前与脱毒后的制品和活疫苗与灭活疫苗、人血液制品、预防制品等的加工或灌装不得同时在同一生产厂房内进行。

(6)各类生物制品生产过程中涉及高危致病因子的操作,其空气净化系统等设施应符合特殊要求。在生产过程中使用某些特定活生物体阶段的设备应专用,且在隔离或封闭系统内进行。

(7)中药材的前处理、提取、浓缩和动物脏器、组织的洗涤或处理等生产操作应与其制剂生产严格分开;中药材的筛选、切制、粉碎等生产操作的厂房应安装捕尘设施。

(六)设备

设备的设计、选型、安装、改造和维护必须符合预定用途,尽可能降低产生污染、交叉污染、混淆和差错的风险,便于操作、清洁、维护,以及必要时进行的消毒或灭菌。应当建立设备使用、清洁、维护和维修的操作规程。保存设备采购、安装、确认的文件和有关的操作记录。

1.设计和安装

(1)设备的设计与安装应符合药品生产及工艺的要求,安全、稳定、可靠,易于清洗、消毒或灭菌,便于生产操作和维修保养,并能防止差错和交叉污染。

(2)设备的材质选择应严格控制。生产设备的材质不得对药品质量产生任何不利影响。与药品直接接触的生产设备表面应当平整、光洁、易清洗或消毒、耐腐蚀,不得与药品发生化学反应、吸附药品或向药品中释放物质。应当配备有适当量程和精度的衡器、量具、仪器及仪表。

2.维护和维修

(1)应当制定设备的预防性维护计划和操作规程,设备的维护和维修应当有相应的记录。设备的维护和维修不得影响产品质量。经改造或重大维修的设备应当进行再确认,符合要求后方可用于生产。

(2)设备所用的润滑剂、冷却剂等不得对药品或容器造成污染,应当尽可能使用食用级或级别相当的润滑剂。

3.使用和清洁

(1)主要生产和检验设备都应当有明确的清洁操作规程,规定具体而完整的清洁方法、清洁用设备或工具、清洁剂的名称和配制方法、去除前一批次标志的方法、保护已清洁设备在使用前免受污染的方法、已清洁设备最长的保存时限、使用前检查设备清洁状况的方法,使操作者能以可重现的、有效的方式对各类设备进行清洁。如需拆装设备,应当规定设备拆装的顺序和方法;如需对设备消毒或灭菌,还应当规定消毒或灭菌的具体方法、消毒剂的名称和配制方法。必要时,还应当规定设备生产结束至清洁前所允许的最长间隔时限。

(2)用于药品生产或检验的设备和仪器,应当有使用日志,记录内容包括使用、清洁、维护和维修情况以及日期、时间、所生产及检验的药品名称、规格和批号等。还应有明显的状态标志,标明设备编号和内容物(如名称、规格、批号);没有内容物的应当标明清洁状态。

4. 校准

应当按照操作规程和校准计划定期对生产和检验用衡器、量具、仪表、记录和控制设备以及仪器进行校准和检查,并保存相关记录。校准的量程范围应当涵盖实际生产和检验的使用范围。

(七)物料与产品

(1)应由称职的并经过培训的人员从事物料采购、储存、发放的操作和管理。所有物料和产品的处理,如接收、待验、取样、储存及发运均应按照操作规程或工艺规程执行并有记录。

(2)物料的购入、接收规定:物料必须从质量管理部门批准的供应商处采购,应尽可能直接向生产商购买。应有原辅料、与药品直接接触的包装材料和印刷包装材料接收的操作规程,所有到货物料均应检查,以确保与订单一致,并来自于质量管理部门批准的供应商处,且有供应商的检验报告。

(3)物料的储存规定:仓储区内的原辅料应有适当的标志,应至少标明下述内容:指定的物料名称和企业内部的物料代码、企业接收时设定的批号、物料状态(如待验、合格、不合格、已取样)、有效期或复验日期。应有适当的操作规程或措施,确保每一包装内的原辅料正确无误。麻醉药品、精神药品、毒性药品(包括药材)、放射性药品及易燃、易爆和其他危险品的验收、储存、管理应严格执行国家有关规定。每次收货时,应检查容器外包装的完整性和密封性,且交货单与供应商标签的内容一致。

(4)药品包装材料的管理:与药品直接接触的包装材料和印刷包装材料的采购、管理和控制要求与原辅料相同;包装材料应由专人按照操作规程发放;应有印刷包装材料设计、审核、批准的操作规程。企业应确保印刷包装材料与药品监督管理部门批准的内容、式样、文字相一致,并建立专门的文档,保存经签名批准的印刷包装材料原版实样。

(5)不合格的物料、中间产品、待包装产品和成品的每个包装容器上均应有清晰醒目的标志,并存放在足够安全的、单独的控制区内。

(6)企业应建立药品退货的操作规程,并有相应的记录,内容应至少包括:品名、生产批号、规格、数量、退货单位及地址、退货原因及日期、最终处理意见。不符合储存和运输要求的退货产品应在质量管理部门监督下予以销毁。

(7)麻醉药品、精神药品、医疗用毒性药品(包括药材)、放射性药品、药品类易制毒化学品及易燃、易爆和其他危险品的验收、贮存、管理应当执行国家有关规定。

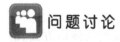 **问题讨论**

用皮革废料做药用胶囊

药监管理部门在对某药厂例行检查时发现有一批胶囊材料外观可疑,于是立即抽取了一部分样品带回检测,检测结果为该批胶囊材料不符合药用要求。药监部门随即对该药厂展开调查,经过调查方知制作该批胶囊的原材料竟是从市场上购买的皮革废料。

问题与讨论:以上材料中药品生产企业购买低质、劣质胶囊是否妥当? 为什么?

(八)确认与验证

企业应当确定需要进行的确认或验证工作,以证明有关操作的关键要素能够得到有效控制。确认或验证的范围和程度应当经过风险评估来确定。企业的厂房、设施、设备和检验仪器应当经过确认,应当采用经过验证的生产工艺、操作规程和检验方法进行生产、操作和检验,并保持持续的验证状态。当影响产品质量的主要因素,如原辅料、与药品直接接触的包装材料、生产设备、生产环境(或厂房)、生产工艺、检验方法等发生变更时,应当进行确认或验证。必要时,还应当经药品监督管理部门批准。清洁方法应当经过验证,证实其清洁的效果,以有效防止污染和交叉污染。清洁验证应当综合考虑设备使用情况、所使用的清洁剂和消毒剂、取样方法和位置以及相应的取样回收率、残留物的性质和限度、残留物检验方法的灵敏度等因素。

(九)文件管理

文件是质量保证系统的基本要素。药品生产企业应有产品生产管理文件(主要有生产工艺规程、岗位操作法或标准操作规程、批生产记录)和产品质量管理文件(主要有药品的申请与审批文件,物料、中间产品和成品质量标准及其检验操作规程,产品质量稳定性考察,批检验记录);应有厂房、设施和设备的使用、维护、保养、检修等制度和记录;应有物料验收、生产操作、检验、发放、成品销售和用户投诉等制度和记录;应有不合格品管理、物料退库和报废、紧急情况处理等制度和记录;应有环境、厂房、设备、人员等卫生管理制度和记录;以及药品生产质量管理规范和专业技术培训等制度和记录。同时要求各种文件的制定、审查和批准的责任应明确,并有责任人签名。

企业应当建立文件管理的操作规程,系统地设计、制定、审核、批准和发放文件,与本规范有关的文件应当经质量管理部门的审核。文件的内容应当与药品生产许可、药品注册等相关要求一致,并有助于追溯每批产品的历史情况。文件应当定期审核、修订;文件修订后,应当按照规定管理,防止旧版文件的误用。分发、使用的文件应当为批准的现行文本,已撤销的或旧版文件除留档备查外,不得在工作现场出现。记录应当保持清洁,不得撕毁和任意涂改。记录填写的任何更改都应当签注姓名和日期,并使原有信息仍清晰可辨,必要时,应当说明更改的理由。记录如需重新誊写,则原有记录不得销毁,应当作为重新誊写记录的附件保存。每批药品应当有批记录,包括批生产记录、批包装记录、批检验记录和药品放行审核记录等与本批产品有关的记录。批记录应当由质量管理部门负责管理,保存至药品有效期后一年,不少于三年。质量标准、工艺规程、操作规程、稳定性考察、确认、验证、变更等其他重要文件应当长期保存。

(十)生产管理

生产管理包括生产操作的管理和生产文件的管理。

生产开始前应当进行检查,确保设备和工作场所没有上批遗留的产品、文件或与本批产品生产无关的物料,设备处于已清洁及待用状态,检查应当有记录。生产操作前,还应当核对物料或中间产品的名称、代码、批号和标志,确保生产所用物料或中间产品正确且符合要求。包装开始前应当进行检查,确保工作场所、包装生产线、印刷机及其他设备已处于清洁或待用状态,无上批遗留的产品、文件或与本批产品包装无关的物料。

工艺用水应符合质量标准,并定期检验、记录。

不得在同一生产操作间同时进行不同品种和规格药品的生产操作,应防止生产过程中物料及产品所产生的气体、蒸气等引起的交叉污染。

每批产品应进行物料平衡检查,以确认无潜在质量事故;每批药品的每一生产阶段完成后必须清场,并填写清场记录(归入批生产记录)。

应当建立编制药品批号和确定生产日期的操作规程。每批药品均应当编制唯一的批号。除另有法定要求外,生产日期不得迟于产品成型或灌装(封)前经最后混合的操作开始日期,不得以产品包装日期作为生产日期。

(十一)质量控制与质量保证

(1)物料、中间体使用和产品放行 应当分别建立物料、中间体和产品的质量控制标准和检验操作规程,明确批准放行的标准、职责,并有相应的记录。

(2)持续稳定性考察 主要针对市售包装药品,但也需兼顾待包装产品。例如,当待包装产品在完成包装前,或从生产厂运输到包装厂,还需要长期贮存时,应当在相应的环境条件下,评估其对包装后产品稳定性的影响。此外,还应当考虑对贮存时间较长的中间产品进行考察。

(3)产品质量回顾分析 应当按照操作规程,每年对所有生产的药品按品种进行产品质量回顾分析,以确认工艺稳定可靠,以及原辅料、成品现行质量标准的适用性,及时发现不良趋势,确定产品及工艺改进的方向。应当考虑以往回顾分析的历史数据,还应当对产品质量回顾分析的有效性进行自检。如有合理的科学依据时,可按照产品的剂型分类进行质量回顾,如固体制剂、液体制剂和无菌制剂等。

(4)投诉与不良反应报告 应当建立药品不良反应报告和监测管理制度,设立专门机构并配备专职人员负责管理。应当主动收集药品不良反应,对不良反应应当详细记录、评价、调查和处理,及时采取措施控制可能存在的风险,并按照要求向药品监督管理部门报告。

(十二)委托生产与委托检验

为确保委托生产产品的质量和委托检验的准确性和可靠性,委托方和受托方必须签订书面合同,明确规定各方责任、委托生产或委托检验的内容及相关的技术事项。委托生产或委托检验的所有活动,包括在技术或其他方面拟采取的任何变更,均应当符合药品生产许可和注册的有关要求。

(十三)产品发运与召回

每批产品均应当有发运记录(记录保存时间),根据发运记录,应当能够追查每批产品的销售情况,必要时应当能够及时全部追回。发运记录内容应当包括:产品名称、规格、批号、数量、收货单位和地址、联系方式、发货日期、运输方式等。药品发运的零头包装只限两个批号为一个合箱,合箱外应当标明全部批号,并建立合箱记录。企业应当建立产品召回系统,必要时可迅速、有效地从市场召回任何一批存在安全隐患的产品。

(十四)自检

自检应当有计划、有记录,对机构与人员、厂房与设施、设备、物料与产品、确认与验证、文件管理、生产管理、质量控制与质量保证、委托生产与委托检验、产品发运与召回等项目定期进行检查。自检完成后应当有自检报告,内容至少包括自检过程中观察到的所有情况、评价的结论以及提出纠正和预防措施的建议。自检情况应当报告企业高层管理人员。

三、《药品生产质量管理规范》认证

药品 GMP 认证是药品监督管理部门依法对药品生产企业药品生产质量管理进行监督检

查的一种手段,是对药品生产企业实施药品 GMP 情况的检查和评价,并决定是否发给认证证书的监督管理过程。该认证不但可使企业药品质量显著提高,药品的安全、有效性得到保障,同时还培育了大批技术工人和生产管理人员,使其生产观念、工作方式、行为准则符合 GMP 的管理理念。但企业通过 GMP 认证后,仍要在员工的教育培训,药品生产验证的规范,原辅料、包装材料、生产现场的管理和自检工作方面需要继续加强。

为促进药品生产企业实施 GMP,保证药品质量,确保人民用药安全有效,我国于 1995 年 10 月 1 日起对药品实行 GMP 认证制度。我国现行的《药品生产质量管理规范认证管理办法》于 2011 年 8 月 2 日颁发,自发布之日起施行。其内容包括总则、申请、受理与审查、现场检查、审批与发证、跟踪检查、《药品 GMP 证书》管理及附则,共计 7 章 40 条。有关药品 GMP 认证管理的主要内容如下:

1. 监管部门

药品 GMP 认证实行国家与省两级认证制度。负责药品 GMP 认证工作的药品认证检查机构应建立和完善质量管理体系,确保药品 GMP 认证工作质量。

(1)国家药品监督管理部门在认证中的职责 ①国家食品药品监督管理局主管全国药品 GMP 认证管理工作;②负责注射剂、放射性药品、生物制品等药品 GMP 认证和跟踪检查工作;③负责进口药品 GMP 境外检查和国家或地区间药品 GMP 检查的协调工作;④统一组织全国 GMP 认证管理工作;负责药品 GMP 的制定、修订以及药品 GMP 认证检查评定标准的制定、修订工作;⑤国家食品药品监督管理局负责对药品认证检查机构质量管理体系进行评估。

(2)省、自治区、直辖市药品监督管理局在认证中的职责 ①省级药品监督管理部门负责本辖区内除注射剂、放射性药品、生物制品以外其他药品 GMP 认证和跟踪检查工作以及国家食品药品监督管理局委托开展的药品 GMP 检查工作;②省级以上药品监督管理部门设立的药品认证检查机构承担药品 GMP 认证申请的技术审查、现场检查、结果评定等工作;③省、自治区、直辖市药品监督管理局负责药品生产企业的日常监督管理。

2. 申请、受理与审查

新开办药品生产企业或药品生产企业新增生产范围、改建、扩建车间或生产线的,应当按照《药品管理法实施条例》的规定申请药品 GMP 认证。已取得《药品 GMP 证书》的药品生产企业应在证书有效期届满前 6 个月,重新申请药品 GMP 认证。申请药品 GMP 认证的生产企业,应按规定填写《药品 GMP 认证申请书》,并报送相关资料。属于国家食品药品监督管理局认证范围的,企业经省、自治区、直辖市药品监督管理部门出具日常监督管理情况的审核意见后,将申请资料报国家食品药品监督管理局。属于省、自治区、直辖市药品监督管理部门认证范围的,企业将申请资料报省、自治区、直辖市药品监督管理部门。省级以上药品监督管理部门对药品 GMP 申请书及相关资料进行形式审查,申请材料齐全、符合法定形式的予以受理;未按规定提交申请资料的,以及申请资料不齐全或者不符合法定形式的,当场或者在 5 日内一次性书面告知申请人需要补正的内容。药品认证检查机构应在自受理之日起 20 个工作日内对申请资料进行技术审查,需要补充资料的,应当书面通知申请企业。申请企业应按通知要求,在规定时限内完成补充资料,逾期未报的,其认证申请予以终止。

申请 GMP 认证须报送的资料如下:

◆ 企业名称、注册地址、生产地址、邮政编码、联系人、传真、联系电话(包括出现严重药害事件或召回事件的 24 小时联系人、联系电话)。

♦ 简述企业获得(食品)药品监督管理部门批准的生产活动,包括进口分包装、出口以及获得国外许可的药品信息。

♦ 营业执照、药品生产许可证,涉及出口的需附上境外机构颁发的相关证明文件的复印件。

♦ 获得批准文号的所有品种(可分不同地址的厂区来填写,并注明是否常年生产,近三年的产量列表作为附件)。

♦ 生产地址是否有处理高毒性、性激素类药物等高活性、高致敏性物料的操作,如有,应当列出,并应在附件中予以标注。

♦ 列出本次申请药品 GMP 认证的生产线、生产剂型、品种并附相关产品的注册批准文件的复印件;本次申请认证剂型及品种的工艺流程图,并注明主要质量控制点与项目。

♦ 最近一次(食品)药品监督管理部门对该生产线的检查情况(包括检查日期、检查结果、缺陷及整改情况,并附相关的药品 GMP 证书);如该生产线经过境外的药品 GMP 检查,需一并提供其检查情况。

♦ 质量管理体系的相关管理责任,包括高层管理者、质量管理负责人、质量受权人和质量保证部门的职责;

♦ 简要描述质量管理体系的要素,如组织机构、主要程序、过程等。

♦ 成品放行程序的总体描述以及负责放行人员的基本情况(资历等)。

概述供应商管理的要求,以及在评估、考核中使用到的质量风险管理方法;

♦ 简述企业的质量风险管理方针,质量风险管理活动的范围和重点,以及在质量风险管理体系下进行风险识别、评价、控制、沟通及审核的过程。

♦ 企业进行年度产品质量回顾分析的情况以及考察的重点。

♦ 质量保证、生产和质量控制的组织机构图(包括高层管理者),以及质量保证、生产和质量控制部门各自的组织机构图。

♦ 企业关键人员及从事质量保证、生产、质量控制主要技术人员的资历;质量保证、生产、质量控制、贮存和发运等各部门的员工数。

♦ 简要描述拟建厂房的建成和使用时间、类型(包括结构以及内外表面的材质等)及场地的面积。

♦ 厂区总平面布局图、生产区域的平面布局图和流向图,标明比例。应当标注出房间的洁净级别、相邻房间的压差,并且能指示房间所进行的生产活动。

♦ 简要描述申请认证范围所有生产线的布局情况;仓库、贮存区域以及特殊贮存条件进行简要描述。

♦ 空调净化系统的工作原理、设计标准和运行情况,如进风、温度、湿度、压差、换气次数、回风利用率等。

♦ 水系统的工作原理、设计标准和运行情况及示意图。

♦ 列出生产和检验用主要仪器、设备。

♦ 简述清洗、消毒与药品直接接触设备表面使用的方法及验证情况。

♦ 简述与药品生产质量相关的关键计算机化系统的设计、使用及验证情况。

♦ 描述企业的文件系统;简要描述文件的起草、修订、批准、发放、控制和存档系统。

◆ 所生产的产品情况综述(简述)。

◆ 原辅料、包装材料、半成品、成品、不合格物料和产品的处理,如取样、待检、放行和贮存。

◆ 描述企业质量控制实验室所进行的所有活动,包括检验标准、方法、验证等情况。

◆ 简要描述产品在运输过程中所需的控制,如温度/湿度控制;确保产品可追踪性的方法。

◆ 简要描述处理投诉和召回的程序。

◆ 简要描述自检系统,重点说明计划检查中的区域选择标准,自检的实施和整改情况。

3. 现场检查

技术审查符合要求的,实施现场检查。现场检查实行组长负责制,检查组一般由不少于 3 名药品 GMP 检查员组成,从药品 GMP 检查员库中随机选取,并应遵循回避原则。药品认证检查机构应在现场检查前通知申请企业,现场检查时间一般为 3~5 天。检查组应严格按照现场检查方案实施检查,检查员应如实做好检查记录。检查方案如需变更的,应报经派出检查组的药品认证检查机构批准。现场检查结束后,检查组应对现场检查情况进行分析汇总,并客观、公平、公正地对检查中发现的缺陷进行风险评定。现场检查工作完成后,检查组应根据现场检查情况,结合风险评估原则提出评定建议。现场检查报告应附检查员记录及相关资料,并由检查组成员签字。检查组应在检查工作结束后 10 个工作日内,将现场检查报告、检查员记录及相关资料报送药品认证检查机构。

4. 审批与发证

药品认证检查机构可结合企业整改情况在 40 个工作日内现场对检查报告进行综合评定,必要时,可对企业整改情况进行现场核查。完成综合评定后,应将评定结果予以公示,公示期为 10 个工作日。对公示内容无异议或对异议已有调查结果的,药品认证检查机构应将检查结果报同级药品监督管理部门,由药品监督管理部门进行审批。经药品监督管理部门审批,符合药品 GMP 要求的,向申请企业发放《药品 GMP 证书》;不符合药品 GMP 要求的,认证检查不予通过,药品监督管理部门以《药品 GMP 认证审批意见》方式通知申请企业。

5. 跟踪检查

药品监督管理部门应对持有《药品 GMP 证书》的药品生产企业组织进行跟踪检查。《药品 GMP 证书》有效期内至少进行一次跟踪检查。药品监督管理部门负责组织药品 GMP 跟踪检查工作;药品认证检查机构负责制订检查计划和方案,确定跟踪检查的内容及方式,并对检查结果进行评定。国家食品药品监督管理局药品认证检查机构负责组织或委托省级药品监督管理部门药品认证检查机构对注射剂、放射性药品、生物制品等进行跟踪检查。

6.《药品 GMP 证书》管理

《药品 GMP 证书》由国家药品监督管理局统一印制,有效期为 5 年。《药品 GMP 证书》载明的内容应与企业药品生产许可证明文件所载明的相关内容一致。在有效期内,与质量管理体系相关的组织结构、关键人员等如发生变化,企业应自发生变化之日起 30 日内,按照有关规定向原发证机关进行备案。其变更后的组织结构和关键人员等应能够保证质量管理体系有效运行并符合要求。原发证机关应对企业备案情况进行审查,必要时应进行现场核查。如经审查不符合要求的,原发证机关应要求企业限期改正。药品生产企业《药品 GMP 证书》遗失或损毁的,应在相关媒体上登载声明,并可向原发证机关申请补发。原发证机关受理补发《药品 GMP 证书》申请后,应在 10 个工作日内按照原核准事项补发,补发的《药品 GMP 证书》编号、有效期截止日与原《药品 GMP 证书》相同。《药品 GMP 证书》的收(发)回、补发、注销等管理情况,由原发证机关在其网站上发布相关信息。省级药品监督管理部门应将信息上传至国家食品药品监督管理局网站。

 学习小结

本章着重介绍了药品生产和药品生产企业的概念和特点,制药工业目前在国际药品市场中的地位,药品生产许可证管理,生产监督和药品生产质量管理规范及其认证等方面的内容,重点是药品生产质量管理规范,难点是药品 GMP 认证。

通过本章的学习,初步掌握我国实行药品生产质量管理规范的精髓,能运用本章知识解决申报资料的形式准备、申报材料的递交部门等基本知识。在学习本章时要注重理论与实践相结合,通过查阅相关的专业网站、实际参观药厂等形式领悟相关的理论知识。

 目标检测

一、A 型题(单项选择题)

1. 药品生产和质量管理的基本准则是( )

A. 对产品质量负全部责任

B. 药品生产质量管理规范

C. 定期对其生产和质量管理进行全面检查

D. 主动接受卫生行政部门对药品质量的监督检查

E. 对用户提出的药品质量的意见和使用中出现的药品不良反应应详细记录和调查处理

2. 药品生产企业的生产人员,应当建立健康档案,以下正确的是( )

A. 1 年体检 1 次

B. 2 年体检 1 次

C. 每年至少体检 1 次

D. 每年至少体检 2 次

E. 轮流抽检,至少 2 年轮 1 次

3. 药品生产企业 GMP 的文件管理系统包括( )

A. 制度和记录

B. 标准和记录

C. 工作标准和原始记录

D. 技术标准和工作标准

E. 标准和制度

4. GMP 规定,必须使用独立的厂房和设施,分装室应保持相对负压的药品是( )

A. 普通药品

B. 青霉素类等高致敏药品

C. 毒性药品

D. 放射性药品

E. 一般生化类药物

5. 药品监督管理部门在进行监督检查时应( )

A. 如实记录现场检查情况

B. 把检查结果以书面形式告知被检单位

C. 如实记录调研检查情况并形成文件

D. 把检查的各方面情况汇总通知被检查单位

E. 如实记录现场检查情况,检查结果以书面形式告知被检查单位

6. 药品生产企业的生产和质量管理部门的负责人应具有( )

A. 医药或相关专业大专以上学历

B. 受过中等专业教育或具有相当学历

C. 受过成人高等教育

D. 受过成人中等教育

E. 受过中等教育或具有相当学历

二、B型题(配伍项选择题)

[7~9题]

A. 药品生产企业变更《药品生产许可证》许可事项的

B. 药品生产企业增加生产范围或变更生产地址的

C. 变更企业名称、法定代表人、注册地址、企业类型等事项的

D. 国务院药品监督管理部门

E. 省级药品监督管理部门

7. 应在工商部门核准变更后 30 日内,向原发证机关申请变更登记,原发证机关在 15 个工作日内作出是否同意变更的决定( )

8. 在变更前 30 日,向原发证机关申请变更登记,原发证机关在 15 个工作日内作出是否同意变更的决定( )

9. 应按申请筹建验收办理,提交筹建验收申请所需的资料( )

[10~13题]

A. 药品委托生产的委托方

B. 药品委托生产的受托方

C. 监督检查

D. 药品委托生产批件

E.《药品生产许可证》

10.《药品生产许可证》换发或年检实施的现场检查,药品 GMP 跟踪检查,日常监督检查是( )

11. 应取得该药品批准文号的药品生产企业是( )

12. 应持有与生产该药品相符的《药品生产许可证》和《药品 GMP 证书》,且具有与生产该药品相适应的生产与质量保证条件的是( )

13. 省级药品监督管理局在核发、变更、年检、换发、缴销、补发等办理完 30 个工作日内报国家药品监督管理局的是( )

三、X型题(多项选择题)

14. 开办药品生产企业筹建完申请验收应提交的资料是( )

A. 拟办企业的组织机构图

B. 拟办企业的周边环境图及仓储、质检场所等各方面的平面图

C. 拟生产的范围、剂型、品种、质量标准及依据

D. 主要生产设备及检验仪器目录

E. 拟办企业生产管理、质量管理文件目录

15. 国家药品监督管理局对通过认证的药品生产企业实施（　　）

A. 药品 GMP 跟踪检查

B. 药品 GMP 的抽验

C. 对经省级药品监督管理局认证通过的生产企业药品 GMP 的认证进行监督抽查

D. 对经省级药品监督管理局认证通过的生产企业的药品进行抽查

E. 对经省级药品监督管理局认证通过的生产企业药品 GMP 的实施进行监督抽查

16. 《药品生产质量管理规范》要求厂房进行合理布局的依据是（　　）

A. 周围环境

B. 所要求的空气洁净级别

C. 生产工艺流程

D. 照明度

E. 厂长（经理）的工作经验

17. 不得委托生产的药品有（　　）

A. 注射剂

B. 放射性药品

C. 特殊管理药品

D. 血液制品

E. 疫苗制品

四、简答题

1. 什么是药品生产管理？

2. 开办药品生产企业的条件有哪些？

3. 实施药品 GMP 的意义是什么？

第七章 药品经营管理

学习目标

【掌握】《药品经营质量管理规范》的基本内容;《药品流通监督管理办法》的主要内容。

【熟悉】药品经营与药品经营企业;药品经营中价格管理与广告管理的内容;GSP 认证的相关知识;互联网药品交易服务管理的相关规定。

【了解】我国药品流通行业的概况;药品经营活动的主要环节;我国药品经营质量管理的进展与发展趋势;药品电子商务的一般常识。

第一节 药品经营概述

一、药品经营

药品经营是指药品从生产者转移到消费者的全过程,药品经营企业是专门从事药品经营活动的经济主体,其药品经营行为与药品消费者的生命健康密切相关,从事药品经营活动的准入条件更是需要通过立法予以确定。《药品管理法》等药事法律、法规和规章对我国现行的药品经营许可准入制度做出了明确规定。

(一)我国药品经营立法沿革

药品经营许可准入制度是指有关国家和政府准许公民和法人进入医药市场,从事药品经营活动的条件和程序规则的各种制度和规范的总称,其对影响药品经营质量关键性环节的管理和控制进行了必要的规定。我国药品市场准入法律制度经历了三个阶段。

1.初始阶段

新中国成立后至 20 世纪 70 年代。在计划经济体制下,医药流通体制基本上是集中统一管理模式,国家对药品分配实行宏观调控。但在这段时期,实行政企不分的药品生产经营计划管理,药品经营许可制度尚未形成。

2.形成阶段

20 世纪 70 至 90 年代是我国药品经营许可准入制度的形成阶段。1984 年《药品管理法》及其实施办法的颁行,标志着现代意义上的药品经营许可准入法律制度在我国得以确立。另一方面,1984 年 4 月 13 日,原国家医药管理局颁布了《医药商品质量管理规范(试行)》,确立了我国药品经营企业的 GSP 制度。

3.完善阶段

(1)20 世纪 90 年代初至 1998 年 随着 1984 年《药品管理法》实施及《药品管理法实施办

法》颁布实行,我国药品流通领域不断发展变化,为加强药品经营质量的管理,国务院陆续下发了一系列法规、文件,规范药品流通市场,对开办药品经营企业的条件不断补充提高,并进一步完善了发证制度,明确规定了发证部门、发证程序及管理办法,形成了《药品经营企业合格证》、《药品经营企业许可证》和《营业执照》的"两证一照"药品经营许可准入制度。

(2)1998年至今　1998年以前,全国医药市场监管分工是由国家卫生部主管全国药品监督管理工作,国家医药管理局主管化学药品的生产经营管理工作,国家中医药管理局主管中药的生产经营管理工作,职能交叉,多头管理,权责不清。1998年我国药政机构改革,由国家药品监督管理局主管全国药品经营许可的监督管理工作。1999年8月12日,国家药品监督管理局下发《关于换发＜药品经营企业许可证＞工作安排的通知》(国药管办[1999]242号),规定"启用新版《药品经营企业许可证》,取代原国家医药管理局、国家中药管理局、卫生部及内贸部门印制的《药品经营企业合格证》、《药品经营企业许可证》",将"两证一照"药品经营许可制改为"一证一照"药品经营许可制。2000年2月28日,中华人民共和国第九届全国人民代表大会常务委员会第二十次会议修订通过了《中华人民共和国药品管理法》,并自2001年12月1日起施行。该次修订进一步完善了"一证一照"药品经营许可制度,明确规定《药品经营许可证》是企业合法经营药品的唯一凭证,同时,其将药品经营企业GSP认证正式纳入法律法规,第一次以"法"的形式固定下来,具有了强制性。2004年4月1日,国家食品药品监督管理局发布《药品经营许可证管理办法》,对法律、法规的规定进行细化、补充和完善,进一步细化了对药品经营许可证的管理。药品经营许可准入制度和GSP相辅相成,进一步完善了药品经营企业设立审批等规定,使我国药品经营许可、市场准入法律制度趋于完善,更符合社会主义市场经济体制的要求和WTO规则,标志着我国药品经营许可准入法律制度进入了崭新阶段。

(二)药品经营的特点

药品是特殊商品,药品经营除具有一般商品经营的共性外,还有其自身的特点。

1. 经营的责任重大

药品是直接关系到人生命安危的特殊商品,经营企业担负着治病救人的重任。俗话说"好药治病,劣药致命",经营企业必须树立质量第一的思想,遵守职业道德,以保证人民用药安全。

2. 质量要求严,管理规范化

药品的真伪和内在质量的优劣,人用肉眼是很难分辨的。只有配备相应的仪器并按规定的检测方法,才能检测出来,并且药品质量易受外部条件变化的影响。为此,国家颁布了《药品经营质量管理规范》,药品经营企业必须依法按照《药品经营质量管理规范》经营药品。

3. 品种多、数量大,产品更新快

随着医药事业地发展,药品种类越来越多,为人们防病治病提供了便利的条件。但在这个多品种的集散过程中,出现差错、影响质量的可能性也随之增大。

4. 经营专业性强,人员素质要求高

经营者应有高度的责任心,有一定的药品知识和经营管理能力。坚持问病卖药,为消费者服务。

5. 需求弹性小,市场随机因素多

用药者购买药品主要从需要的角度考虑,一般不会根据所需药品价格高低决定。经营企业应搞好市场调查和预测,有计划地采购和经营。遇到灾情、疫情等突发事件,供应要及时。还需加强计划调节,注意留有一定的储备。

(三)药品经营管理的含义

药品经营管理是指有关组织和人员依照药事管理的法律法规,从采购、储存到销售使用药品各环节的管理活动。其目的是保证药品的质量,使进入流通领域的药品保持其原有的安全性、有效性和稳定性,满足人民防病治病的需求,保护消费者用药的合法权益。

根据药品经营环节的特点,加强药品经营管理,有利于保证药品质量;有利于督促企业完善质量管理制度,提高管理水平;有利于帮助企业发现经营中存在的问题,制定相应的措施并及时解决;有利于及时发现经营假劣药等违法行为,并依法处理,防止假劣药进入流通环节。加强药品经营管理,对保障人民用药安全有效具有重要意义。

药品经营企业必须依照国家的法律法规经营药品,违反有关规定的,由药品监督管理部门、工商行政管理部门等机关依法处理。

二、药品经营企业

药品经营企业是指经营药品的专营企业和兼营企业,包括药品批发企业和药品零售企业(含药品零售连锁企业)。我国的药品售卖实行行政许可制度,即凡是从事药品经营者,必须取得《药品经营许可证》。许可证规定药品经营的方式和范围。经营方式是指药品批发和药品零售。经营范围是指药品监督管理部门核准经营药品的品种类别。批发企业一般可经营中药材、中药饮片、中成药、化学原料药及其制剂、抗生素、生化药品、生物制品等。药品零售企业一般可经营处方药、非处方药两个类别,经营范围包括中药饮片、中成药、化学药制剂、抗生素制剂、生化药品、生物制品(除疫苗)等。药品经营企业必须依照《药品管理法》等法律法规的规定售卖药品。

 知识链接

药品批发业务对销售人员的要求

(1)药品销售人员应正确介绍药品,不得虚假夸大和误导消费者。

(2)药品销售人员不得兼职其他企业进行药品购销活动。

(3)从事药品销售的人员必须符合下列条件:具有高中以上文化水平,并接受相应的专业知识和药事法规培训,经职业技能鉴定考核合格持证上岗;在法律上无不良品行记录。

(4)药品销售人员销售药品时,必须出具下列证件:加盖本企业公章的《药品经营许可证》、《营业执照》的复印件;加盖本企业公章和企业法定代表人印章或签字的企业法定代表人的委托授权书原件;药品销售人员的身份证。

(一)药品经营方式

《药品管理法》第十四条规定了药品经营方式有药品批发和药品零售(含零售连锁)两种。

1.药品批发

药品批发是指将购进的药品销售给药品生产企业、药品经营企业、医疗机构的药品经营行为。从事药品批发业务的企业只能是依法批准的药品批发企业,其药品只能销售给有资质的单位,而不能将药品直接销售给消费者和没有合法资质的其他单位。药品批发作为药品流通的一个重要环节,企业的经营条件、经营行为,如人员素质、管理制度、购药渠道、购药记录、仓储养护等等,直接对药品的质量和人们的用药安全构成影响,因此,开办药品批发企业必须经企业所在地省、自治区、直辖市人民政府药品监督管理部门批准并发给《药品经营许可证》。

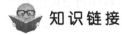 **知识链接**

2010 年我国药品批发企业主营业务收入排序(前 20 名)

排序	企 业 名 称	销售总额(亿元)
1	中国医药集团总公司	879.67
2	上海医药集团股份有限公司	330.12
3	华润北药集团有限公司	323.50
4	九州通医药集团有限公司	212.21
5	南京医药股份有限公司	152.60
6	广州医药有限公司	144.40
7	天津医药集团有限公司	107.09
8	重庆医药股份有限公司	107.06
9	四川科伦医药贸易有限公司	86.01
10	天津天士力医药营销集团有限公司	74.20
11	华东医药股份有限公司	71.10
12	浙江英特药业有限责任公司	66.34
13	云南省医药有限公司	61.72
14	中信药业实业有限公司	60.87
15	上海永裕医药有限公司	60.40
16	新龙药业集团	60.08
17	哈药集团医药有限公司	60.02
18	中国医药保健品股份有限公司	58.86
19	乐仁堂医药集团股份有限公司	52.69
20	健康元药业集团股份有限公司	44.15

2. 药品零售

药品零售是指将购进的药品直接销售给消费者的药品经营行为。从事药品零售业务的只能是药品零售企业,包括药品零售连锁企业、药品零售商店和设有药品专柜的药品零售兼营企业等。药品零售是药品流通的终端环节,企业经营条件和经营行为,如人员素质、管理制度、购药渠道、贮藏条件、销售登记、用药咨询等等,对药品质量和安全合理用药具有很大的影响。因此,开办药品零售企业必须经过企业所在地县级以上地方药品监督管理部门批准并发给《药品经营许可证》。但具体由县级以上哪一级批准,由省、自治区、直辖市人民政府药品监督管理部门视具体情况的不同而定。

药品零售企业,必须按照《药品经营许可证》核准的经营方式和经营范围销售药品。销售药品要严格遵守有关法律、法规和制度,正确介绍药品的性能、用途、禁忌及注意事项。同时,要注意以下几点：

（1）营业时间内，应有执业药师或药师在岗，并佩带标明其姓名、职务、执业药师或技术职称等内容的胸卡。

（2）销售处方药时，不得采用开架自选的销售方式。消费者如无医师开具的处方，不得向其销售处方药。处方要经执业药师或具有药师以上（含药师和中药师）职称的人员审核后方可调配和销售。调剂人员对处方所列药品不得擅自更改或代用。对有配伍禁忌或超剂量的处方，应当拒绝调配、销售，必要时，需经原处方医师更正或重新签字方可调配和销售。处方的审核、调配或销售人员均应在处方上签字或盖章。

（3）非处方药可不凭处方出售。但如顾客要求，执业药师或药师应负责对药品的购买和使用进行指导。

（4）药品拆零销售使用的工具、包装袋应清洁和卫生，出售时应在药袋上写明药品名称、规格、服法、用量及有效期等内容。

（5）过期、潮解、霉变、虫蛀、鼠咬等不合格品严禁销售。陈列的药品发现有质量变化或超过有效期的，应及时下架，停止销售。

（6）销售药品时，应当开具标明药品名称、生产厂商、数量、价格、批号等内容的销售凭证。

（7）药品零售企业严禁以任何形式出租或转让柜台。禁止药品供应商以任何形式进驻药品零售企业销售或者代销自己的产品。非本药品零售企业的正式销售员，不得在店内销售药品或从事药品推销活动。药店销售非药品，必须设非药品专售区域，将药品与非药品明显隔离销售，并设有明显的非药品区域标志。

（8）药品零售企业的药学技术服务人员应当向消费者正确介绍药品性能、用途、禁忌及注意事项等，不得夸大药品疗效，不得将非药品以药品名义向消费者介绍和推荐。

3. 药品零售连锁

药品零售连锁经营是 20 世纪 90 年代中期，我国药品零售业引入的一种连锁经营模式。目前虽然归结于零售经营的范畴，但有其特殊性，其组织形式和经营方式兼有药品批发、药品零售经营管理的双重特征。药品零售连锁企业应是法人企业，由总部、配送中心和若干个门店构成，总部是连锁企业经营管理的核心，配送中心是连锁企业的物流机构，门店是连锁企业的基础，承担日常零售业务。跨地域开办时可设立分部。

 知识链接

2010－2011 年度我国药品零售连锁企业销售额排序（前 20 名）

排序	企 业 名 称	销售总额（万元）
1	中国海王星辰连锁药店有限公司	340000
2	重庆桐君阁大药房连锁有限责任公司	336000
3	国药控股国大药房有限公司	324822
4	老百姓大药房连锁有限公司	315030
5	广东大参林连锁药店有限公司	306000
6	重庆和平药房连锁有限责任公司	253000

排序	企 业 名 称	销售总额（万元）
7	湖北同济堂药房有限公司	238095
8	云南鸿翔一心堂药业(集团)股份有限公司	236400
9	辽宁成大方圆医药连锁有限公司	235500
10	上海华氏大药房有限公司	200512
11	广东国药医药连锁企业有限公司	173000
12	哈药集团医药有限公司	167992
13	深圳市中联大药房有限公司	125000
14	吉林大药房药业股份有限公司	120900
15	安徽百姓缘大药房连锁有限公司	117000
16	浙江天天好大药房连锁有限公司	105750
17	沈阳维康医药连锁有限公司	97900
18	云南健之佳健康连锁店股份有限公司	96000
18	沈阳东北大药房连锁有限公司	96000
20	西安怡康医药连锁有限责任公司	92487

目前，药品零售连锁企业经营形式在现行药品法律法规中尚无明确规定，仅有的一个专门针对连锁经营的部门规章是国家药品监督管理局于 2000 年 4 月 23 日制定的《药品零售连锁企业有关规定》(国药管市[2000]166 号)，对药品零售连锁企业的定义、机构设置、审批程序和要求、经营品种的要求、跨地域开办连锁分部或门店的要求做出了规定，其中，总部和配送中心参照药品批发企业，连锁门店参照零售企业。各省市参照制定了辖区内的药品零售连锁企业相关规定。

(二)开办药品经营企业的条件

《药品管理法》第十五条规定，开办药品经营企业必须具备以下条件：

(1)具有依法经过资格认定的药学技术人员 药品不同于其他一般商品，药品经营企业必须配备具有相关药品专业知识的专业技术人员，即依法经过资格认定的药学技术人员，其素质和水平是保证药品经营企业的药品质量和药学服务水平的首要条件。"依法经过资格认定"的药学技术人员，是指依照国家有关规定，取得有关执业药师、药师等专业技术职称，具有有关药品经营所需的专业技术知识的技术人员。

(2)具有与所经营药品相适应的营业场所、设备、仓储设施及卫生环境 开办药品经营企业应具有"硬件"条件的规定，目的是为了确保经营药品的质量。药品经营企业应有与其经营的药品品种和经营规模相适应的营业场所，具备符合所储存药品的特性和需求设施、设备及卫生环境，如防尘、防潮、防污染、防虫蛀、防鼠咬、防霉变的设施，对于需要避光、低温储藏的药品，应当有适宜的专库(柜)等。营业场所和仓库应环境整洁，无污染物。

(3)具有与所经营药品相适应的质量管理机构或者人员 这是保证药品经营质量必要的质量保证组织条件，对于经营规模较大的药品经营企业，应当设置专门的质量管理机构并配备数量足够、素质符合工作要求的人员。

（4）**具有保证所经营药品质量的规章制度**　这是对开办药品经营企业应当具有的"软件"条件的规定,药品经营企业应当制定保证所经营药品质量的规章制度并符合有关法律、行政法规和相关规定,以保证质量保障体系的科学化和规范化。保证所经营药品质量的规章制度主要包括:业务经营质量管理制度;首营药品质量审核制度;药品质量验收、保管养护及出库复核制度;特殊药品和贵重药品管理制度;药品质量事故报告制度;质量信息管理制度;质量否决权制度等等。

（三）药品经营范围

（1）按照药品自身属性的类别,药品经营企业的经营范围可以分为四大类:①麻醉药品、精神药品、医疗用毒性药品;②生物制品;③中药材、中药饮片、中成药;④化学原料药及其制剂、抗生素原料药及其制剂、生化药品。

（2）按照药品分类管理的规定,药品经营企业经营范围又可分为处方药、甲类非处方药及乙类非处方药。

药品经营企业只能按照《药品经营许可证》上核定的经营范围从事药品经营活动,不能超越经营范围。

 知识链接

药品零售企业不得经营的药品

（1）麻醉药品。如可卡因、芬太尼、美沙酮等。

（2）第一类精神药品。如丁丙诺啡、三唑仑、司可巴比妥等。

（3）终止妊娠药品。如卡前列素、卡前列甲酯、天花粉蛋白等。

（4）蛋白同化制剂。如雄烯二醇、雄烯二酮等。

（5）肽类激素品种（胰岛素及其类似物除外）。如促红细胞生成素、生长因子素、垂体促性素等。

（6）药品类易制毒化学品。如麦角胺、麦角新碱、麻黄碱等。

（7）放射性药品。

（8）疫苗类。

（9）我国法律法规规定的其他药品零售企业不得经营的药品。

三、我国药品流通业概况

改革开放以来,我国药品流通行业获得了长足发展:药品流通领域的法律框架和监管体制基本建立,药品供应保障能力明显提升,多种所有制并存、多种经营方式互补、覆盖城乡的药品流通体系初步形成。

1.市场规模持续扩大

至 2009 年底,全国共有药品批发企业 1.3 万多家;药品零售连锁企业 2149 家,下辖门店13.5 万多家,零售单体药店 25.3 万多家,零售药店门店总数达 38.8 万多家,我国零售药店数呈逐年上升的趋势。2009 年,全国药品批发企业销售总额达到 5684 亿元,2000 年至 2009 年,年均增长 15%;零售企业销售总额 1487 亿元,年均增长 20%;城市社区和农村基层药品市场规模明显扩大。

2.发展水平逐步提升

药品流通企业兼并重组步伐加快,行业集中度开始提高。2009 年,药品百强批发企业销售额占全国药品批发销售总额的 70%。连锁经营发展较快,连锁企业门店数已占零售门店总数的 1/3,百强连锁企业销售额占零售企业销售总额的 39%;现代医药物流、网上药店以及第三方医药物流等新型药品流通方式逐步发展,扁平化、少环节、可追踪、高效率的现代流通模式比重开始提高。

医药流通大公司、大集团在医药市场的地位和作用越来越突出。医药流通行业排名前 20 家企业销售总额达到 1419.48 亿元,占医药市场销售总额的 42.25%,利润占医药商业利润总和的 69.16%,市场集中度和经济效益集中度显著提高。

3.社会作用不断增强

2009 年,全国药品流通行业从业人员约 400 万人,占城乡商业服务业就业人数的 5%;各类药店提供销售及服务约 130 亿人次,较 2005 年增长 33%,在方便群众购药、平抑药品价格等方面发挥了重要作用。药品流通骨干企业成为药品储备和应急配送的主体。药品流通行业对相关产业发展的带动性增强,在国民经济中的地位日益显现,为维护国家安全、社会稳定和人民群众利益作出了重大贡献。

4.存在的问题

由于长期实行的以药补医体制等体制性弊端,以及药品定价、采购和医保支付机制不完善等问题,加上药品经营入行门槛低、行业规划管理欠缺、市场竞争不充分等因素,导致药品流通行业存在以下问题:

(1)流通组织化现代化水平较低 药品流通行业集中度低,发展水平不高,跨区域扩展缓慢。现代医药物流发展相对滞后,管理水平、流通效率和物流成本与发达国家存在很大差距。同时药品流通企业数量多、规模小,发展无序。

(2)行业发展布局不够合理 药品流通城乡发展不够平衡,发达地区和城市药品流通企业过度集中,农村和"老、少、边、岛、渔、牧"等偏远地区药品配送网络未能全面有效覆盖,药品可及性有待提高。

(3)流通秩序有待规范 药品购销领域各类违规经营现象比较突出。中药材市场存在药材交易混乱、质量缺乏保障、市场管理缺位等问题。

 知识链接

我国药品流通业态

药品的流通比一般商品流通复杂。目前我国上万种的药品主要通过 4 种模式从生产商流通到消费者手中:①制药企业→医疗机构→消费者;②制药企业→零售药店→消费者;③制药企业→批发企业→医疗机构→消费者;④制药企业→批发企业→零售药店→消费者。而其中药品流通总量的 97% 主要是通过后两种模式完成流通的。其中药品批发企业和药品零售企业是药品流通环节的两种主要业态。

第二节　药品流通管理

一、药品流通监督管理办法

自《药品管理法》2001年修订后,国家食品药品监督管理局就开始组织专家对原《药品流通监督管理办法(暂行)》进行修订。2006年12月8日,新版《药品流通监督管理办法》(26号令)经国家食品药品监督管理局局务会审议通过,于2007年5月1日起正式实施。

新修订的《药品流通监督管理办法》分5章,共47条,主要内容如下。

1.企业是产品质量的"第一责任人"

药品经营活动的主体即药品生产、经营企业、医疗机构是药品质量的第一责任人,要对其生产、经营、使用的药品质量安全负首要责任。

2.应建立药品购销人员培训档案

药品生产、经营企业应当对其购销人员进行药品相关的法律、法规和专业知识培训,建立培训档案,培训档案中应当记录培训时间、地点、内容及接受培训的人员。培训建档制度与《药品经营质量管理规范》中"人员与培训"相关章节的规定相衔接,为药品监督管理部门组织开展培训工作提供了依据。

3.对药品销售人员的管理进一步加强

企业提供销售人员的授权书应当载明授权销售的品种、地域、期限,注明销售人员的身份证号码,并加盖本企业原印章和企业法定代表人印章(或者签名)。

4.加强了许可管理范围内核准事项的管理

药品生产、经营企业对其药品购销行为负责,对其销售人员或设立的办事机构以本企业名义从事的药品购销行为承担法律责任。同时药品生产、经营企业不得在经药品监督管理部门核准的地址以外的场所储存或者现货销售药品。药品生产企业只能销售本企业生产的药品,不得销售本企业受委托生产的或者他人生产的药品。本规定一方面防止了一些非法经营者通过挂靠等手段,以药品生产、经营企业名义,公开设立办事机构从事非法药品经营活动,扰乱正常药品流通秩序的投机行为,另一方面无疑对现代药品流通的发展具有促进作用,即在保证药品质量安全的前提下,经药品监督管理部门核准,药品的储存、流通可以实现多元化发展。

5.规定了供方提供相关资料制度和采购药品索证留存制度

药品生产企业、药品批发企业销售药品时,应当提供下列资料:①加盖本企业原印章的《药品生产许可证》或《药品经营许可证》和营业执照的复印件;②加盖本企业原印章的所销售药品的批准证明文件复印件;③销售进口药品的,按照国家有关规定提供相关证明文件等。药品生产、经营企业按照规定留存的资料和销售凭证,应当保存至超过药品有效期1年,但不得少于3年。

6.规定了开具药品销售凭证制度

为给追溯、查证、处理药品质量问题提供重要线索来源,进一步规范药品购销记录和行为,药品生产企业、药品批发企业销售药品时,应当开具标明供货单位名称、药品名称、生产厂商、批号、数量、价格等内容的销售凭证。药品零售企业销售药品时,应当开具标明药品名称、生产厂商、数量、价格、批号等内容的销售凭证。这里的销售凭证目前一般为发票、电脑小票、手写票据等。

7. 明确规定了禁止在合法供销链之外销售药品的行为

为从源头上堵住非法经营者的药品进货渠道、解决药品流通秩序不规范、无证经营者参与药品经营活动、非法经营药品等问题，药品生产、经营企业知道或者应当知道他人从事无证生产、经营药品行为的，不得为其提供药品。药品生产、经营企业不得为他人以本企业的名义经营药品提供场所，或者资质证明文件，或者票据等便利条件。禁止非法收购药品。

8. 加大了处方药销售监管力度

为推进处方药与非处方药分类管理工作，加强零售药店处方药销售管理，提高药品零售企业药学服务水平，药品零售企业应当按照国家食品药品监督管理局药品分类管理规定的要求，凭处方销售处方药。经营处方药和甲类非处方药的药品零售企业，执业药师或者其他依法经资格认定的药学技术人员不在岗时，应当挂牌告知，并停止销售处方药和甲类非处方药。药品生产、经营企业不得以搭售、买药品赠药品、买商品赠药品等方式向公众赠送处方药或者甲类非处方药。不得采用邮售、互联网交易等方式直接向公众销售处方药。

9. 规定了展会等临时性场所不得现货销售药品制度

针对近年来各类药品展示会、博览会较多，秩序混乱的问题，为加强对展会的监管，防止不法分子借机销售假劣药品、无证经营药品，扰乱市场秩序，药品生产、经营企业不得以展示会、博览会、交易会、订货会、产品宣传会等方式现货销售药品。

10. 强调了医疗机构制剂销售管理规定

加强医疗机构制剂管理，防止医疗机构制剂进入流通领域。药品经营企业不得购进和销售医疗机构配制的制剂。

11. 规定了冷链运输储存制度

为保证药品在运输和储存过程中的质量，特别是确保疫苗等药品在运输途中的冷链完整性，防止其变质失效，规定："药品说明书要求低温、冷藏储存的药品，药品生产、经营企业应当按照有关规定，使用低温、冷藏设施设备运输和储存。药品监督管理部门发现药品生产、经营企业违反本条前款规定的，应当立即查封、扣押所涉药品，并依法处理。"

12. 对医疗机构使用药品提出了新的要求

为加强医疗机构购进、储存药品的管理，确保医疗机构使用的药品质量，防止假劣药品流入医疗机构，规定医疗机构购进药品，必须建立并执行进货检查验收制度，并建有真实完整的药品购进记录，并分别对其购进记录的内容作了明确要求。同时规定：医疗机构储存药品，应当制订和执行有关药品保管、养护的制度，并采取必要的冷藏、防冻、防潮、避光、通风、防火、防虫、防鼠等措施，保证药品质量等。

二、药品价格管理

药品是防病治病、保护人民健康的特殊商品，必须依法加强对药品价格的管理，切实保障人民用药的合法权益。国家通过制定药品价格政策，实行分类管理；限定最高价，控制利润率；对纳入国家基本药物目录和质优价廉的药品，制定鼓励生产流通的政策；加强对药品价格的管理，以保持药品价格水平的相对稳定，为人民提供安全有效、价格合理的药品，促进医药卫生事业的健康发展。

(一)国家对药品价格管理的基本原则

国家对药品价格管理的基本原则是：建立适应社会主义市场经济要求，促进公平、正当、合法的价格竞争;维护国家利益,保护消费者、经营者的合法权益;统一领导、分级管理,直接管理与间接管理相结合。各级政府价格管理部门是药品价格的主管机关;各级药品监督管理部门协助政府价格管理部门管理药品价格。

(二)药品价格的分类管理

药品消费的特殊性,决定了药品的价格不能像其他商品那样完全放开,完全依靠市场调节。但这并不意味着政府管理能够代替市场调节。实行政府定价与市场调节价相结合,在坚持国家宏观调控与市场调节相结合的基础上,扩大市场的调节作用,逐步减少政府直接定价的范围,是符合我国国情的。

我国现行的药品价格分为两大类:政府制定价格和市场调节价。

1. 政府制定药品价格

(1)政府制定药品价格　包括政府定价和政府指导价。政府定价是指依照《中华人民共和国价格法》(以下简称《价格法》)的规定,由政府价格主管部门按照定价权限和范围制定的价格。政府指导价是指依照《价格法》的规定,由政府价格主管部门按照定价权限和范围规定基准价及其浮动幅度,指导经营者制定价格。

首先,药品是在医生指导下消费的特殊商品。患者吃什么药、怎么吃药,绝大多数情况下不是由患者本人决定的。因此,药品价格不能完全通过市场竞争形成。医疗机构在药品销售中处于垄断地位,各种因素造成其过分依赖药品差价收入维持运转。因此,政府必须加强对药品价格的监管,降低过高的药品进销差价,减轻患者负担。

(2)政府定价、政府指导价的药品范围　目前,由政府定价和政府指导价的药品范围是列入国家基本医疗保险用药目录的药品,以及生产经营具有垄断性的药品,包括国家计划生产供应的精神药品、麻醉药品、预防免疫、计划生育等药品。其中,国务院价格主管部门负责制定国家基本医疗保险用药目录中的甲类药品,及生产经营具有垄断性的药品价格。省物价主管部门负责国家基本医疗保险用药目录中的乙类药品价格、民族药价格制定。中药饮片、医院制剂的价格由省级物价部门确定管理形式。

不同企业生产的政府定价药品,在其产品有效性和安全性明显优于或者治疗周期和治疗费用明显低于其他企业生产的同种产品时,可申请实行单独定价。需要单独定价的药品,由价格主管部门及时召开听证会进行公开审议。

2. 市场调节价

市场调节价是指由经营者自主制定,通过市场竞争形成的价格。除列入政府定价和政府指导价范围的药品,其他药品均实行市场调节价,由生产经营企业自主定价。但企业自主定价行为也要遵守一定的准则,既要服从价值规律的客观要求,同时也要受到法律和道德规范的制约。市场调节价定价原则如下:

(1)公平、合理原则　这一原则要求药品生产、经营企业、医疗机构依据社会公认的公平观念,在不损害他人和社会、国家利益的前提下制定药品的价格。定价行为要遵守交易自愿、等价交换的原则。禁止进行价格欺诈,牟取暴利。

(2)诚实信用、质价相符原则　经营者在确定具体药品价格水平时,既要开诚布公、货真价实,又要信守承诺、说到做到。应根据药品质量差异制定不同的价格,要做到价格水平与药品内在质量相统一,按质论价。

(三)药品生产企业、经营企业和医疗机构的价格义务

(1)药品的生产、经营企业和医疗机构必须执行政府定价、政府指导价,不得以任何形式擅自提高价格。

根据《价格法》规定,对列入政府定价的药品价格,生产经营企业必须严格执行。列入政府指导价的药品,药品经营者必须在政府规定的指导价范围内制定具体价格。在实际工作中,政府鼓励药品零售单位在购进价降低的情况下相应降低药品零售价格,以减轻社会医药费负担。

(2)药品生产企业应当依法向政府价格主管部门如实提供药品的生产经营成本,不得拒报、虚报、瞒报。

(3)遵守国务院价格主管部门关于药价管理的有关规定。对市场调节价药品,企业要依据定价原则合理定价。

(4)标明药品价格。药品经营者在销售药品时要合理制定和标示药品的真实价格,这与《价格法》中"明码标价"的含义是相同的,主要目的在于增强药品市场价格的透明度和公开性,也便于患者监督。

(5)禁止暴利及损害用药者利益的价格欺诈行为。禁止药品经营者采取制造虚假信息等不正当手段,诱导和欺骗消费者或其他经营者与之进行交易而获得不正当利润的行为。这种行为破坏正常的市场价格秩序,可能影响人民群众的用药安全,损害消费者的经济利益,因此,必须严令禁止。

(6)药品的生产企业、经营企业和医疗机构应当依法向政府价格主管部门提供其药品的实际购销价格和购销数量等资料。这是保证政府及时掌握药品市场产销情况、价格变动趋势等信息,科学制定药品价格的重要措施,也是药品生产经营企业和医疗机构应尽的一项义务。

(7)医疗机构应当向患者提供所用药品的价格清单,医疗保险定点医疗机构还应当按照规定的办法如实公布其常用药品的价格,加强合理用药的管理。医疗机构向患者提供所用药品的价格清单,是指医疗机构在为患者提供医疗服务后,有义务无偿向患者提供所使用的药品名称、数量和价格情况。这是《消费者权益保障法》规定的消费者应当享有知情权的具体体现。由于传统上我国医疗机构只向患者出具所用药品的总计金额,患者不知道自己所购买或所使用的药品具体数量和价格,容易导致某些医疗单位不合理用药和乱加价行为的发生,也容易引起医患纠纷。因此,医疗机构向患者提供所用药品的价格清单,让患者做到心中有数是十分必要的。从目前看,部分大城市的一些医院已经实行了这项制度,受到群众的欢迎,也有利于提高医疗机构的信誉。

(8)禁止药品生产企业、经营企业和医疗机构在药品购销中账外暗中给予、收受回扣或者其他利益。禁止药品的生产企业、经营企业或者其代理人以任何名义给予使用其药品的医疗机构的负责人、药品采购人员、医师等有关人员以财物或者其他利益。禁止医疗机构负责人、药品采购人员、医师等有关人员以任何名义收受药品的生产企业、经营企业或者其代理人给予的财物或者其他利益。

(四)药品价格监督

药品生产企业、经营企业和医疗机构应自觉履行药品价格义务,不得虚列成本、虚定价格,不得低价倾销药品。药品销售实行明码标价。市场调节价药品要逐步实施由药品生产企业在药品零售外包装上印刷零售价格的办法。

实行药品价格监测报告制度。有关部门要定期向价格主管部门提供药品生产经营成本、实际购销价格和购销数量等资料。招标采购药品,须由招标单位在规定时间内,将中标价格报当地价格主管部门备案。通过建立和完善药品市场价格监测体系,及时跟踪药品市场实际价格变动情况,降低虚高的药品价格。

为增强社会各方面对药品价格的监督力度,实行药品价格调整公告制度。政府制定调整药品价格后,在正式执行前将及时通过指定媒介向社会公告,药品生产经营单位应按公告内容执行。

对违反药品价格管理规定的,由价格主管部门依据《价格法》、《药品管理法》等法律、法规,进行监督检查,并对违法行为实施行政处罚,追究法律责任。

三、药品广告管理

广告是指商品经营者或者服务提供者承担费用,通过一定媒介和形式直接或者间接地介绍自己所推销的商品或者所提供的服务的商业宣传方式。

药品是一种商品,既然是商品,就可以广告的形式向公众介绍药品信息,指导人们正确地保管和使用药品。但是,药品又是一种特殊商品,它直接关系到人们的身体健康。恰如其分地宣传,对传播药品信息、提高企业知名度,指导合理用药和发展医药经济等发挥促进作用;反之,错误的药品信息必将产生严重的后果。所以,药品广告的内容、媒体的选择、审批机关和程序等,法律法规均有明确规定。

为了规范广告活动,发挥广告在社会主义市场经济中的积极作用,1994 年 10 月 27 日第八届全国人民代表大会常务委员会第十次会议通过《中华人民共和国广告法》(以下简称《广告法》),并于 1995 年 2 月 1 日起施行。广告主、广告经营者、广告发布者在中华人民共和国境内从事广告活动,应当遵守《广告法》。

修订后的《药品管理法》及《药品管理法实施条例》,对药品广告审查、发布、内容及违法药品广告的处罚作出了规定。对处方药的广告宣传作出特别规定。

依据《广告法》、《药品管理法》等法律规定,国家食品药品监督管理局、国家工商行政管理总局于 2007 年 5 月联合发布了《药品广告审查办法》、《药品广告审查标准》,对药品广告的审查程序和标准作出具体规定,确保药品广告合法、真实、科学。

(一)药品广告的监督管理机关及审查机关

《广告法》第 6 条规定,县级以上人民政府工商行政管理部门是广告监督管理机关。

《药品管理法》第 60 条规定,药品广告须经企业所在地省、自治区、直辖市人民政府药品监督管理部门批准,并发给药品广告批准文号;未取得药品广告批准文号的,不得发布。

药品广告在宏观上由国家工商行政管理局调控与监管。对违法广告的处理,由各级工商行政管理部门负责。药品监督管理部门负责具体药品广告的审查与审批。

(二)药品广告的申请、审查

凡利用各种媒介或者形式发布的广告含有药品名称、药品适应证(功能主治)或者与药品有关的其他内容的,为药品广告,应当按照规定进行审查。非处方药仅宣传药品名称(含药品通用名称和药品商品名称)的,或者处方药在指定的医学、药学专业刊物上仅宣传药品名称(含药品通用名称和药品商品名称)的,无需审查。

1.药品广告申请

药品广告批准文号的申请人必须是具有合法资格的药品生产企业或者药品经营企业。药品经营企业作为申请人的,必须征得药品生产企业的同意。

申请药品广告批准文号,应当向药品生产企业所在地的药品广告审查机关提出。申请进口药品广告批准文号,应当向进口药品代理机构所在地的药品广告审查机关提出。

申请药品广告批准文号,应当提交《药品广告审查表》,并附与发布内容相一致的样稿(样片、样带)和药品广告申请的电子文件,同时提交真实、合法、有效的证明文件。

2.药品广告的审查

药品广告审查机关收到药品广告批准文号申请后,对申请材料齐全并符合法定要求的,发给《药品广告受理通知书》;申请材料不齐全或者不符合法定要求的,应当当场或者在5个工作日内一次告知申请人需要补正的全部内容;逾期不告知的,自收到申请材料之日起即为受理。

药品广告审查机关应当自受理之日起10个工作日内,对申请人提交的证明文件的真实性、合法性、有效性进行审查,并依法对广告内容进行审查。对审查合格的药品广告,发给药品广告批准文号;对审查不合格的药品广告,应当作出不予核发药品广告批准文号的决定,书面通知申请人并说明理由,同时告知申请人享有依法申请行政复议或者提起行政诉讼的权利。

对批准的药品广告,药品监督管理部门应当及时向社会予以公布。

药品广告批准文号有效期为1年,到期作废。经批准的药品广告,在发布时不得更改广告内容。药品广告内容需要改动的,应当重新申请药品广告批准文号。

药品广告批准文号为"×药广审(视)第0000000000号"、"×药广审(声)第0000000000号"、"×药广审(文)第0000000000号"。

其中"×"为各省、自治区、直辖市的简称。"0"由10位数字组成,前6位代表审查年月,后4位代表广告批准序号。"视"、"声"、"文"代表用于广告媒介形式的分类代号。

(三)药品广告的内容

药品广告的内容必须真实、合法、科学。

1.不得发布广告的药品

下列药品不得发布广告:①麻醉药品、精神药品、医疗用毒性药品、放射性药品;②医疗机构配制的制剂;③军队特需药品;④国家食品药品监督管理局依法明令停止或者禁止生产、销售和使用的药品;⑤批准试生产的药品。

2.处方药广告要求

处方药可以在卫生部和国家食品药品监督管理局共同指定的医学、药学专业刊物上发布广告,但不得在大众传播媒介发布广告或者以其他方式进行以公众为对象的广告宣传。不得以赠送医学、药学专业刊物等形式向公众发布处方药广告。处方药名称与该药品的商标、生产企业字号相同的,不得使用该商标、企业字号在医学、药学专业刊物以外的媒介变相发布广告。不得以处方药名称或者以处方药名称注册的商标以及企业字号为各种活动冠名。

3.药品广告须标明的内容

药品广告内容涉及药品适应证或者功能主治、药理作用等内容的宣传,应当以国务院食品药品监督管理部门批准的说明书为准,不得进行扩大或者恶意隐瞒的宣传,不得含有说明书以外的理论、观点等内容。

药品广告中必须标明药品的通用名称、忠告语(处方药广告的忠告语是"本广告仅供医学、药学专业人士阅读";非处方药广告的忠告语是:"请按药品说明书或在药师指导下购买和使用")、药品广告批准文号、药品生产批准文号;以非处方药商品名称为各种活动冠名的,可以只发布药品商品名称。药品广告必须标明药品生产企业或者药品经营企业名称,不得单独出现"咨询热线"、"咨询电话"等内容。非处方药广告必须同时标明非处方药专用标志。

4.药品广告限制性内容

药品广告中有关药品功能疗效的宣传应当科学准确,不得出现下列情形:①含有不科学地表示功效的断言或者保证的;②说明治愈率或者有效率的;③与其他药品的功效和安全性进行比较的;④违反科学规律,明示或者暗示包治百病、适应所有症状的;⑤含有"安全无毒副作用"、"毒副作用小"等内容的;含有明示或者暗示中成药为"天然"药品,因而安全性有保证等内容的;⑥含有明示或者暗示该药品为正常生活和治疗病症所必需等内容的;⑦含有明示或暗示服用该药能应付现代紧张生活和升学、考试等需要,能够帮助提高成绩、使精力旺盛、增强竞争力、增高、益智等内容的;⑧其他不科学的用语或者表示,如"最新技术"、"最高科学"、"最先进制法"等。非处方药广告不得利用公众对于医药学知识的缺乏,使用公众难以理解和容易引起混淆的医学、药学术语,造成公众对药品功效与安全性的误解。

5.药品广告不得含有的内容

药品广告应当宣传和引导合理用药,不得直接或者间接怂恿任意、过量地购买和使用药品,不得含有以下内容:①含有不科学的表述或者使用不恰当的表现形式,引起公众对所处健康状况和所患疾病产生不必要的担忧和恐惧,或者使公众误解不使用该药品会患某种疾病或加重病情的;②含有免费治疗、免费赠送、有奖销售、以药品作为礼品或者奖品等促销药品内容的;③含有"家庭必备"或者类似内容的;④含有"无效退款"、"保险公司保险"等保证内容的;⑤含有评比、排序、推荐、指定、选用、获奖等综合性评价内容的。

6.药品广告禁止性行为

药品广告不得含有利用医药科研单位、学术机构、医疗机构或者专家、医生、患者的名义和形象作证明的内容。不得使用国家机关和国家机关工作人员的名义。不得含有涉及公共信息、公共事件或其他与公共利益相关联的内容,如各类疾病信息、经济社会发展成果或医药科学以外的科技成果。不得在未成年人出版物和广播电视频道、节目、栏目上发布。不得以儿童为诉求对象,不得以儿童名义介绍药品。不得含有医疗机构的名称、地址、联系办法、诊疗项目等医疗服务的内容。

(四)药品广告的监督和处罚

篡改经批准的药品广告内容进行虚假宣传的,由药品监督管理部门责令立即停止该药品广告的发布,撤销该品种药品广告批准文号,1年内不受理该品种的广告审批申请。对提供虚假材料申请药品广告审批,被药品广告审查机关在受理审查中发现的,1年内不受理该企业该品种的广告审批申请。对提供虚假材料申请药品广告审批,取得药品广告批准文号的,药品广告审查机关在发现后应当撤销该药品广告批准文号,并3年内不受理该企业该品种的广告审批申请。

违反法律法规发布的广告,工商行政管理部门依照《广告法》、《反不正当竞争法》等相关条款处罚。

第三节 《药品经营质量管理规范》

一、《药品经营质量管理规范》概述

《药品经营质量管理规范》的英文是 Good Supply Practice,英文缩写为 GSP,意为良好的供应规范。GSP 是国际通用的概念,实质意义即控制药品在流通环节所有可能发生质量事故的因素,从而防止质量事故发生的一整套管理程序。1982 年,日本的 GSP 被介绍到我国。1984 年 6 月,原国家医药管理局发布了该规范的试行版,这是我国医药商品流通环节第一套正式的质量管理规范,引起医药商业系统的广泛重视,收到了良好的效果。1992 年,原国家医药管理局正式颁布了《医药商品质量管理规范》修订版。2000 年,国家药品监督管理局颁布了《药品经营质量管理规范》及实施细则,进一步完善了 GSP 制度,为大力推进药品经营企业的 GSP 改造,提高药品经营企业人员素质,规范市场行为,保障人民群众用药安全、有效起到了很好的作用。

2001 年修订的《药品管理法》第 16 条明确规定,药品经营企业必须按照国务院药品监督管理部门制定的《药品经营质量管理规范》经营药品。这为经营企业实施 GSP 奠定了法律基础。

随着信息化技术和现代物流业的迅猛发展,2000 版的《药品经营质量管理规范》已出现了不适应药品流通发展的情况。目前,新版的《药品经营质量管理规范》正在修订中。

实施 GSP,是消除经营药品质量隐患,确保药品安全有效的需要;是企业发展的基石和动力,是药品经营企业参与市场竞争的需要;质量是企业的生命,市场竞争关键是人才和质量的竞争,我国的 GSP 是重塑企业品牌和形象,提高企业素质和质量管理水平的需要;是整顿和规范药品市场秩序的需要。

二、《药品经营质量管理规范》主要内容

《药品经营质量管理规范》是药品经营质量管理的基本准则,适用于中华人民共和国境内经营药品的专营或兼营企业。国家药品监督管理局颁布的 2000 年版《药品经营质量管理规范》,共 3 章 88 条。随后,又颁布了《药品经营质量管理规范实施细则》,3 章 80 条。主要内容如下。

(一)药品批发的质量管理

1. 机构、管理职责及质量管理制度

企业主要负责人应保证企业执行国家有关法律、法规及本规范,对企业经营药品的质量负领导责任。企业应建立以主要负责人为首,包括进货、销售、储运等业务部门负责人和企业质量管理机构负责人在内的质量领导组织。其具体职能是:组织并监督企业遵守法律、法规和行政规章;组织并监督实施企业质量方针;负责企业质量管理部门的设置,确定各部门质量管理职能;审定企业质量管理制度;研究和确定企业质量管理工作的重大问题;确定企业质量奖惩措施。

企业应设置专门的质量管理机构,行使质量管理职能,在企业内部对药品质量具有裁决权。质量管理机构下设质量管理组、质量验收组。

企业应依据有关法律、法规及本规范,结合企业实际制定质量管理制度,并定期检查和考

核制度的执行情况。

企业制定的质量管理制度应包括：①质量方针和目标管理；②质量体系的审核；③有关部门、组织和人员的质量责任；④质量否决的规定；⑤质量信息管理；⑥首营企业和首营品种的审核；⑦质量验收和检验的管理；⑧仓储保管、养护和出库复核的管理；⑨有关记录和凭证的管理；⑩特殊药品的管理；⑪药品有效期、不合格药品和退货药品的管理；⑫质量事故、质量查询和质量投诉的管理；⑬药品不良反应报告的规定；⑭卫生和人员健康状况的管理；⑮质量方面的教育、培训及考核的规定等。

2. 人员与培训

(1) 关键岗位人员　企业主要负责人、企业质量管理工作负责人、质量管理机构负责人、药品检验部门负责人及从事质量管理和检验工作的人员为质量控制的关键岗位。任职资格必须具备现代科学管理知识及专业技术知识。其中质量管理工作的负责人、质量管理机构负责人和药品检验部门的负责人，大大中型企业应具有主管药师或药学相关专业工程师（含）以上的技术职称；小型企业应具有药师或药学相关专业助理工程师以上的技术职称；跨地域连锁经营的零售连锁企业质量管理工作负责人应是执业药师。

(2) 职业资格证书制度　在国家有就业准入规定岗位工作的人员，需通过职业技能鉴定并取得职业资格证书后方可上岗。如医用商品营业员、中药购销员、中药调剂员等均需取得职业资格证书后方可上岗。

(3) 培训要求　企业（包括批发和零售）应定期对各类人员进行药品法律、法规、规章和专业技术、药品知识、职业道德等教育或培训，并建立档案。

(4) 健康检查　企业（包括批发和零售）每年应组织直接接触药品的人员进行健康检查，并建立健康档案。发现患有精神病、传染病或者其他可能污染药品疾病的患者，应调离直接接触药品的岗位。

3. 设施与设备

企业应有与经营规模相适应的营业场所、仓库及辅助、办公用房。营业场所应明亮、整洁。库区地面平整，无积水和杂草，无污染源，并做到储存作业区、辅助作业区、办公生活区分开一定距离或有隔离措施，装卸作业场所有顶棚。

企业应有适宜药品分类保管和符合药品储存要求的库房。仓库面积（指建筑面积，下同）大型企业不应低于 1500 平方米，中型企业不应低于 1000 平方米，小型企业不应低于 500 平方米。根据所经营药品的储存要求，设置不同温、湿度条件的仓库。其中冷库温度为 2～10℃；阴凉库温度不高于 20℃；常温库温度为 0～30℃；各库房相对湿度应保持在 45%～75%之间。

仓库应有的设施和设备包括：①保持药品与地面之间有一定距离的设备；②避光、通风和排水的设备；③检测和调节温、湿度的设备；④防尘、防潮、防霉、防污染以及防虫、防鼠、防鸟等设备；⑤符合安全用电要求的照明设备；⑥适宜拆零及拼箱发货的工作场所和包装物料等的储存场所和设备；⑦储存麻醉药品、一类精神药品、医疗用毒性药品、放射性药品的专用仓库应具有相应的安全保卫措施。

分装中药饮片应有固定的分装室，其环境应整洁，墙壁、顶棚无脱落物。

4. 进货

企业应编制购货计划，并以药品质量作为重要依据。同时应把质量放在选择药品和供货单位条件的首位，制定出能够确保购进的药品符合质量要求的进货程序。此程序应包括以下环节：①确定供货企业的法定资格及质量信誉；②审核所购入药品的合法性和质量可靠性；③对与本企业进行业务联系的供货单位销售人员，进行合法资格的验证；④对首营品种，填写《首次经营药品审批表》，并经企业质量管理机构和企业主管领导的审核批准；⑤签订有明确质量条款的购货合同；⑥购货合同中质量条款的执行。

购进药品应符合以下条件：①合法企业所生产或经营的药品；②具有法定的质量标准；③除国家未规定的以外，应有法定的批准文号和生产批号，进口药品应符合规定；④包装和标识符合有关规定和储运要求；⑤中药材应标明产地。

建立首营企业和首营品种管理制度。首营企业是指购进药品时，与本企业首次发生供需关系的药品生产或经营企业。对首营企业应进行包括资格和质量保证能力的审核。审核由业务部门会同质量管理机构共同进行。除审核有关资料外，必要时应实地考察。经审核批准后，方可从首营企业进货。首营品种是指本企业向某一药品生产企业首次购进的药品。企业对首营品种（含新规格、新剂型、新包装等）应进行合法性和质量基本情况的审核，包括核实药品的批准文号和取得的质量标准，审核药品的包装、标签、说明书等是否符合规定，了解药品的性能、用途、检验方法、储存条件以及质量信誉等内容。审核合格后方可经营。

建立完整真实的购进记录。记录应注明药品的品名、剂型、规格、有效期、生产厂商、供货单位、购进数量、购货日期等项内容。购进记录应保存至超过药品有效期 1 年，但不得少于 3 年。

5. 验收与检验

药品质量验收包括药品外观的性状检查和药品内外包装及标志的检查。包装、标志主要检查以下内容：

(1)每件包装中应有产品合格证。

(2)药品包装的标签和说明书应符合规定。

(3)特殊管理药品、外用药品包装的标签或说明书上有规定的标识和警示说明。处方药和非处方药按分类管理要求，标签、说明书上有相应的警示语或忠告语；非处方药的包装有国家规定的专有标志。

(4)进口药品，其包装的标签应以中文注明药品的名称、主要成分以及注册证号，并有中文说明书。还应有符合规定的《进口药品注册证》等有关证明文件。

(5)中药材和中药饮片应有包装，并附有质量合格的标志。每件包装上，中药材标明品名、产地、供货单位；中药饮片标明品名、生产企业、生产日期等。实施文号管理的中药材和中药饮片，在包装上还应标明批准文号。

药品验收应做好记录。对特殊管理的药品，应实行双人验收制度。首营品种应进行内在质量检验。验收记录应保存至超过药品有效期 1 年，但不得少于 3 年。

仓库保管员凭验收员签字或盖章收货。对货与单不符、质量异常、包装不牢或破损、标志模糊等情况，有权拒收并报告企业有关部门处理。

6. 储存与养护

药品应按规定的储存要求专库、分类存放，并对药品进行养护。储存中应遵守以下几点原则：

(1)药品按温、湿度要求储存于相应的库中。做好库房温、湿度的监测和管理。每日上、下午各一次定时对库房温、湿度进行记录。如库房温、湿度超出规定范围，应及时采取调控措施，并予以记录。

（2）在库药品均应实行色标管理。其统一标准是:待验药品库（区）、退货药品库（区）为黄色;合格药品库（区）、零货称取库（区）、待发药品库（区）为绿色;不合格药品库（区）为红色。

（3）搬运和堆垛应严格遵守药品外包装图式标志的要求和规范操作。怕压药品应控制堆放高度,定期翻垛。

（4）药品与仓库地面、墙、顶、散热器之间应有相应的间距或隔离措施。药品与墙、屋顶（房梁）的间距不小于 30 厘米,与库房散热器或供暖管道的间距不小于 30 厘米,与地面的间距不小于 10 厘米。

（5）药品应按批号集中堆放。按批号及效期远近依次或分开堆码并有明显标志。对近效期药品,应按月填报效期报表。

（6）药品与非药品、内用药与外用药、处方药与非处方药之间应分开存放;易串味的药品、中药材、中药饮片以及危险品等应与其他药品分开存放。

（7）麻醉药品、一类精神药品、医疗用毒性药品、放射性药品应当专库或专柜存放,双人双锁保管,专账记录。

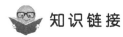 **知识链接**

易串味的药品

易串味的药品是指药品成分中含有芳香类、易挥发等物质的药品,常见的有以下几类:

内服制剂,如人丹、藿香正气水（液、胶囊）、十滴水、速效救心丸、正露丸等;

外用贴膏,如狗皮膏、关节止痛膏、伤湿止痛膏、风湿膏、追风膏、骨痛膏等;

外用擦剂,如风油精、红花油、清凉油、风湿油等;

外用酊剂,如皮康王、皮炎宁酊、止痛酊、肤阴洁、洁尔阴等。

7. 出库与运输

药品出库应遵循"先产先出"、"近期先出"和按批号发货的原则。药品出库应进行复核和质量检查。麻醉药品、一类精神药品、医疗用毒性药品应建立双人核对制度。药品出库时,应按发货或配送凭证对实物进行质量检查和数量、项目的核对。如发现以下问题应停止发货或配送,并报有关部门处理:①药品包装内有异常响动和液体渗漏;②外包装出现破损、封口不牢、衬垫不实、封条严重损坏等现象;③包装标识模糊不清或脱落;④药品已超出有效期。

对有温度要求的药品的运输,应根据季节温度变化和运程采取必要的保温或冷藏措施。麻醉药品、一类精神药品、医疗用毒性药品和危险品的运输应按有关规定办理。

搬运、装卸药品应轻拿轻放,严格按照外包装图示标志要求堆放和采取防护措施。

8. 销售与售后服务

对销售人员的要求:

（1）药品销售人员应正确介绍药品,不得虚假夸大和误导用户。

（2）药品销售人员不得兼职其他企业进行药品购销活动。

（3）从事药品销售的人员必须符合下列条件:具有高中以上文化水平,并接受相应的专业知识和药事法规培训,经职业技能鉴定考核合格持证上岗;在法律上无不良品行记录。

（4）药品销售人员销售药品时,必须出具下列证件:加盖本企业公章的《药品经营许可证》、

《营业执照》的复印件；加盖本企业公章和企业法定代表人印章或签字的企业法定代表人的委托授权书原件；药品销售人员的身份证。

企业应依据有关法律、法规和规章，将药品销售给具有合法资格的单位。销售票据和记录应按规定保存。销售记录应保存至超过药品有效期1年，但不得少于3年。

药品营销宣传应严格执行国家有关广告管理的法律、法规，宣传的内容必须以国家药品监督管理部门批准的药品使用说明书为准。

(二)药品零售的质量管理

药品零售企业的质量管理在许多方面与批发企业相似，这里只介绍零售的特别要求：

1. 营业场所和仓库

药品零售企业应该有与经营规模相适应的营业场所和药品仓库，并且环境整洁、无污染物。面积不应低于以下标准：大型零售企业营业场所面积100平方米，仓库30平方米；中型零售企业营业场所面积50平方米，仓库20平方米；小型零售企业营业场所面积40平方米，仓库20平方米。零售连锁门店营业场所面积40平方米。企业的营业场所、仓库、办公生活等区域应分开。

2. 药品陈列与储存

在零售店堂内陈列药品的质量和包装应符合规定。药品应按剂型或用途以及储存要求分类陈列和储存。

(1)药品与非药品、内服药与外用药应分开存放，易串味的药品与一般药品应分开存放。

(2)药品应根据其温、湿度要求，按照规定的储存条件存放。

(3)处方药与非处方药应分柜摆放。

(4)特殊管理的药品应按照国家的有关规定存放。

(5)危险品不应陈列，如因需要必须陈列时，只能陈列代用品或空包装；危险品的储存应按国家有关规定管理和存放。

(6)拆零药品应集中存放于拆零专柜，并保留原包装的标签。

(7)中药饮片装斗前应做质量复核，不得错斗、串斗，防止混药。饮片斗前应写正名正字。

(8)陈列药品的货柜及橱窗应保持清洁和卫生，防止人为污染药品。

(9)陈列药品应按品种、规格、剂型或用途分类整齐摆放，类别标签应放置准确、字迹清晰。

(10)对陈列的药品应按月进行检查，发现质量问题要及时处理。

 问题讨论

零售连锁企业门店间可否互相调货？

药品零售连锁企业由总部、配送中心和若干个门店构成。总部是连锁企业经营管理的核心，配送中心是连锁企业的物流机构，门店是连锁企业的基础，承担日常零售业务。

问题与讨论：零售连锁企业门店间可否互相调货？如何办理调货手续？

3. 销售与服务

(1)销售药品要严格遵守有关法律、法规和制度，正确介绍药品的性能、用途、禁忌及注意事项等。

(2)处方药与非处方药的销售方式和药学服务应按照《药品管理法》、GSP及相关法律、法规的规定执行。

(3)药品销售不得采用有奖销售、附赠药品或礼品销售等方式。

(4)药品拆零销售使用的工具、包装袋应清洁和卫生,出售时应在药袋上写明药品名称、规格、服法、用量、有效期等内容。

(5)销售特殊管理的药品,应严格按照国家有关规定,凭盖有医疗单位公章的医生处方限量供应,销售及复核人员均应在处方上签字或盖章,处方保存 2 年。

(6)销售的中药饮片应符合炮制规范,并做到计量准确。

(7)在营业店堂内进行的广告宣传,应符合国家有关规定。

(8)企业应在零售场所内提供咨询服务,指导顾客安全、合理用药。企业还应在营业店堂明示服务公约,设置意见簿和公布监督电话,对顾客反映的药品质量问题,应认真对待,详细记录,及时处理。

三、《药品经营质量管理规范》认证

GSP 认证是药品监督管理部门依法对药品经营企业药品经营质量管理进行监督管理的一种手段,是对药品经营企业实施 GSP 情况的检查、评价并决定是否发给认证证书的监督管理过程。

(一)认证程序

国家食品药品监督管理局负责全国 GSP 认证工作的统一领导和监督管理;负责与国家认证认可监督管理部门在 GSP 认证方面的工作协调;负责国际间药品经营质量管理认证领域的互认工作。省、自治区、直辖市药品监督管理部门负责组织实施本地区药品经营企业的 GSP 认证。

1. GSP 认证机构和认证检查员

GSP 认证机构应具备一定的条件,须经本地区省、自治区、直辖市药品监督管理部门授权后方可从事 GSP 认证工作。

GSP 认证检查员是在 GSP 认证工作中专职或兼职从事认证现场检查的人员。省、自治区、直辖市药品监督管理部门应按规定建立 GSP 认证检查员库。GSP 认证检查员应该具有大专以上学历或中级以上专业技术职称,并从事 5 年以上药品监督管理工作或者药品经营质量管理工作。认证检查应严格遵守国家法律和 GSP 认证工作的规章制度,公正、公平地从事认证检查的各项活动。

2. 申请与受理

申请 GSP 认证的药品经营企业,应填报《药品经营质量管理规范认证申请书》,同时报送有关资料,由所在地设区的市级药品监督管理机构或者省、自治区、直辖市药品监督管理部门直接设置的县级药品监督管理机构(以下简称为初审部门)进行初审。初审合格的将其认证申请书和资料移送省、自治区、直辖市药品监督管理部门审查。省、自治区、直辖市药品监督管理部门完成审查后,将是否受理的意见填入认证申请书,以书面形式通知初审部门和申请认证企业;不同意受理的,应说明原因。

3. 现场检查

认证机构收到省、自治区、直辖市药品监督管理部门转送的企业认证申请书和资料后,组织人员对企业现场进行检查。

4.审批与发证

根据检查组现场检查报告并结合有关情况,认证机构提出审核意见,送交省、自治区、直辖市药品监督管理部门审批。省、自治区、直辖市药品监督管理部门在收到审核意见后,作出认证是否合格或者限期整改的结论。对认证合格的企业,省、自治区、直辖市药品监督管理部门向企业颁发《药品经营质量管理规范认证证书》;对认证不合格的企业,应下发书面通知。企业可在通知下发之日 6 个月后,重新申请 GSP 认证。

《药品经营质量管理规范认证证书》有效期 5 年,有效期满前 3 个月内,由企业提出重新认证的申请。

5.监督检查

各级药品监督管理部门应对认证合格的药品经营企业进行监督检查,以确认认证合格企业是否仍然符合认证标准。监督检查包括跟踪检查、日常抽查和专项检查三种形式。跟踪检查按照认证现场检查的方法和程序进行;日常抽查和专项检查应将结果记录在案。

(二)我国实施药品 GSP 的现状

我国实施药品 GSP 认证始于 2001 年。药品 GSP 认证工作经过了 2001 年认证试点、2002 年正式受理以及 2003 年各省、自治区、直辖市药品监管部门组织辖区内药品经营企业认证等三个阶段。通过对药品经营企业实施 GSP 改造,强化药品经营领域的结构调整和市场行为的规范,取消一批逾期仍不能符合 GSP 要求的药品经营企业的经营资格。经过多年的努力,已在全国范围内完成了对现有企业的 GSP 认证,构建起 GSP 认证的基本体制,建立了较为完整的认证管理体系和各项制度,初步形成一支能够维持认证工作正常开展的检查员队伍。同时 GSP 认证作为药品监管的常态工作,已成为实施药品市场监管的主要手段,在很大程度上规范了药品流通环节的质量管理,对提高我国药品经营企业素质、规范市场行为、促进我国药品监督管理工作顺利发展、保证人民用药安全有效,起到更为积极和重要的作用。

(三)我国 GSP 的发展趋势

为适应药品监管工作的需要,切实解决药品市场监管中出现的新情况、新问题,促进医药行业健康发展,GSP 将从以下几个方面完善药品质量管理体系、规范药品经营行为、确保药品流通环节的质量安全。

(1)全面推行计算机信息化管理 实施计算机信息化管理是医药行业加快发展的必然选择,也是提高企业实施 GSP 整体水平的关键,全面推行计算机信息管理将是 GSP 发展的重要内容。企业必须具备实施计算机管理的硬件设施、网络环境、数据库及应用软件功能等条件,并按照企业质量管理和电子监管等要求设定出计算机信息管理系统的基本功能、业务操作流程、数据控制程序及安全保障措施,计算机管理信息系统数据必须原始、真实、准确以及可追溯。

(2)实行药品仓库温、湿度环境自动监测 适应动态管理和质量控制的要求,药品仓库将采用温、湿度自动监测系统,对仓储温、湿度实行 24 小时连续、自动的监测和实时记录。企业自动监测系统与药品监管部门监管系统对接,采集的数据同步上传,达到药监部门远程实时监管的目的,杜绝药品储存温、湿度控制中的弄虚作假现象。

(3)强化药品冷链管理 推行更加严格的冷链管理手段,在硬件方面,企业要配置冷库和专用的运输车辆或设备,为开展冷链管理提供必要的物质保证。进一步明确冷链管理药品在收货、验收、保管、养护、发货、运输流程及相互之间的交接程序,使冷链管理真正成为一个闭合的整体控制过程。

(4)明确现代物流标准　完善现代物流的有关规定,制定药品批发企业实施现代物流的标准,对硬件设施、设备等作出量化的具体规定,为发展现代医药物流指明方向。力争通过大力推动现代医药物流发展,全面提升医药行业的现代化水平。

(5)加强药品购销票据管理　药品购销过程中的票据管理也是规范药品购销渠道的重要环节。当前流通领域中药品安全风险多起源于购销渠道不清,其中票据管理混乱是重要因素。为有效解决当前流通中的这一突出问题,将采用增值税发票结合流通监管码的方式加强购销票据的追踪管理,防止挂靠和走票情况的发生。

(6)强化药品运输管理　加强药品运输过程中药品质量管控能力,把游离于企业质量管理和药品监管视线之外的运输环节纳入管理范围。运输药品应使用封闭式车辆,规范装卸操作、防护措施、温度控制、运输时间等运输行为。委托第三方运输的,要考察运输方的运输能力和相关条件,符合的方可委托,并签订明确质量责任的委托协议。

(7)提高人员的资质要求　进一步提高相关岗位工作人员的资格要求,批发企业的企业负责人应具有大专以上学历或专业技术职称;质量负责人要有大学以上学历,并是执业药师;质量管理部门负责人应是执业药师;质量管理、验收等岗位人员要有药学中专以上学历或药师以上专业职称等等,这些条件都高于现行规范的要求。调整和加强质量管理机构的工作职责,确立质量负责人的权力和责任,以确保质量管理人员行使职权,不受干预。

第四节　药品电子商务

一、药品电子商务概述

药品电子商务实质上是电子商务的一个行业应用,药品电子商务的理论是以一般电子商务为基础的。

(一)电子商务概述

1.电子商务的概念

20 世纪 90 年代中后期,随着信息化的推进和网络技术及 Internet 的发展,兴起一种崭新的基于互联网的企业经营商务形式——电子商务(Electronic Commerce,EC)。欧洲经济委员会于 1997 年 10 月在全球信息标准大会上提出了对电子商务最全面、最具有权威性的定义:"电子商务是各参与方之间以电子方式而不是以物理交换或直接物理接触方式完成的任何形式的商品交易。"这里的电子方式包括电子数据交换、电子支付手段、电子订货系统、电子邮件、传真、网络、电子公告系统、条形码、图像处理、智能卡等等。可见,这些电子方式是以现代信息技术和计算机技术为基础的。电子商务可提供网上交易和管理等全过程的服务,因此它具有广告宣传、咨询洽谈、网上订购、网上支付、电子账户、服务传递、意见征询、交易管理等各项功能。

2.电子商务的特点

电子商务在 Internet 的商用推动下,得到了迅速发展,而且表现出一些与 Internet 相关的特点。

(1)信息化　电子商务是以信息技术为基础的商务活动,它的开展需通过计算机网络系统来实现信息交换和传输,计算机网络系统是融数字化技术、网络技术和软件技术为一体的综合系统,因此电子商务的实施和发展与信息技术发展密切相关,也正是由于信息技术的发展推动了电子商务的发展。

(2)虚拟化 Internet 作为数字化的电子虚拟市场(Electronic Marketplace),它的商务活动和交易是数字化的。由于信息交换不受时空限制,因此,可以跨越时空形成虚拟市场,完成过去在实物市场中无法完成的交易,这正是电子商务发展的根本所在。

(3)全球化 作为电子商务的主要媒体,Internet 是全球开放的,电子商务开展不受地理位置的限制,它面对的是全球性统一的电子虚拟市场。

(4)社会化 虽然电子商务依托的是网络信息技术,但电子商务的发展和应用是一个社会性的系统工程,因为电子商务活动涉及企业、政府组织、消费者以及适应电子虚拟市场的法律法规和竞争规则等。如果缺少任意一个环节,势必制约电子商务的发展。

3. 电子商务的分类

按照交易对象分类,电子商务可以分为以下五种类型。

(1)企业与消费者之间的电子商务 即 B2C(Business to Customer)电子商务。它类似于联机服务中进行的商品买卖,是利用计算机网络使消费者直接参与经济活动的一种形式。这种形式基本等同于电子化的零售,它随着万维网(WWW)的出现迅速发展起来。目前,在 Internet 上遍布各种类型的商业中心,提供从鲜花、书籍到计算机、汽车等各类消费商品和服务。

(2)企业与企业之间的电子商务 即 B2B(Business to Business)电子商务。B2B 是指商业机构(企业或公司)使用 Internet 或各种商务网络向供应商(企业或公司)订货或付款。包括非特定企业间的电子商务和特定企业间的电子商务。非特定企业间的电子商务是在开放的网络中对每笔交易寻找最佳伙伴,与伙伴进行从定购到结算的全部交易行为,它不以持续交易为前提。特定企业间的电子商务是指在过去一直有交易关系或者今后一定要继续进行交易的企业间,为了相同的经济利益,共同进行的设计、开发或全面进行市场及库存管理而进行的商务交易。企业可以使用网络向供应商订货、接收发票和付款。B2B 在这方面已经有了多年运作历史,使用得也很好,特别是通过专用网络或增值网络运行的电子数据交换(EDI)。

(3)企业与政府机构的电子商务 即 B2G(Business to Government)电子商务,这种商务活动覆盖企业与政府组织间的各项事务。例如,政府采购清单可以通过 Internet 发布,公司可以电子化方式回应。同样,在公司税的征收上,政府也可以通过电子交换方式来完成。

(4)消费者对政府机构的电子商务 即 C2G(Customer to Government)电子商务,政府将会把电子商务扩展到如福利发放和自我估税及个人税收的征收方面。

(5)消费者对消费者的电子商务 即 C2C(Customer to Customer)电子商务,网上交易的电子市场如同房产中介一样,在这里,消费者可以登记注册自己要出售的商品信息,也可以购买其他消费者登记注册的商品。如中国营销网(http://www.sellcn.com),消费者可以在此进行自助形式的自由买卖。

(二)医药电子商务概述

1. 医药电子商务的定义

2000 年 6 月 26 日,原国家药品监督管理局颁布了《药品电子商务试点监督管理办法》(国药管办〔2000〕258 号),该办法明确指出药品电子商务是指药品生产者、经营者或使用者,通过信息网络系统以电子数据信息交换的方式进行并完成各种商务活动和相关的服务活动。

国家食品药品监督管理局(SFDA)2005 年 10 月 8 日发布并于 2005 年 12 月 1 日起正式

施行的《互联网药品交易服务审批暂行规定》中进一步明确了互联网药品交易服务。互联网药品交易服务是指通过互联网提供药品(包括医疗器械、直接接触药品的包装材料和容器)、交易服务的电子商务活动。互联网药品交易服务包括为药品生产企业、药品经营企业和医疗机构之间的互联网药品交易提供的服务;药品生产企业、药品批发企业通过自身网站与本企业成员之外的其他企业进行的互联网药品交易以及向个人消费者提供的互联网药品交易服务。

可见,在我国目前的政策框架内,医药电子商务更倾向于特指这种互联网药品交易活动。其中的交易对象又不仅仅限于药品本身,还可以包括医药器械、直接接触药品的包装材料和容器等。因此,可将医药电子商务定义为:医药电子商务是指以医药商品生产者、医药商品经营者、医疗机构、医药信息服务提供商、保险公司、银行等医药商品交易活动的参与者,通过互联网络系统以电子数据信息交换的方式进行并完成的各类医药商品的交易和服务活动。

由于药品的特殊性,医药电子商务按交易对象只分为 B2B 和 B2C 两种。B2B 是医药电子商务的主流,占整个医药电子商务交易额的 85％左右;B2C 交易额较少,占整个医药电子商务交易额的 15％左右。

2. 医药电子商务的发展

我国医药电子商务的发展大体经历了以下几个阶段。

第一阶段从 1996 年开始,是我国药品电子商务的起步和探索阶段。以信息网络技术首次在药品流通中应用为标志。1996 年,河南省开始探索利用信息网络技术和先进的经营管理方式改造传统药品流通行业,将药品交易方式由"人对人"转换为"人机对话"的途径与方法。1998 年 12 月,河南医药电子商务系统率先通过省级评审并投入试运行,是国内第一个投入实际运行的药品电子商务系统。河南医药电子商务系统的研究开发和推广应用,初步探索了药品电子商务的政策框架、商业模式和技术方案,对明确网上交易规则、行为规范和各方当事人的法律责任,提供了初步的经验。

第二阶段从 2000 年 2 月开始,是药品电子商务的试点和规范阶段。以医药电子商务法律法规的逐步完善为标志。国务院办公厅转发国务院体改办等部门《关于医药卫生体制改革的指导意见》,要求"在药品购销活动中,要积极利用现代电子信息网络技术,提高效率,降低药品流通费用"。同年 6 月,原国家药品监督管理局发布《药品电子商务试点监督管理办法》,提出了试点阶段对药品电子商务的主体资格审验和监督管理办法。国家经贸委选定了上海和武汉两家企业作为试点,国家药监局市场司也同意将广东、福建、北京等更多地区的数十家企业纳入医药电子商务试点范围,从而拉开了我国发展医药电子商务的序幕。在有关部门的积极引导和推动下,药品电子商务的试点工作迅速铺开。

第三阶段从 2006 年 1 月开始,是药品电子商务的全面发展和推广应用阶段。在这一阶段,以医药企业(药品连锁零售)自建的 B2C 交易场(网上药店)的应用为主要标志,继而形成了独立第三方 B2B 交易场(公共平台)和医药企业自建的 B2B 交易场(网上批发)格局。医疗机构将初步建立药品集中采购制度,我国的药品流通将走进 B2B、B2C 交易场,形成与市场经济体制相适应、与国际惯例接轨的药品流通商业新模式。

二、互联网药品交易服务管理

2005 年 10 月 8 日,国家食品药品监督管理局正式公布《互联网药品交易服务审批暂行规定》(以下简称《规定》),以切实加强对互联网药品购销行为的监督管理。《规定》中所称的互联网药品交易服务,是指通过互联网提供药品(包括医疗器械、直接接触药品的包装材料和容器)交易服务的电子商务活动。《规定》自 2005 年 12 月 1 日起正式施行。

1. **互联网药品交易服务企业的类型**

互联网药品交易服务包括为药品生产企业、药品经营企业和医疗机构之间的互联网药品交易提供的服务;药品生产企业、药品批发企业通过自身网站与本企业成员之外的其他企业进行的互联网药品交易以及向个人消费者提供的互联网药品交易服务。可见,进行互联网药品交易服务的企业类型有:独立的第三方企业、药品生产企业、药品批发企业及药品连锁零售企业。

独立的第三方企业(第三方中介)是指为药品生产企业、药品经营企业和医疗机构之间的互联网药品交易提供服务的企业,不得参与药品生产、经营;不得与行政机关、医疗机构和药品生产经营企业存在隶属关系、产权关系和其他经济利益关系。即第三方中介机构只进行工业、商业、医院之间交易的撮合,不涉及资金的交割,不允许做配送。

2. **互联网药品交易的电子商务模式和形式**

互联网药品交易的模式有 B2B 和 B2C 两种。而交易的形式可分为公共平台、网上批发及网上零售三种。公共平台形式是为药品生产企业、药品经营企业和医疗机构之间的互联网药品交易提供的服务,即独立第三方医药电子虚拟市场型 B2B 交易。药品网上批发形式是药品生产企业、药品批发企业通过自身网站与本企业成员之外的其他企业进行的互联网药品交易,即交易方自建医药电子虚拟市场型 B2B 交易。

药品网上零售形式,又称网上药店,是向个人消费者提供的互联网药品交易服务,即 B2C 交易,是医药电子商务的一个典型的应用。

3. **互联网药品交易的范围**

(1)**本企业生产、经营的药品** 通过自身网站与本企业成员之外的其他企业进行互联网药品交易的药品生产企业和药品批发企业只能交易本企业生产或者本企业经营的药品。

药品生产和批发企业过去不允许签订电子合同,现在可以下订单、签合同,但是只能卖自己的产品。不得利用自身网站提供其他企业所生产或经营药品的交易服务。

(2)**本企业经营的非处方药** 向个人消费者提供互联网药品交易服务的企业只能在网上销售本企业经营的非处方药。不得向其他企业或者医疗机构销售药品。药品连锁零售企业所开办的网上药品零售电子交易平台即网上药店里只能销售本企业经营的非处方药,不能交易处方药。不能和企业进行交易,同时更不能出现非本企业的药品在网上药店里进行销售的现象。

4. **审批的主体及时限**

(1)**公共平台形式** 国家食品药品监督管理局负责审批药品公共平台形式,从企业申请到最后审批发证最长需要 60 个工作日。包括:①受理(10 个工作日内,对材料进行完整性审核);②决定现场验收(20 个工作日内);③实际组织现场验收(20 个工作日内);④发证(10 个工作日内)。

(2)**网上批发和网上零售形式** 省、自治区、直辖市负责审批药品网上批发和药品网上零售形式,从企业申请到最后审批发证最长需要 55 个工作日。包括:①受理(5 个工作日内,对材料进行完整性审核);②决定现场验收(20 个工作日内);③实际组织现场验收(20 个工作日内);④发证(10 个工作日内)。

互联网药品交易服务机构资格证书由国家食品药品监督管理局统一印制,有效期是 5 年,期限届满还要继续从事互联网药品交易服务的,必须在证书有效期截止前 6 个月内提出换证的请求。相关部门按审批程序进行审批。审批通过换新证继续从事互联网药品交易服务,不通过则取消资格。审批通过的互联网药品交易服务机构资格证书可通过访问国家食品药品监督管理局网站(http://www.sfda.gov.cn—数据查询—其他—互联网药品交易服务)里的数据库获得最新的审批信息。

5.互联网药品交易服务机构资格证书编码规则

(1)公共平台　由国家食品药品监督管理局审批;其证书编码为:国＋A＋通过年度(4 位)＋本年度内全国通过审批的顺序号 4 位。如国 A20120001。

(2)网上批发　其由省、自治区、直辖市食品药品监督管理局审批;其证书编码为:省、自治区、直辖市简称＋B＋通过年度(4 位)＋本年度内本行政区域内通过审批的顺序号 4 位。如辽 B20120001。

(3)网上药店　由省、自治区、直辖市食品药品监督管理局审批;其证书编码为:省、自治区、直辖市简称＋C＋通过年度(4 位)＋本年度内本行政区域内通过审批的顺序号 4 位。如辽 C20120001。

提供互联网药品交易服务的企业必须在其网站首页显著位置标明互联网药品交易服务机构资格证书号码。

6.医疗机构的角色

在互联网上进行药品交易的药品生产企业、药品经营企业和医疗机构必须通过经食品药品监督管理部门和电信业务主管部门审核同意的互联网药品交易服务企业进行交易。参与互联网药品交易的医疗机构只能购买药品,不得上网销售药品。

《互联网药品信息服务管理办法》第九条规定:提供互联网药品信息服务网站所登载的药品信息必须科学、准确,必须符合国家的法律、法规和国家有关药品、医疗器械管理的相关规定。提供互联网药品信息服务的网站不得发布麻醉药品、精神药品、医疗用毒性药品、放射性药品、戒毒药品和医疗机构制剂的产品信息。这说明医疗机构在互联网药品交易中是处于买方的地位的,只能买,不能卖。

7.网上药店

网上药店(或称虚拟药店)是指企业依法建立的,能够实现与个人消费者在互联网上进行医药商品交易的电子虚拟销售市场,是医药电子商务的一个分支,属 B2C 交易模式,其主要功能是网上药品零售和在线药学服务。开办网上药店的企业应当具备的条件包括:

- 依法设立的药品连锁零售企业;
- 提供互联网药品交易服务的网站已获得从事互联网药品信息服务的资格;
- 具有健全的网络与交易安全保障措施以及完整的管理制度;
- 具有完整保存交易记录的能力、设施和设备;
- 具备网上咨询、网上查询、生成订单和电子合同等基本交易服务功能;
- 对上网交易的品种有完整的管理制度与措施;
- 具有与上网交易的品种相适应的药品配送系统;
- 具有执业药师负责网上实时咨询,并有保存完整咨询内容的设施、设备及相关管理制度;

♦ 从事医疗器械交易服务,应当配备拥有医疗器械相关专业学历、熟悉医疗器械相关法规的专职专业人员。

网上药店的开展使得消费者可以 24 小时全天候享受购药的方便,只需在网络上输入网上药店地址、购药品种和数量以及支付方式等信息,药品就会送到消费者手中。

 学习小结

本章着重介绍了药品经营管理的概况,包括历史沿革、药品经营企业、价格管理、广告管理、质量管理、药品流通行业的监督检查等,介绍了药品电子商务和互联网药品交易服务的基本内容,重点是掌握 GSP 认证的相关内容,难点是把握质量管理在实际工作中的运用。

通过本章的学习,将有助于同学们了解药品经营行业的现状及主要工作内容,为将来从事药品经营工作打下良好的基础。

 目标检测

一、A 型题(单项选择题)

1. GSP 规定,在库药品需悬挂红色色标的是(　　　)

A. 待验药品库(区)

B. 退货药品库(区)

C. 合格药品库(区)

D. 零货称取库(区)

E. 不合格药品库(区)

2. 为满足药品分类保管和储存要求,GSP 规定阴凉库的温度和相对湿度分别为(　　　)

A. 0~20℃,45%~75%

B. 0~30℃,45%~75%

C. 2~10℃,45%~65%

D. 0~20℃,45%~65%

E. 2~10℃,45%~65%

3. 向个人消费者提供互联网药品交易服务的企业只能(　　　)

A. 在网上销售本企业生产的处方药

B. 在网上销售本企业生产的非处方药

C. 在网上销售本企业经营的药品

D. 在网上销售本企业经营的处方药

E. 在网上销售本企业经营的非处方药

二、B 型题(配伍项选择题)

[4~8 题]

A. 100 平方米

B. 50 平方米

C. 40 平方米

D. 30 平方米

E. 20 平方米

4. GSP 规定,大型药品零售企业营业场所面积是( )

5. GSP 规定,中型药品零售企业营业场所面积是( )

6. GSP 规定,小型药品零售企业仓库面积是( )

7. GSP 规定,药品零售连锁门店营业场所面积是( )

8. GSP 规定,大型药品零售企业仓库面积是( )

三、X 型题(多项选择题)

9. 药品经营企业是指( )

A.经营药品的专营企业

B.经营药品的兼营企业

C.药品批发企业

D.药品零售企业

E.药品零售连锁企业

10. GSP 规定,药品出库应遵循的原则是( )

A.先产先出

B.根据领导要求

C.按批号发货

D.按库存量大小

E.近期先出

四、简答题

1.简述开办药品经营企业应具备的条件。

2.根据药品的属性,药品经营企业的经营范围可分为哪几大类?

3.简述我国实施 GSP 的现状和发展趋势。

(巩海涛 孟令全)

第八章　医疗机构药事管理

学习目标

【掌握】处方管理和调剂业务管理；医疗机构制剂管理规定。

【熟悉】医疗机构药学部门的基本组织机构；医疗机构药剂科的任务；医疗机构药事管理与药物治疗学委员会的组成和职责；医疗机构药品管理的概念及目标；药品的采购、储存和经济管理。

【了解】医疗机构的概念及分类、分级管理制度；医疗机构药事管理的概念及内容；医疗机构合理用药概况、临床药学的任务和药学服务的含义。

第一节　医疗机构药事管理概述

一、医疗机构

1.医疗机构的概念

医疗机构是指以救死扶伤、防病治病、为人民健康服务为宗旨，依法定程序设立的，从事疾病诊断与治疗活动的社会组织。开办医疗机构必须依照《医疗机构管理条例》的规定，办理申请、审批、登记，领取《医疗机构执业许可证》。

目前，我国医疗机构的类别主要包括：医院、社区卫生服务中心（站）、乡（镇）卫生院、街道卫生院、门诊部、诊所、急救中心（站）、妇幼保健院、专科疾病防治院及其他诊疗机构等。本章讨论的医疗机构主要是指医院。

2.医疗机构分类管理制度

2000年，国务院办公厅转发国务院体改办等部门关于《城镇医药卫生体制改革指导意见》，提出建立新的医疗机构分类管理制度。将医疗机构分为非营利性和营利性两类进行管理。国家根据医疗机构的性质、社会功能及其承担的任务，制定并实施不同的财税、价格政策。非营利性医疗机构在医疗服务体系中占主导地位，享受相应的税收优惠政策。政府举办的非营利性医疗机构由同级财政给予合理补助，并按扣除财政补助和药品差价收入后的成本制定医疗服务价格；其他非营利性医疗机构不享受政府补助，医疗服务价格执行政府指导价。卫生、财政等部门要加强对非营利性医疗机构的财务监督管理。营利性医疗机构医疗服务价格放开，依法自主经营，照章纳税。

3.医疗机构分级管理制度

1989年，国家卫生部发布的《综合医院分级管理标准（试行草案）》中规定，根据任务和功能的不同，把医院分为三级，即一级医院、二级医院和三级医院。一级医院是直接向一定人口的社区提供预防、医疗、保健和康复服务的基层医疗卫生机构。二级医院是向多个社区提供综合医疗卫生服务和承担一定教学、科研任务的地区性医院。三级医院是向几个地区提供高水平专科性医疗卫生服务和执行高等教育、科研任务的区域性以上的医院。根据各级医院的技术水平、质量水平和管理水平的高低，并参照必要的设施条件，分别划分为甲、乙、丙等，三级医院增设特等。

二、医疗机构药事管理

1.医疗机构药事的概念

医疗机构药事，泛指在以医院为代表的医疗机构中，一切与药品和药学服务有关的事物（项）。包括：①药品的监督管理、采购供应、储存保管、调剂制剂、质量管理、临床应用、经济核算、临床药学、药学情报服务、药学教学科研；②药学部门（药剂科）内部的组织机构、人员配备、设施设备、规章制度；③医疗机构药学部门与外部的沟通联系、信息交流等事项。

2.医疗机构药事管理的概念

医疗机构药事管理，是指医疗机构以患者为中心，以临床药学为基础，对临床用药全过程进行有效地组织实施与管理，促进临床科学、合理用药的药学技术服务和相关的药品管理工作。医疗机构药事管理是对医疗机构药学事业的综合管理。

传统的医疗机构药事管理主要是指采购、储存、分发药品的管理，自配制剂的管理，药品的质量管理和经济管理等，即对物的管理。随着现代医药卫生事业地不断发展，医疗机构药事管理的重心已经逐步转移，由对物的管理逐渐转向对以患者安全、有效、合理用药为中心的系统药事管理。

3.医疗机构药事管理的内容

医疗机构药事管理是一个相对完整的管理系统，具有专业技术性、政策法规性和技术服务性的特点。主要内容包括以下几个方面。

（1）**医疗机构药事组织管理**　根据工作内容和服务对象的不同，医疗机构药学部门分为若干部门，各部门之间协调合作。药事组织管理包括医疗机构药学部门的组织体制及其职责范围、人员配备和培训，药学部门内部各科室的工作协调、与临床各部门的工作协调，与患者之间的沟通等。

（2）**业务技术管理**　包括药品的储存、供应、调剂、制剂、药品质量检验、临床药学及科研开发管理等。

（3）**药品质量管理**　包括医院制剂质量管理和购进药品质量管理。药学部门应按照相关法规对医院制剂的生产进行质量控制和质量检验，并对购进的药品进行质量验收和科学库存保管，以保证向临床及患者供应质量合格的药品。

（4）**药品信息管理**　医疗机构药学部门应收集、整理、发布药物信息，开展药学情报服务，及时为临床提供用药咨询服务，促进合理用药。

（5）**药品经济管理**　药学部门应在保证药品质量的前提下，进行资金合理预算，控制药品采购成本和库存量，降低药物治疗费用支出。利用药物经济学的原理，开展用药的经济学分析和评价，评估临床药物使用的合理性、经济性，提高临床合理用药的水平。

（6）**药事制度管理**　国家和政府相关管理部门针对医疗机构药事工作制定、颁布了一系列的法规、政策。医疗机构药学部门必须根据国家的有关法规，并结合自身特点，制定、修改药学部门内部管理的各项规章制度,并加以贯彻执行,从而规范医疗机构药事管理工作和药学人员的从业行为。

第二节 医疗机构药学部门

一、医疗机构药学部(药剂科、药房)

1. 医疗机构药学部门的基本组织机构

2011年,卫生部、国家中医药管理局、总后勤部卫生部联合颁布的《医疗机构药事管理规定》指出,医疗机构应当根据本机构功能、任务、规模设置相应的药学部门,配备和提供与药学部门工作任务相适应的专业技术人员、设备及设施。药学部门具体设置的业务科室,应根据该医疗机构的性质、就诊人数、住院人数、床位数、医院的建筑、药学部门的任务及历史情况等因素综合分析而设定。

我国的医疗机构药学部门常称为药剂科、药学部、药房和药局等。三级医院设置药学部,并可根据实际情况设置二级科室;二级医院设置药剂科;其他医疗机构设置药房。三级医院一般可按照职能成立临床药学科(室)和药剂科。药剂科下设药品调剂室、药物制剂室、药品质量控制室和药品库等,专人负责,便于管理,能够保证医院用药的有序进行。

《综合医院分级管理标准(试行草案)》对各级各等医院的药剂科机构设置及各科室的工作内容做出了规定。经过多年实践,各医疗机构结合自身情况及工作需要,对药剂科的机构设置做出了必要的调整。目前,我国综合医院药学部门主要由调剂、制剂、药品保管、药品检验、临床药学、药学信息等职能科室组成。我国综合性医院药学部门的组织机构见图8-1。

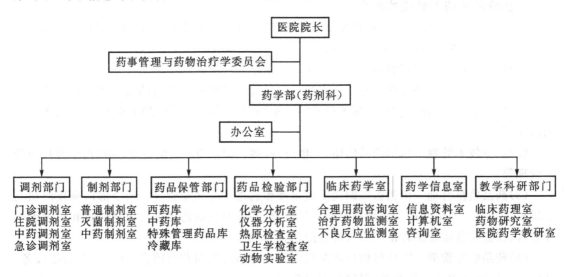

图8-1 我国综合性医院药学部门组织机构

2. 医疗机构药剂科的任务

药学部门具体负责药品管理、药学专业技术服务和药事管理工作,开展以患者为中心,以合理用药为核心的临床药学工作,组织药师参与临床药物治疗,提供药学专业技术服务。具体任务主要包括:

◆ 根据本院临床和科研需要,按照《基本用药目录》制定药品采购计划,做好药品采购、自制、储备、保管和供应工作。

◆ 根据医师处方或科室请领单,认真审核、及时准确地调剂分发药品。经有关部门审批后,按临床需要配置市场上无供应的制剂,供临床使用。

◆ 加强药品质量管理,建立健全药品监督和检验制度,对本院制剂进行全检,对购入药品进行抽检,以保证临床用药安全有效。

◆ 积极开展临床药学工作。做好用药咨询,结合临床搞好合理用药、新药的临床研究和上市药品的再评价工作;做好药品不良反应收集、整理、监测和报告工作。

◆ 理论与临床实际结合,开展新制剂、新剂型以及药代动力学和生物利用度等研究工作。

◆ 运用药物经济学的原理和方法,研究医院药品资源的利用情况,并进行分析和评估。

◆ 提高医院药学技术人员的整体素质。开展医院药师继续教育,承担培养药学进修人员和医药院校实习学生的任务。

二、医疗机构药事管理与药物治疗学委员会

按照《医疗机构药事管理规定》的要求:二级以上医院应当设立药事管理与药物治疗学委员会;其他医疗机构应当成立药事管理与药物治疗学组。

1.药事管理与药物治疗学委员会

药事管理与药物治疗学委员会是监督指导本医疗机构科学管理药品和合理用药的药事管理组织。二级以上医院药事管理与药物治疗学委员会委员由具有高级技术职务任职资格的药学、临床医学、护理及医院感染管理、医疗行政管理等人员组成。成立医疗机构药事管理与药物治疗学组的医疗机构由药学、医务、护理、医院感染、临床科室等部门负责人和具有药师、医师以上专业技术职务任职资格的人员组成。医疗机构负责人任药事管理与药物治疗学委员会(组)主任委员,药学和医务部门负责人任药事管理与药物治疗学委员会(组)副主任委员。

2.医疗机构药事管理与药物治疗学委员会的工作职责

药事管理与药物治疗学委员会(组)应当建立健全相应的工作制度,日常工作由药学部门负责。《医疗机构药事管理规定》第九条规定了药事管理与药物治疗学委员会(组)的职责,包括以下几个方面:

◆ 贯彻执行医疗卫生及药事管理等有关法律、法规、规章;审核制定本机构药事管理和药学工作规章制度,并监督实施;

◆ 制定本机构药品处方集和基本用药供应目录;

◆ 推动药物治疗相关临床诊疗指南和药物临床应用指导原则的制定与实施,监测、评估本机构药物使用情况,提出干预和改进措施,指导临床合理用药;

◆ 分析、评估用药风险和药品不良反应、药品损害事件,并提供咨询与指导;

◆ 建立药品遴选制度,审核本机构临床科室申请的新购入药品、调整药品品种或者供应企业和申报医院制剂等事宜;

◆ 监督、指导麻醉药品、精神药品、医疗用毒性药品及放射性药品的临床使用与规范化管理;

◆ 对医务人员进行有关药品管理法律法规、规章制度和合理用药知识的教育培训;向公众宣传安全用药知识。

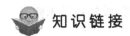 知识链接

国外医院药事管理委员会

国外很多国家的医院都设立了医院药事管理委员会,其组成和我国医疗机构药事管理与药物治疗学委员会基本类似。在美国和英国称为"药学与治疗学委员会"(Pharmacy and Therapeutics Committee,P&T委员会)或药物与治疗学委员会(Drug and Therapeutics Committee,DTC),下设专科药物分委员会;加拿大称为"药物质量与治疗学委员会"(Drug Quality and Therapeutics Committee,DQTC);德国称为药品委员会;日本称为药品选用委员会或药事委员会。

国外药事管理委员会通常由医师、药师、护师和医院行政主管,共8~12人组成。药事管理委员会在推动药品科学化管理、促进合理用药、提高用药安全性和有效性、减少药物治疗费用等方面起着显著的作用。

第三节　医疗机构调剂管理

一、处方管理

为规范处方管理,提高处方质量,促进合理用药,保障医疗安全,根据《执业医师法》、《药品管理法》、《医疗机构管理条例》、《麻醉药品和精神药品管理条例》等有关法律、法规,卫生部颁布了《处方管理办法》,自2007年5月1日起施行。

1.处方的概念

处方,是指由注册的执业医师和执业助理医师(以下简称医师)在诊疗活动中为患者开具的、由取得药学专业技术职务任职资格的药学专业技术人员(以下简称药师)审核、调配、核对,并作为患者用药凭证的医疗文书。处方包括医疗机构病区用药医嘱单。

医师开具处方和药师调剂处方应当遵循安全、有效、经济的原则。处方药应当凭医师处方销售、调剂和使用。处方是药学技术人员为患者调配、发药的凭据,是处方开具者与处方调配者之间的书面依据,具有法律、技术和经济上的意义。

2.处方标准

处方标准由卫生部统一规定,处方格式由省、自治区、直辖市卫生行政部门统一制定,处方由医疗机构按照规定的标准和格式印制。

处方由前记、正文、后记三部分组成。①前记:包括医疗机构名称、费别、患者姓名、性别、年龄、门诊或住院病历号,科别或病区和床位号、临床诊断、开具日期等。可添列特殊要求的项目。麻醉药品和第一类精神药品处方还应当包括患者身份证明编号,代办人姓名、身份证明编号。②正文:以Rp或R(拉丁文Recipe"请取"的缩写)标示,分列药品的名称、剂型、规格、数量、用法用量。③后记:医师签名或者加盖专用签章,药品金额以及审核、调配、核对、发药药师签名或者加盖专用签章。

处方印制标准:①普通处方的印刷用纸为白色;②急诊处方的印刷用纸为淡黄色,右上角标注"急诊";③儿科处方的印刷用纸为淡绿色,右上角标注"儿科";④麻醉药品和第一类精神药品处方的印刷用纸为淡红色,右上角标注"麻、精一";⑤第二类精神药品处方的印刷用纸为白色,右上角标注"精二"。

3. 处方权限的获得

(1)经注册的执业医师在执业地点取得相应的处方权。经注册的执业助理医师在医疗机构开具的处方,应当经所在执业地点执业医师签名或加盖专用签章后方有效。

(2)经注册的执业助理医师在乡、民族乡、镇、村的医疗机构独立从事一般的执业活动,可以在注册的执业地点取得相应的处方权。

(3)医师应当在注册的医疗机构签名留样或者专用签章备案后,方可开具处方。

(4)医疗机构应当按照有关规定,对本机构执业医师和药师进行麻醉药品和精神药品使用知识和规范化管理的培训。执业医师经考核合格后取得麻醉药品和第一类精神药品的处方权,药师经考核合格后取得麻醉药品和第一类精神药品的调剂资格。

(5)试用期人员开具处方,应当经所在医疗机构有处方权的执业医师审核、并签名或加盖专用签章后方有效。

(6)进修医师由接收进修的医疗机构对其胜任本专业工作的实际情况进行认定后授予相应的处方权。

4. 处方书写的规则

(1)患者一般情况、临床诊断填写清晰、完整,并与病历记载相一致。

(2)每张处方限于一名患者的用药。

(3)字迹清楚,不得涂改;如需修改,应当在修改处签名并注明修改日期。

(4)药品名称应当使用规范的中文名称书写,没有中文名称的可以使用规范的英文名称书写;医疗机构或者医师、药师不得自行编制药品缩写名称或者使用代号;书写药品名称、剂量、规格、用法、用量要准确规范,药品用法可用规范的中文、英文、拉丁文或者缩写体书写,但不得使用"遵医嘱"、"自用"等含糊不清的字句。

(5)患者年龄应当填写实足年龄,新生儿、婴幼儿写日、月龄,必要时要注明体重。

(6)西药和中成药可以分别开具处方,也可以开具一张处方,中药饮片应当单独开具处方。

(7)开具西药、中成药处方,每一种药品应当另起一行,每张处方不得超过5种药品。

(8)中药饮片处方的书写,一般应当按照"君、臣、佐、使"的顺序排列;调剂、煎煮的特殊要求注明在药品右上方,并加括号,如布包、先煎、后下等;对饮片的产地、炮制有特殊要求的,应当在药品名称之前写明。

(9)药品用法用量应当按照药品说明书规定的常规用法用量使用,特殊情况需要超剂量使用时,应当注明原因并再次签名。

(10)除特殊情况外,应当注明临床诊断。

(11)开具处方后的空白处画一斜线以示处方完毕。

(12)处方医师的签名式样和专用签章应当与院内药学部门留样备查的式样相一致,不得任意改动,否则应当重新登记留样备案。

5. 药品剂量与数量

药品剂量与数量用阿拉伯数字书写。剂量应当使用法定剂量单位:重量以克(g)、毫克(mg)、微克(μg)、纳克(ng)为单位;容量以升(L)、毫升(ml)为单位;国际单位(IU)、单位(U)、中药饮片以克(g)为单位。片剂、丸剂、胶囊剂、颗粒剂分别以片、丸、粒、袋为单位;溶液剂以支、瓶为单位;软膏及乳膏剂以支、盒为单位;注射剂以支、瓶为单位,应当注明含量;中药饮片以剂为单位。

6.处方的有效期和用量

处方开具当日有效。特殊情况下需延长有效期的,由开具处方的医师注明有效期限,但有效期最长不得超过3日。

处方一般不得超过7日用量;急诊处方一般不得超过3日用量;对于某些慢性病、老年病或特殊情况,处方用量可适当延长,但医师应当注明理由。医疗用毒性药品、放射性药品的处方用量应当严格按照国家有关规定执行。

7.**麻醉药品、精神药品的处方要求**

(1)门(急)诊癌症疼痛患者和中、重度慢性疼痛患者需长期使用麻醉药品和第一类精神药品的,首诊医师应当亲自诊查患者,建立相应的病历,要求其签署《知情同意书》。病历中应当留存下列材料复印件:①二级以上医院开具的诊断证明;②患者户籍簿、身份证或者其他相关有效身份证明文件;③为患者代办人员身份证明文件。

(2)除需长期使用麻醉药品和第一类精神药品的门(急)诊癌症疼痛患者和中、重度慢性疼痛患者外,麻醉药品注射剂仅限于医疗机构内使用。

(3)为门(急)诊患者开具的麻醉药品注射剂,每张处方为1次常用量;控缓释制剂,每张处方不得超过7日常用量;其他剂型,每张处方不得超过3日常用量。第一类精神药品注射剂,每张处方为1次常用量;控缓释制剂,每张处方不得超过7日常用量;其他剂型,每张处方不得超过3日常用量。哌甲酯用于治疗儿童多动症时,每张处方不得超过15日常用量。第二类精神药品一般每张处方不得超过7日常用量;对于慢性病或某些特殊情况的患者,处方用量可以适当延长,医师应当注明理由。

(4)为门(急)诊癌症疼痛患者和中、重度慢性疼痛患者开具的麻醉药品、第一类精神药品注射剂,每张处方不得超过3日常用量;控缓释制剂,每张处方不得超过15日常用量;其他剂型,每张处方不得超过7日常用量。

(5)为住院患者开具的麻醉药品和第一类精神药品处方应当逐日开具,每张处方为1日常用量。

(6)对于需要特别加强管制的麻醉药品,盐酸二氢埃托啡处方为1次常用量,仅限于二级以上医院内使用;盐酸哌替啶处方为1次常用量,仅限于医疗机构内使用。

(7)医疗机构应当要求长期使用麻醉药品和第一类精神药品的门(急)诊癌症患者和中、重度慢性疼痛患者,每3个月复诊或者随诊1次。

8.**处方的保存**

医师利用计算机开具、传递普通处方时,应当同时打印出纸质处方,其格式与手写处方一致;打印的纸质处方经签名或者加盖签章后有效。药师核发药品时,应当核对打印的纸质处方,无误后发给药品,并将打印的纸质处方与计算机传递处方同时收存备查。

处方由调剂处方药品的医疗机构妥善保存。普通处方、急诊处方、儿科处方保存期限为1年,医疗用毒性药品、第二类精神药品处方保存期限为2年,麻醉药品和第一类精神药品处方保存期限为3年。处方保存期满后,经医疗机构主要负责人批准、登记备案后,方可销毁。

医疗机构应当根据麻醉药品和精神药品处方开具情况,按照麻醉药品和精神药品品种、规格对其消耗量进行专册登记,登记内容包括发药日期、患者姓名、用药数量。专册保存期限为3年。

二、调剂业务管理

1.调剂的概念

调剂,是指配药、配方、发药,又称调配处方。药品调剂工作是药学技术服务的重要组成部分,是专业性、管理性、法律性、事务性、经济性综合一体的活动过程,也是药剂人员和医护人员协同活动的过程。调剂工作直接面向患者和临床医护人员,是医疗机构的窗口。调剂业务管理状况对医疗质量及医疗机构的社会形象有直接地影响。调剂工作中要充分发挥药学技术的保障作用,做到准确无误、质量优良、使用合理、优化流程、规范操作,加强对患者用药的指导,为患者提供优质服务。

2.调剂业务分类

调剂工作可以分为门(急)诊调剂,住院部调剂及中药调剂。

3.调剂工作的流程

调剂工作可分为8个步骤,其流程如图8-2所示。

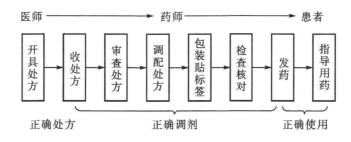

图8-2　调剂的流程示意图

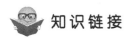　**知识链接**

单剂量配方制

单剂量配方制,又称单元调剂,即调剂人员把住院患者所需服用的各种固体药品,按单位剂量用铝箔或塑膜密封后单独包装(常见的联用药品可以一起包装),上面标有药名、剂量等,便于药师、护士及患者进行核对,以避免分发给患者散片无法识别、无法核对的缺点。采用单剂量配方制,一方面,可方便患者服用,防止服错药或重复服药;另一方面,重新包装也提高了药品的稳定性,保证药品使用的正确性、安全性和经济性。

4.调剂工作的步骤

(1)**准备工作**　包括清查药品存量、准备包装材料和按照一次处方量分装药品等。

(2)**收处方**　指调剂人员从患者处接受处方或从医护人员处接受请领单或处方。收方是调配工作的第一个环节,也是保证整个调配工作顺利进行的基础。

(3)**审查处方**　应重点审查药品名称、用法、用量、药物配伍作用等。审查处方是保证患者安全、有效、合理、经济用药的第一关,是一项技术性要求很高的工作。要求从事收方的药剂人员有较全面的药学知识与技能。

(4)**调配处方**　指按照医师处方进行配药。调配时要精神集中,按次序进行调配,一张处方未调配结束前不得收第二张处方,以免混淆药品,造成差错。对处方所列药品不得擅自更改或者代用。对有配伍禁忌或者超剂量的处方,应当拒绝调配;必要时,经处方医师更正或者重新签字,方可调配。

(5)**包装贴标签** 负责调配的药师要按处方要求,在所调配的药品包装上写明患者的姓名和药品的用法、用量等内容。

(6)**检查核对** 处方药品调配完成后,由非调配处方的药学人员进行核对。包括再次审查处方,核对调配药品的名称、规格、剂量、用法、用量,核对患者姓名、年龄等。核查无误后,核对人员签字,以示负责。

(7)**发药** 是指将调配好并已核对过的药品发给患者的过程。发药时应核对患者姓名,确认无误后将处方中的药品逐个发给患者并说明用法、用量及注意事项。

(8)**指导用药** 处方调配是一项既发放药品又解答患者咨询的综合性工作。发药时要更多地为患者做好用药指导,耐心解答患者有关用药问题的咨询,从而增强患者用药的依从性,更好地达到治疗疾病的目的。

5.调剂人员素质要求

《药品管理法》规定,医疗机构必须配备依法经过资格认定的药学技术人员。非药学技术人员不得直接从事药剂技术工作。取得药学专业技术职务任职资格的人员方可从事处方调剂工作。药师在执业的医疗机构取得处方调剂资格。药师签名或者专用签章式样应当在本机构留样备查。具有药师以上专业技术职务任职资格的人员负责处方审核、评估、核对、发药以及安全用药指导;药士从事处方调配工作。

6.调剂工作要求

药师应当凭医师处方调剂处方药品,非经医师处方不得调剂。药师应当按照操作规程调剂处方药品时应遵照操作规程:认真审核处方,准确调配药品,正确书写药袋或粘贴标签,注明患者姓名和药品名称、用法、用量,包装;向患者交付药品时,按照药品说明书或者处方用法,进行用药交代与指导,包括每种药品的用法、用量、注意事项等。药师应当认真逐项检查处方前记、正文和后记书写是否清晰、完整,并确认处方的合法性。

药师应当对处方用药适宜性进行审核,审核内容包括:

◆ 规定必须做皮试的药品,处方医师是否注明过敏试验及结果的判定;
◆ 处方用药与临床诊断的相符性;
◆ 剂量、用法的正确性;
◆ 选用剂型与给药途径的合理性;
◆ 是否有重复给药现象;
◆ 是否有潜在临床意义的药物相互作用和配伍禁忌;
◆ 其他用药不适宜情况。

药师经处方审核后,认为存在用药不适宜时,应告知处方医师,请其确认或者重新开具处方。药师发现严重不合理用药或者用药错误,应拒绝调剂,及时告知处方医师,并应当记录,按照有关规定报告。

药师调剂处方时必须做到"四查十对":查处方,对科别、姓名、年龄;查药品,对药名、剂型、规格、数量;查配伍禁忌,对药品性状、用法用量;查用药合理性,对临床诊断。

药师在完成处方调剂后,还须在处方上签名或者加盖专用签章。药师应当对麻醉药品和第一类精神药品处方,按年月日逐日编制顺序号。药师对于不规范处方或者不能判定其合法性的处方,不得调剂。

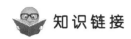 **知识链接**

静脉药物配制

静脉药物配制(PIVA)是在依据药物特性设计的洁净间内,由受过专门培训的药师和(或)护理技术人员,严格按照操作程序,进行包括肠外营养、抗菌药物、肿瘤化疗药、细胞毒药物等在内的静脉药物的配置。PIVA通过标准化和集中化配置静脉药物,可以保证静脉滴注药物的无菌性,防止污染;可大大降低细胞毒药物对医护人员的职业伤害;同时,药品集中配置可以提高工作效率,减少药物配置过程中的损失,降低用药成本。

1963年,美国俄亥俄州立大学附属医院成立了世界上第一个"静脉药物配制中心"(PIVAS),至20世纪60年代末期,此项工作逐步发展到世界各地。1999年,上海市静安区中心医院,建立了我国第一家PIVAS,此后逐渐在全国各地开展这项工作。目前,我国一些有条件的医院已经陆续建立了PIVAS。

《医疗机构药事管理规定》第三十条要求:医疗机构根据临床需要建立静脉用药调配中心(室),实行集中调配供应。

第四节　医疗机构制剂管理

一、医疗机构制剂概述

医疗机构制剂,是指医疗机构根据本单位临床需要经批准而配制、自用的固定处方制剂。医疗机构配制的制剂,应当是本单位临床需要而市场上没有供应的品种。医疗机构配制的制剂,不得在市场销售。

医疗机构配制制剂,须经所在地省、自治区、直辖市人民政府卫生行政部门审核同意,由省、自治区、直辖市人民政府药品监督管理部门批准,发给《医疗机构制剂许可证》。无《医疗机构制剂许可证》的,不得配制制剂。《医疗机构制剂许可证》应标明有效期,到期重新审查发证。医疗机构配制制剂,必须具有能够保证制剂质量的设施、管理制度、检验仪器和卫生条件。配制的制剂必须按照规定进行质量检验;合格的,凭医师处方在本医疗机构使用。特殊情况下,经国务院或者省、自治区、直辖市人民政府的药品监督管理部门批准,医疗机构配制的制剂可以在指定的医疗机构之间调剂使用。

为了加强医疗机构制剂配制的监督管理,2001年3月,《医疗机构制剂配制质量管理规范》(试行)公布实施;2005年6月,《医疗机构制剂配制监督管理办法》(试行)开始施行;2005年8月,《医疗机构制剂注册管理办法》(试行)开始施行。以上法规和规章的颁布,对于确保医疗机构制剂的安全性、有效性、经济性及合理性,具有十分重要的意义,医疗机构制剂管理逐步进入法制化轨道。

二、医疗机构制剂管理规定

(一)医疗机构制剂配制质量管理

国家药品监督管理部门根据《药品管理法》的规定,参照《药品生产质量管理规范》的基本原则,制定了《医疗机构制剂配制质量管理规范》(试行)。主要内容包括:机构与人员、房屋与设施、设备与物料、卫生、文件、配制管理、质量管理及自检和使用管理等。

1. 机构与人员

医疗机构制剂配制应在药剂部门设制剂室、药检室和质量管理组织。机构与岗位人员的职责应明确,并配备具有相应素质及相应数量的专业技术人员。制剂室和药检室的负责人应具有大专以上药学或相关专业学历,具有相应管理的实践经验,有对工作中出现的问题做出正确判断和处理的能力。制剂室和药检室的负责人不得互相兼任。从事制剂配制操作及药检的人员,应经专业技术培训,具有基础理论知识和实际操作技能。凡有特殊要求的制剂配制操作和药检人员还应经相应的专业技术培训。

2. 房屋与设施

为保证制剂质量,制剂室要远离各种污染源。周围的地面、路面、植被等不应对制剂配制过程造成污染。制剂室应有防止污染、昆虫和其他动物进入的有效设施。制剂室的房屋和面积必须与所配制的制剂剂型和规模相适应。应设工作人员更衣室。各工作间应按制剂工序和空气洁净度级别要求合理布局。一般区和洁净区分开;配制和分装与贴签和包装分开;内服制剂与外用制剂分开;无菌制剂与其他制剂分开。制剂室应具有与所配制剂相适应的物料、成品等库房,并有通风、防潮等设施。

3. 设备与物料

设备的选型、安装应符合制剂配制要求,易于清洗、消毒或灭菌,便于操作、维修和保养,并能防止差错和减少污染。制剂配制和检验应有与所配制制剂品种相适应的设备、设施与仪器。建立设备管理的各项规章制度,制定标准操作规程。设备应由专人管理,定期维修、保养,并做好记录。

制剂配制所用物料的购入、储存、发放与使用等应制定管理制度。制剂配制所用的物料应符合药用要求,不得对制剂质量产生不良影响。制剂配制所用的中药材应按质量标准购入,合理储存与保管。各种物料要严格管理。合格物料、待验物料及不合格物料应分别存放,并有易于识别的明显标志。不合格的物料,应及时处理。制剂的标签、使用说明书必须与药品监督管理部门批准的内容、式样、文字相一致,不得随意更改;应专柜存放,专人保管,不得流失。

4. 卫生

制剂室应有防止污染的卫生措施和卫生管理制度,并由专人负责。配制间不得存放与配制无关的物品。配制中的废弃物应及时处理。配制间和制剂设备、容器等应有清洁规程,内容包括:清洁方法、程序、间隔时间、使用清洁剂或消毒剂、清洁工具的清洁方法和存放地点等。洁净室(区)应定期消毒。使用的消毒剂不得对设备、物料和成品产生污染。消毒剂品种应定期更换,防止产生耐药菌株。工作服的选材、式样及穿戴方式应与配制操作和洁净度级别要求相适应。洁净室(区)仅限于该室的配制人员和经批准的人员进入。进入洁净室(区)的人员不得化妆和佩戴饰物,不得裸手直接接触药品。配制人员应有健康档案,并每年至少体检一次。

5. 文件

(1)制剂室应有的文件　①《医疗机构制剂许可证》及申报文件,验收、整改记录;②制剂品种申报及批准文件;③制剂室年检、抽验及监督检查文件及记录。

(2)医疗机构制剂室应有配制管理、质量管理的各项制度和记录　①制剂室操作间、设施及设备的使用、维护、保养等制度和记录;②物料的验收、配制操作、检验、发放、成品分发和使用部门及患者的反馈、投诉等制度和记录;③配制返工、不合格品管理、物料退库、报损、特殊情况处理等制度和记录;④留样观察制度和记录;⑤制剂室内外环境、设备、人员等卫生管理制度和记录;⑥《医疗机构制剂配制质量管理规范》和专业技术培训的制度和记录。

(3)制剂配制管理文件　①配制规程和标准操作规程;②配制记录。

(4)配制制剂的质量管理文件　①物料、半成品、成品的质量标准和检验操作规程;②制剂质量稳定性考察记录;③检验记录。

6.配制管理

配制规程和标准操作规程不得任意修改。每批制剂均应编制制剂批号,并且应按投入和产出的物料平衡进行检查,如有显著差异,必须查明原因,再得出合理解释,确认无潜在质量事故后,方可按正常程序处理。根据制剂配制规程选用工艺用水,工艺用水应符合质量标准并定期检验。每批制剂均应有一份能反映配制各个环节的完整记录。操作人员应及时填写记录,填写字迹清晰、内容真实、数据完整,并由操作人、复核人及清场人签字。记录应保持整洁,不得撕毁和任意涂改。

7.质量管理与自检

质量管理组织负责制剂配制全过程的质量管理。其主要职责包括:制定质量管理组织任务、职责;决定物料和中间品能否使用;研究处理制剂重大质量问题;制剂经检验合格后,由质量管理组织负责人审查配制全过程记录并决定是否发放使用;审核不合格品的处理程序及监督实施。

药检室负责制剂配制全过程的检验。其主要职责包括:制定和修订物料、中间品和成品的内控标准和检验操作规程,制定取样和留样制度;制定检验用设备、仪器、试剂、试液、标准品(或参考品)滴定液与培养基及实验动物等管理办法;对物料、中间品和成品进行取样、检验、留样,并出具检验报告;监测洁净室(区)的微生物数和尘粒数;评价原料、中间品及成品的质量稳定性,为确定物料储存期和制剂有效期提供数据;制定药检室人员的职责。

医疗机构制剂质量管理组织应定期组织自检。自检应按预定的程序,按规定内容进行检查,以证实与《医疗机构制剂配制质量管理规范》的一致性。自检应有记录并写出自检报告,包括评价及改进措施等。

(二)医疗机构制剂配制监督管理

医疗机构制剂配制监督管理是指药品监督管理部门依法对医疗机构制剂配制条件和配制过程等进行审查、许可、检查的监督管理活动。国家食品药品监督管理局负责全国医疗机构制剂配制的监督管理工作。省、自治区、直辖市(食品)药品监督管理部门负责本辖区医疗机构制剂配制的监督管理工作。

(三)医疗机构制剂注册管理

为加强医疗机构制剂的管理,规范医疗机构制剂的申报与审批,根据《药品管理法》和《药品管理法实施条例》,国家食品药品监督管理局制定了《医疗机构制剂注册管理办法》(试行),自2005年8月1日起施行。

1.医疗机构制剂申请人的资格

医疗机构制剂的申请人,应当是持有《医疗机构执业许可证》并取得《医疗机构制剂许可证》的医疗机构。未取得《医疗机构制剂许可证》或者《医疗机构制剂许可证》无相应制剂剂型的"医院"类别的医疗机构可以申请医疗机构中药制剂,但是必须同时提出委托配制制剂的申请。接受委托配制的单位应当是取得《医疗机构制剂许可证》的医疗机构或者取得《药品生产质量管理规范》认证证书的药品生产企业。委托配制的制剂剂型应当与受托方持有的《医疗机构制剂许可证》或者《药品生产质量管理规范》认证证书所载明的范围一致。

2. 申报

申请医疗机构制剂注册,应当进行相应的临床前研究,包括处方筛选、配制工艺、质量指标、药理学、毒理学研究等。所报送的资料应当真实、完整、规范。申请制剂所用的化学原料药及实施批准文号管理的中药材、中药饮片必须具有药品批准文号,并符合法定的药品标准。申请人应当对其申请注册的制剂或者使用的处方、工艺、用途等,提供申请人或者他人在中国的专利及其权属状态说明;他人在中国存在专利的,申请人应当提交对他人专利不构成侵权的声明。医疗机构制剂的名称,应当按照国家食品药品监督管理局颁布的药品命名原则命名,不得使用商品名称。医疗机构配制制剂使用的辅料和直接接触制剂的包装材料、容器等,应当符合国家食品药品监督管理局有关辅料、直接接触药品的包装材料和容器的管理规定。医疗机构制剂的说明书和包装标签由省、自治区、直辖市(食品)药品监督管理部门根据申请人申报的资料,在批准制剂申请时一并予以核准。医疗机构制剂的说明书和包装标签应当按照国家食品药品监督管理局有关药品说明书和包装标签的管理规定印制,其文字、图案不得超出核准的内容,并需标注"本制剂仅限本医疗机构使用"字样。

有下列情形之一的,不得作为医疗机构制剂申报:

- 市场上已有供应的品种;
- 含有未经国家食品药品监督管理局批准的活性成分的品种;
- 除变态反应原外的生物制品;
- 中药注射剂;
- 中药、化学药组成的复方制剂;
- 麻醉药品、精神药品、医疗用毒性药品、放射性药品;
- 其他不符合国家有关规定的制剂。

3. 临床研究要求

临床研究用的制剂,应当按照《医疗机构制剂配制质量管理规范》或者《药品生产质量管理规范》的要求配制,配制的制剂应当符合经省、自治区、直辖市(食品)药品监督管理部门审定的质量标准。医疗机构制剂的临床研究,应当在获得《医疗机构制剂临床研究批件》后,取得受试者知情同意书以及伦理委员会的同意,按照《药物临床试验质量管理规范》的要求实施。医疗机构制剂的临床研究,应当在本医疗机构按照临床研究方案进行,受试例数不得少于 60 例。申请配制的化学制剂已有同品种获得制剂批准文号的,可以免于进行临床研究。

4. 审批

完成临床研究后,申请人向所在地省、自治区、直辖市(食品)药品监督管理部门或者其委托的设区的市级(食品)药品监督管理机构报送临床研究总结资料。省、自治区、直辖市(食品)药品监督管理部门收到全部申报资料后 40 日内组织完成技术审评,做出是否准予许可的决定。符合规定的,核发《医疗机构制剂注册批件》及制剂批准文号,同时报国家食品药品监督管理局备案。

医疗机构制剂批准文号的格式为:

X 药制字 H(Z)+4 位年号+4 位流水号。

X——省、自治区、直辖市简称，H——化学制剂，Z——中药制剂。

5.补充申请与再注册

医疗机构配制制剂，应当严格执行经批准的质量标准，并不得擅自变更工艺、处方、配制地点和委托配制单位。需要变更的，申请人应当提出补充申请，报送相关资料，经批准后方可执行。医疗机构制剂批准文号的有效期为 3 年。有效期届满需要继续配制的，申请人应当在有效期届满前 3 个月按照原申请配制程序提出再注册申请，报送有关资料。

有下列情形之一的，省、自治区、直辖市（食品）药品监督管理部门不予批准再注册，并注销制剂批准文号：①市场上已有供应品种的；②按照《医疗机构制剂配制监督管理办法》应予撤销批准文号的；③未在规定时间内提出再注册申请的；④其他不符合规定的。

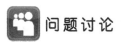 问题讨论

医疗机构制剂的管理

某市食品药品监督管理局在检查时发现，该市 A 医院取得了《医疗机构制剂许可证》，且该院自制的某外用制剂也取得了医疗机构制剂批准文号。A 医院不仅在本院内配制、使用此制剂，并将其销售给该市的 B 医院，由 B 医院将其给本院的患者使用。

问题与讨论：

(1)什么是医疗机构制剂？ 医疗机构制剂的特点？

(2)A、B 两所医院的行为是否合法？ 为什么？

第五节　医疗机构药品供应管理

医疗机构药品管理，是指对医疗机构临床诊疗、科研所需药品进行的采购、储存、分配和使用过程的管理。医疗机构药品管理是医疗机构药事管理的重要组成部分，也是医疗机构经济管理的主要内容之一。管理的对象包括一般药品、特殊管理药品、制剂用原料药品、科研用药品和中药材（饮片）的管理。医疗机构药品管理包括药品质量管理和经济管理，其主要目标是：①贯彻实施药事法规，保证供应的药品质量合格、安全有效；②制定合理的药品采购计划，保证医疗、科研所需的药品供应及时、准确无误；③符合医疗机构经济、财政管理政策和制度，在保证药品质量的前提下，合理降低药品价格，减少患者和国家的经济负担。

一、药品采购管理

(一)药品采购管理的概念

药品采购管理，是指对医疗机构所需药品的供应渠道、采购程序、采购计划、采购方式及采购文件的管理。药品采购管理是医疗机构药品管理的关键环节。药品是特殊商品，在药品采购管理中，需要遵循质量第一、合法性、经济性及保障性的原则。

(二)药品采购管理的有关规定

1.《药品管理法》和《药品管理法实施条例》的规定

医疗机构购进药品，必须建立并执行进货检查验收制度，验明药品合格证明和其他标识；不符合规定要求的，不得购进和使用。

医疗机构购进药品，必须有真实、完整的药品购进记录。药品购进记录必须注明药品的通

用名称、剂型、规格、批号、有效期、生产厂商、供货单位、购货数量、购进价格、购货日期以及国务院药品监督管理部门规定的其他内容。个人设置的门诊部、诊所等医疗机构不得配备常用药品和急救药品以外的其他药品。医疗机构因临床急需进口少量药品的,应当持《医疗机构执业许可证》向国务院药品监督管理部门提出申请;经批准后,方可进口。

2.《医疗机构药事管理规定》的规定

医疗机构应当根据《国家基本药物目录》、《处方管理办法》、《国家处方集》、《药品采购供应质量管理规范》等制订本机构《药品处方集》和《基本用药供应目录》,编制药品采购计划,按规定购入药品。

医疗机构应当制订本机构药品采购工作流程;建立健全药品成本核算和账务管理制度;严格执行药品购入检查、验收制度;不得购入和使用不符合规定的药品。

医疗机构临床使用的药品应当由药学部门统一采购供应。经药事管理与药物治疗学委员会(组)审核同意,核医学科可以购用、调剂本专业所需的放射性药品。其他科室或者部门不得从事药品的采购、调剂活动,不得在临床使用非药学部门采购供应的药品。

3.《药品流通监督管理办法》的规定

医疗机构购进药品时,应当向药品生产企业、药品批发企业索要下列资料:

(1)加盖本企业原印章的《药品生产许可证》或《药品经营许可证》和营业执照的复印件;

(2)加盖本企业原印章的所销售药品的批准证明文件复印件;

(3)销售进口药品的,按照国家有关规定提供相关证明文件。

药品生产企业、药品批发企业派出销售人员销售药品的,除以上规定的资料外,还应当提供加盖本企业原印章的授权书复印件。授权书原件应当载明授权销售的品种、地域、期限,注明销售人员的身份证号码,并加盖本企业原印章和生产厂商、数量、价格、批号等内容的销售凭证。

医疗机构购进药品,必须建立并执行进货检查验收制度,并建有真实完整的药品购进记录。药品购进记录必须注明药品的通用名称、生产厂商(中药材标明产地)、剂型、规格、批号、生产日期、有效期、批准文号、供货单位、数量、价格及购进日期。药品购进记录必须保存至超过药品有效期1年,但不得少于3年。

(三)医疗机构药品集中招标采购

药品集中招标采购是指多个医疗机构(招标人)通过招标方式,提出药品采购的条件和要求,邀请众多的药品供应方(投标人)进行投标,按照规定的程序从中选择供应方(交易对象),签订采购合同,进行药品采购的一种市场交易行为。

医疗机构药品集中招标采购应当坚持质量优先、价格合理,遵循公开、公平、公正和诚实信用原则。

政府行政部门不得包办代替或者直接从事药品集中招标采购的具体业务活动,不得为医疗机构指定药品招标代理机构和配送机构,不得以任何借口、任何方式利用集中招标采购牟取部门或者个人利益。任何地区或者部门不得限制、排斥本行政区外的投标人参与投标,不得要求对本行政区的投标人进行任何形式的照顾或者保护。

集中招标采购的药品范围包括:①基本医疗保险药品目录中的药品;②临床普遍应用、采购量较大的药品;③卫生行政部门或招标人确定实行集中招标采购的其他药品。

药品集中招标采购按以下程序进行:

（1）招标人联合建立集中招标采购管理组织,报卫生行政部门备案;

（2）集中招标采购管理组织以协商、无记名投票等方式择优确定招标代理机构,或者联合组建经办机构,报卫生行政部门备案;

（3）招标人根据当地卫生行政部门公布的集中招标采购目录,提交本单位上一年度药品采购历史资料并编制采购计划;

（4）编制或者确定招标文件,确定评标标准和方法;

（5）发布招标公告,发售招标文件,召开标前会,受理并书面答复投标人提出的澄清要求;

（6）进行资格预审,受理投标文件,在投标截止前受理投标人对投标文件的修改和撤回;

（7）公开开标;

（8）组建评标委员会,向评标委员会提供评标所需的重要信息和数据;

（9）对投标品种进行评审和比较,确定中标候选品种,编制书面评标报告;

（10）招标人确认中标品种并确定采购计划,编制药品购销合同;

（11）发布中标通知书;

（12）签订药品购销合同;

（13）经办机构将中标药品价格报价格主管部门备案,价格主管部门确定并公布中标药品临时零售价。

二、药品储存管理

（一）药品的储存

《药品管理法》第二十八条规定:医疗机构必须制定和执行药品保管制度,采取必要的冷藏、防冻、防潮、防虫、防鼠等措施,保证药品质量。

《医疗机构药事管理规定》要求:医疗机构应当制订和执行药品保管制度,定期对库存药品进行养护与质量检查。药品库的仓储条件和管理应当符合药品采购供应质量管理规范的有关规定。化学药品、生物制品、中成药和中药饮片应当分别储存,分类定位存放。易燃、易爆、强腐蚀性等危险性药品应当另设仓库单独储存,并设置必要的安全设施,制订相关的工作制度和应急预案。麻醉药品、精神药品、医疗用毒性药品、放射性药品等特殊管理的药品,应当按照有关法律、法规、规章的相关规定进行管理和监督使用。对库存药品定期进行养护,防止变质失效。过期、失效、淘汰、霉烂、虫蛀、变质的药品不得出库,并按有关规定及时处理。

（二）有效期药品的管理

药品有效期是指药品在规定的贮藏条件下能够保证其质量的期限。它是控制药品质量的一个重要指标,只有严格遵守药品的贮藏条件,并在规定的期限内使用,才能保证药品的有效性和安全性。《药品管理法》规定,超过有效期的药品按劣药论处。药品的标签或者说明书上必须注明有效期。

1.药品有效期的表示方法

《药品说明书和标签管理规定》中规定了药品的有效期应当按照年、月、日的顺序标注,年份用四位数字表示,月、日用两位数表示。其具体标注格式为"有效期至××××年××月"或者"有效期至××××年××月××日";也可以用数字和其他符号表示为"有效期至××××.××."或者"有效期至××××/××/××"等。预防用生物制品有效期的标注按照国家食品药品监督管理局批准的注册标准执行,治疗用生物制品有效期的标注自分装日期计算,其他药品有效期的标注自生产日期计算。有效期若标注到日,应当为起算日期对应年月日的前一天,若标注到月,应当为起算月份对应年月的前一月。

2.有效期药品的管理

制定药品的失效日期报告制度,一般距离该药品的有效期截止日期六个月为宜。应做好药品有效期登记验收、药品入库按批号堆放或上架、药品出库应按照先产先出、近期先出、按批号发货的原则。若库存药品过期,必须按照制度单独存放、销毁,绝不能出库或发放给患者使用。

(三)危险药品的管理

危险药品,是指受光、热、空气、水分、摩擦、撞击等外界因素的影响而容易引起燃烧、爆炸或具有腐蚀性、刺激性、放射性和剧毒性的物质。《医疗机构药事管理规定》要求:易燃、易爆、强腐蚀性等危险性药品应当另设仓库单独储存,并设置必要的安全设施,制订相关的工作制度和应急预案。

危险药品应有专人保管,严格验收及领发制度。根据危险品的特性和长期的实践经验,总结归纳出十项管理措施:①熟悉性质;②分类保管;③堆放稳固;④包装严格;⑤通风降温;⑥严禁明火;⑦防爆装置;⑧安全操作;⑨耐火建筑;⑩消防设备。

三、药品经济管理

药品经济管理是医疗机构经济管理的重要内容。目前,我国医疗机构药品收入一般占全部医疗收入的50%左右,药品费用约占医疗机构全部业务支出的40%~50%。因此,药品经济管理的意义已经超出了药剂科的范围,关系到医疗机构总体目标的顺利实现。

(一)医疗机构的药品管理办法与分级管理制度

1.管理办法

目前,我国医院对药品材料,实行"金额管理、重点统计、实耗实销"的管理办法。对各种物资要制定合理的消耗定额,并严格执行物资采购、验收、保管、领发、点交和赔偿制度。具体内容包括以下几点。

(1)**金额管理** 是指用货币量来控制和核算药品在医疗机构流转的各个环节,即药库、药房和各科室药品的入库、出库、领用、消耗及结存都要按数量、单价、金额记账。不同的是,为了管理和核算的需要,药库以批发价对入库、出库、结存进行金额管理;药房及各科室是以零售价进行金额管理。

(2)**重点统计** 是指对本单位经营的重点药品,包括麻醉药品、精神药品、医疗用毒性药品、自费及贵重药品,从入库、出库、领用、消耗、出售、库存都要进行数量统计。

(3)**实耗实销** 是指各调剂室和有关科室实际消耗的药品,按照实际金额向财务部门报销、结算。

2.分级管理制度

根据不同药品的特点,目前,医疗机构药品实行三级管理制度(表8-1)。

表 8-1 医院药品三级管理

管理内容	一级管理	二级管理	三级管理
管理范围	麻醉药品及毒性药品的原料药	精神药品、贵重药品、自费药品	普通药品
管理办法	处方单独存放,每日清点,做到账物相符	专柜存放,专账登记,贵重药品每日清点,精神药品定期清点	金额管理,季度盘点,以存定销

(二)药品价格管理

医疗机构必须执行政府定价、政府指导价,对于实行政府定价、政府指导价的药品,不得以任何形式擅自提高价格。对于实行市场调节价的药品,医疗机构应当按照公平、合理和诚实信用、质价相符的原则制定价格,为用药者提供价格合理的药品。医疗机构应当遵守国务院价格主管部门关于药价管理的规定,制定和标明药品零售价格,禁止暴利和损害用药者利益的价格欺诈行为。

为规范医疗机构药品价格行为,增加医疗机构药品价格的透明度,维护患者的合法权益,医疗机构应当向患者提供所用药品价格清单,内容包括药品名称、剂型、规格、计价单位、价格、数量、总金额等。中药饮片价格清单可以处方底联的形式向患者提供,要标明饮片剂量、剂数及总费用。医疗机构要完善明码标价制度,在醒目位置公布常用药品价格。有条件的医疗机构,可通过使用触摸屏、磁卡等技术,建立、健全药品价格查询系统,方便患者查询。

《医疗机构实行价格公示的规定》要求医疗机构对药品价格进行公示,内容包括:药品的通用名、商品名、剂型、规格、计价单位、价格、生产厂家以及主要的中药饮片产地等有关情况,并应明示是否为列入国家基本医疗保险药品目录的药品。对实行政府定价的药品,还应公示其最高零售价格及实际销售价格。

第六节 医疗机构药物临床应用管理

一、医疗机构合理用药概况

1.合理用药的概念

合理用药是指以现代药物和疾病的系统知识为理论基础,从医疗保健的角度出发,安全、有效、经济、适当地使用药物。医疗机构药物临床应用管理的基本出发点和落脚点是合理用药。在临床实践中,医疗机构合理用药涉及诊断、开方、调剂及用药的全过程,即在患者的药物治疗中给予适当的药物,以适当的剂量,在适当的时间,经适当的途径,使用适当的疗程,达到适当的治疗目标,是医师、药师、护士、患者共同完成的一个全过程。

1987年,世界卫生组织提出合理用药的标准是:处方的药应为适宜的药物;在适宜的时间,以公众能支付的价格保证药物供应;正确地调剂处方;以准确的剂量,正确的用法和用药日数服用药物;确保药物质量安全有效。

1997年,世界卫生组织与美国卫生管理科学中心共同制定了合理用药的生物医学标准:药物正确无误;用药指征适宜;药物的疗效、安全性、使用途径、价格对患者适宜;用药对象适宜,无禁忌证、不良反应少;药物调配及提供给患者的药物信息无误;剂量、用法、疗程妥当;患者依从性好。

2.不合理用药的表现和危害

不合理用药主要表现为:①用药不对症,多数情况是由于药物选用不当造成的,少数为诊断错误;②用药不足,即有效的药物使用的不充分,剂量偏低,未达到有效治疗剂量;疗程短,不足以治愈疾病;③用药过度,包括给药剂量过大、疗程过长、无指征预防用药、药品使用级别过高、重复给药;④联合用药不当,无指征或不适当的联合用药会导致有害的药物相互作用,增加药品不良反应发生的概率;⑤使用毒副作用过大的药物,可导致本可以避免的药物不良反应或药源性疾病;⑥给药方案不合理,包括给药的时间及间隔不合理,给药途径不恰当,会影响治疗效果。

不合理用药的危害主要包括:①降低药物治疗效果,延误疾病治疗,甚至危及患者的生命;②引发药品不良反应或药源性疾病,甚至因用药不当导致医疗事故,即发生药疗事故;③增加患者的经济负担,对患者产生不良的心理影响;浪费有限的医药卫生资源产生不良的社会影响。

3.合理用药的具体原则

合理用药总的基本原则是安全、有效、经济、适当地使用药品,其具体原则包括以下几点。

(1)**明确的临床诊断**　正确的诊断是实现临床合理用药的前提,只有诊断正确,才能对症下药、有的放矢,尤其是对急症和重症的早期正确诊断更为重要,因为一旦误诊误治,可能会出现不良反应,甚至导致不可逆转的后果。

(2)**确定患者的治疗目标**　综合考虑患者的病史和用药史,确立治疗目标,有针对性地选择药物,避免用药不足或用药过度。

(3)**综合考虑联合用药**　既要看到联合用药的优点,也要充分重视药物相互作用产生的影响。避免盲目联合用药以防止漏治或误治,防止发生潜在的不利于临床治疗的药物相互作用和避免医药资源浪费。

(4)**加强治疗药物监测**　结合临床治疗的效果和治疗药物监测的数据,及时对用药方案进行调整,杜绝误诊误治,减少不良反应的发生。

(5)**设计正确的给药方案**　口服和外用给药,较肌肉和静脉注射给药更方便且安全性高。因此,除非病情需要,在一般情况下,对于口服和外用给药能获得疗效的,就不要肌肉注射或静脉给药。

(6)**制定个体化用药方案**　由于不同患者的病情和对药品的敏感性不同,相同剂量的药物在不同个体可能会产生不同的药效。因此,用药时应分析影响药物作用的因素,考虑个体差异,加强对病情变化的观察,给药方案应由公式化、经验化转向个体化、科学化。

(7)**指导患者规范用药**　向患者说明用药的必要性,药物的用法、用量和注意事项,解答患者关于用药方面的咨询,以提高患者用药的依从性。

(8)**加强用药管理**　加强药物临床应用管理,充分发挥医疗机构药事管理与药物治疗学委员会的作用,提高全体医务人员合理用药的意识和水平。

(9)**建立监督评估体系**　建立临床合理用药监督评估体系,定期对临床合理用药进行调查和分析。

二、临床药学

(一)临床药学的概念

临床药学,是指以患者为研究对象,以药物为基础,以安全、有效、合理用药为目的,以客观科学的指标为依据,研究药物及其制剂与机体相互作用和应用规律的综合性应用学科。其核心问题是使药物最大限度地发挥临床疗效,确保患者安全、合理用药。

临床药学直接面向患者,是药学与临床医学的结合;临床药学专业技术人员应参与临床药物治疗方案的设计;建立重点患者药历,实施治疗药物监测,开展合理用药研究;收集药物安全性和疗效等信息,建立药学信息系统,提供用药咨询服务。

(二)临床药学的发展概况

第二次世界大战以来,随着化学合成、生物工程等科学技术地进步,化学制药工业迅猛发展,新药品种不断增加,新剂型、新制剂层出不穷;成千上万种药品源源不断地应用于临床。与此同时,药物使用和选用的复杂问题也随之而来;药费上涨,患者住院时间延长,不合理用药和药物不良反应时有发生,并呈不断增加的趋势。因此,20世纪50年代,首先在美国建立了"临床药学"这一新兴学科,20世纪60年代开始逐渐推广,20世纪70年代基本定型,把过去传统的药学教育重点在"药"转向重点在"人"。医院药学工作者除应完成传统的药品供应分发等工作,还要参与到临床用药工作中,协助临床选药用药,提高药品疗效,降低毒副反应发生率。临床药学是医药学发展的必然趋势。

20世纪60年代初,我国的医院药学工作者就提出应重视临床药学工作。1964年,在上海召开的全国药剂学研究工作经验交流会提出了在国内医院开展临床药学工作的建议。20世纪70年代,国内一些大型医院和高校根据各自的条件,逐渐开展了不同程度的临床药学研究和人才培养的工作。1981年,卫生部批准了12家重点医院作为全国临床药学工作的试点单位。1982年,卫生部颁布的《全国医院工作条例及医院药剂工作条例》中,首次列入了临床药学内容,这标志着我国正式开展临床药学工作。1987年,国家教委批准原华西医科大学开设5年制的临床药学本科专业。1991年,卫生部在医院分级管理文件中,将是否开展临床药学工作列为医疗机构的等级考核指标之一,规定三级医院必须开展临床药学工作,并列出治疗药物监测项目,进一步推动了临床药学的发展。2002年,卫生部、国家中医药管理局发布的《医疗机构药事管理暂行规定》更进一步明确规定了医疗机构中临床药学的地位和要求,首次提出建立临床药师制度,并对临床药师的任职资格及主要职责做出了具体要求。

经过几十年的努力,临床药学在我国从无到有,并且在促进临床合理用药方面做了大量工作。按照临床药学的内容和工作方法,开展了以合理用药为核心内容的临床药学服务,如药师参与临床合理用药,进行治疗药物监测、药物不良反应监测、药物信息资料咨询、结合临床开展临床药学方面的研究以及培养临床药学人才等,充分显示了临床药学在避免不合理用药和防止滥用药物所造成的危害、减少药源性疾病的发生、提高药物治疗水平和医疗质量等方面的良好效应。

(三)临床药师

临床药师是指以系统药学专业知识为基础,并具有一定医学和相关专业基础知识与技能,直接参与临床用药,促进药物合理应用和保护患者用药安全的药学专业技术人员。临床药师参与临床合理用药,是临床药学最为重要的内容之一。《医疗机构药事管理规定》要求:医疗机构应当建立由医师、临床药师和护士组成的临床治疗团队,开展临床合理用药工作。医疗机构应当遵循有关药物临床应用指导原则,临床路径、临床诊疗指南及药品说明书等合理使用药物;对医师处方、用药医嘱的适宜性进行审核。医疗机构应当配备临床药师。临床药师应当全职参与临床药物治疗工作,对患者进行用药教育,指导患者安全用药。医疗机构应当根据本机构的性质、任务及规模配备适当数量的临床药师,三级医院临床药师不少于 5 名,二级医院临床药师不少于 3 名。临床药师应当具有高等学校临床药学专业或者药学专业本科毕业以上学历,并经过规范化培训。

(四)临床药学的主要任务

临床药学的出现是现代医学和药学发展的结果,也是医药结合共同发展的体现。临床药学的主要任务包括以下几个方面。

1.参与合理用药

《医疗机构药事管理规定》要求:药学部门具体负责药品管理、药学专业技术服务和药事管理工作,开展以患者为中心,以合理用药为核心的临床药学工作,组织药师参与临床药物治疗,提供药学专业技术服务。临床药师与医护人员一起,合理选择和使用治疗药物;为医护人员提供最新药物信息资料,提供药物治疗、相互作用、配伍禁忌和不良反应等方面的信息咨询;指导患者合理用药,以提高疗效,避免和减少不良反应的发生。

2.治疗药物监测

治疗药物监测是开展临床药学工作的重要手段。目前,大部分医院都配备了专门的仪器设备和专业人员来承担此项工作。利用现代化的分析检测手段,对一些重点药物和重点患者进行血药浓度监测和分析,并根据结果制定最佳给药方案,达到合理用药的目的。

3.药物不良反应报告和监测

通过开展药物不良反应报告和监测,可以及时发现各种类型的不良反应,并汇集不良反应病例资料,进行因果关系的分析和评价,使药品管理部门和医护人员可以及时了解有关不良反映的情况并采取必要的措施,以保障公众的用药安全。

4.药物信息的收集与咨询服务

临床药师应收集有关药物治疗方面的资料,以便针对临床治疗工作中的实际问题,提供药物信息咨询服务。药物信息工作是临床药学的基本内容之一,通过药物信息咨询服务,可以促进医药合作,使用药更加安全、有效和合理。同时,通过药物知识的科普宣传,可以增强全民的安全用药意识,维护人民身体健康。

5.药物利用研究

药物利用研究是指从经济学的角度出发,结合临床疗效,对药物的合理使用进行评价,对卫生资源、药物使用的社会和经济效益进行综合评估。可以针对某一类药物,或某一类疾病的治疗方案进行对照和评价,探讨其用药的合理性。

6.新制剂及新剂型研究

为适应临床治疗的需要,进行新制剂和新剂型的研制,开展满足临床要求、疗效确切的医院制剂工作,弥补市场供应的不足,是临床药学的重要任务。

7.结合临床开展有关科学研究

通过密切联系临床,开展临床药动学和药效学研究,寻找药物在人体内的代谢规律和处置状况,探究体内血药浓度和药物疗效之间的关系,为合理用药提供科学依据;开展生物利用度及生物等效性研究,对临床所应用的各种剂型进行生物等效性评价,提出合理的给药方案;开展药物相互作用和配伍研究,对各种联合用药的方案做出科学评价,避免配伍禁忌,以保证药物使用的安全、有效。

三、药学服务

1.药学服务的概念

药学服务是指药学人员应用药学专业知识和技术,向公众(包括医护人员、患者及其家属、其他关心用药的群体等)提供与药物使用相关的各类服务。药学服务是以患者为中心的主动服务,要求药学人员在药物治疗过程中,注重关心或关怀患者的心理、行为、环境、经济、生活方式、职业等影响药物治疗的各种社会因素,目的是使患者得到安全、有效、经济、合理的治疗药物,实现身心全面康复的结果。这些结果包括:①治愈疾病;②消除或减轻症状;③阻止或延缓疾病进程;④防止疾病的发生。

药学服务的含义中包含了五个基本要素:①与药物治疗有关;②是一种直接提供给患者的服务;③服务的目的是产生预期的结果;④旨在改善患者的生活质量;⑤药师对治疗结果负有责任。

2.药学服务与临床药学的区别

药学服务是在成功开展临床药学的基础上发展起来的全新的服务模式,两者既有联系,又有区别。药学服务与临床药学的区别如下。

(1)临床药学是实施药学服务的一个部门,是药学服务的一个环节。临床药学的服务对象是住院患者。药学服务的服务对象是全体公众,包括治疗前和治疗后的患者,对尚未患病的社区公众进行预防保健教育也是药学服务的一项内容。

(2)临床药学强调"以患者为中心",直接面对患者,临床药师关注药物动力学过程和剂量调整研究等,其工作重点是药物使用的过程,如治疗药物监测、药物不良反应监测和药物利用评价等。药学服务全面体现"以人为中心"的指导思想,其核心是向患者或公众提供服务和治疗决策,而不局限于治疗药物。药学服务的实施真正使药学人员的职业与对公众健康的责任紧密联系起来。

(3)临床药学是医院药学发展的一个分支,而药学服务是药学工作的全部。临床药学主要是临床药师的职责,而药学服务是全体药师的职责,强调全体药师(包括临床药师)的集体参与。药学服务是一种理念和模式,是药学人员的分工协作,公众的健康和提高生活质量是药学工作的最终目标。

(4)药学服务强调了责任,使药师与服务对象形成全新的关系。在临床药学工作中,临床药师处于被动角色,没有参与药物治疗决策的过程。在药学服务工作中,药师主动参与药物治疗,同时也承担了相应责任。

3.药学服务的意义

开展药学服务可以促进医疗水平和医疗服务质量的提高,推进药学事业的进一步发展;促进药物的合理使用,提高药物的治疗效果;减少药物不良反应,预防某些药源性疾病,从而实现改善患者生活质量的目的;减少不合理用药,节约药物资源,降低医疗费用;同时,药学服务提高了药师在医疗机构和全社会的地位和形象。药学服务是21世纪医院药学发展的必然趋势,也是医疗服务的重要组成部分。随着我国医药卫生事业改革地深入发展,公众保健意识地不断增强,对药学服务的社会需求日益增加,医院药学适应专业发展的要求,积极开展药学服务工作是社会发展的需要;也是维护人民身体健康,改善公众生活质量的需要。

 知识链接

《优良药房工作规范(2005 版)》

中国药学会医院药学专业委员会参照国际通行的管理模式和我国医院药学发展的需要,依照《中华人民共和国药品管理法》和相关配套法规、文件编写了《优良药房工作规范(2005版)》(以下简称《规范》)。《规范》旨在促进我国医院药学的规范化管理,在政府指导下为医疗机构药剂科和社会药房开展高水平的临床药学工作提供参考。

《规范》提出,医疗机构药剂科应达到如下目标:

由具有任职资格的药师提供以下各项专业化服务,以满足患者和公众以及其他医务工作者的需求,并不断推动从业者自身发展。

(1)通过建立和改进职业伦理学、制定教育和药学服务标准,确保提供高质量的专业化服务;

(2)开展和配合医疗机构的科学研究工作;

(3)通过与其他医务工作者进行信息交流,宣传和提供药学知识。

 学习小结

本章着重介绍了医疗机构、医疗机构药事管理、医疗机构药学部门;有关医疗机构药事管理的法律、法规等。重点是医疗机构调剂管理和医疗机构制剂管理。难点是医疗机构药品供应管理。

学习本章内容,除了熟悉相关的法律、法规文件外,还应将课堂学习的内容与观摩、实践相结合,学会运用这些法律法规,正确地处理医疗机构药品使用过程中的实际问题。

 目标检测

一、A 型题(单项选择题)

1.处方的组成包括(   )

A.前记、主体、后记

B.前记、主体、正文

C.前记、正文、后记

D.前记、正文、附录

E.前记、主体、附录

2.调剂的步骤正确的是(   )

A.收方、检查处方、调配处方、包装贴标签、复查处方、发药

B.收方、检查处方、调配处方、包装贴标签、发药

C.收方、检查处方、调配处方、复查处方、发药

D.收方、调配处方、包装贴标签、复查处方、发药

E.收方、检查处方、调配处方、复查处方、发药

3. 下列关于医疗机构制剂的说法错误的是（　　）

A. 制剂必须按照规定进行质量检验

B. 凭医师处方在本医疗机构使用

C. 不得零售

D. 由国务院药品监督管理部门批准,发给制剂批准文号

E. 应当是本单位临床需要而市场上没有供应的品种

4. 药学部门要建立的药学管理工作模式是（　　）

A. 以临床为中心

B. 以质量为中心

C. 以患者为中心

D. 以药师为中心

E. 以服务为中心

二、B型题（配伍项选择题）

[3～8题]

A. 白色

B. 淡黄色

C. 淡红色

D. 淡绿色

E. 淡蓝色

5. 儿科处方的印刷用纸为（　　）

6. 急诊处方的印刷用纸为（　　）

7. 麻醉药品处方的印刷用纸为（　　）

8. 第二类精神药品处方的印刷用纸为（　　）

三、X型题（多项选择题）

9. 医疗机构药事管理与药物治疗学委员会的工作职责包括（　　）

A. 制定本机构药品处方集和基本用药供应目录

B. 分析、评估用药风险和药品不良反应、药品损害事件,并提供咨询与指导

C. 建立药品遴选制度,审核本机构临床科室申请的新购入药品、调整药品品种或者供应企业和申报医院制剂等事宜

D. 监督、指导麻醉药品、精神药品、医疗用毒性药品及放射性药品的临床使用与规范化管理

E. 对医务人员进行有关药品管理法律法规、规章制度和合理用药知识的教育培训;向公众宣传安全用药知识

10. 根据《处方管理办法》,下列符合处方书写规则的是（　　）

A. 每张处方不得超过5种药品

B. 除特殊情况外,应注明临床诊断

C. 开具处方后的空白处画一斜线以示处方完毕

D. 每张处方限于一名患者的用药

E. 字迹清楚,不得涂改;如需修改,应当在修改处签名并注明修改日期

11.《处方管理办法》规定,医疗机构不得限制门诊就诊人员持处方到药品零售药店购买（　　）

A. 麻醉药品

B. 医疗用毒性药品

C. 儿科处方的药品

D. 妇科处方的药品

E. 内分泌科处方的药品

12. 医院对药品的经济管理实行的管理办法是（　　　）

A. 金额管理

B. 重点统计

C. 限额报销

D. 实耗实销

E. 总量控制

四、简答题

1. 简述医疗机构药事管理的主要内容。

2. 简述我国医疗机构药学部门的组织机构。

3. 简述药师在调剂处方时须做的"四查十对"。

（刘　颖）

第九章　药品信息管理

 学习目标

【掌握】特殊管理药品、非处方药及外用药的专用标志;药品标签的书写印制要求。

【熟悉】药品标签的内容要求;说明书的格式要求。

【了解】药品说明书内容的基本要求;药品互联网信息管理的基本规定。

第一节　药品信息管理概述

物质、能量和信息是构成世界的三大要素。信息(information)是客观事物状态和运动特征的一种普遍形式,客观世界中大量地存在、产生和传递着以这些方式表示出来的各种各样的信息。

一、药品信息的内涵

药品信息(drug information,DI)是指有关药品和药品活动的特征和变化。一是有关药品特征、特性和变化方面的信息,例如药品的理化性质,药品的安全性、有效性,药品名称、标志、广告、价格等方面的药品信息。二是有关药品活动方面的信息,例如药品的研发、生产、经营、使用、监督管理和药物教育等方面的药品信息。

二、药品信息管理

1.药品信息管理的内涵和目的

药品信息管理包括对药品信息活动的管理和国家对药品信息的监督管理。药品信息活动是指对药品信息的收集、保管、整理、评价、传递、提供和利用的过程。药品信息管理活动的基本目标是以最少的人、财、物及时间的投入,充分开发和利用药品信息,保证药品信息的客观、及时和准确,以促使该药事单位目标的实现。国家对药品信息监督管理的基本目标,是保证药品信息的真实性、准确性、全面性,以完成保障人们用药安全有效、维护人们健康的基本任务。

知识链接

药品信息的特征

药品信息具有以下特征:

(1)无限性　药品信息是无穷无尽的。新药的不断发现,以及对现有药品的新认识,使得药品信息呈爆炸性地增长,并不断进行下去。

(2)真伪性　药品信息是有真实和虚假之分的。

（3）系统性　全面、系统、完整地反映事物及其变化规律的信息才有价值。

（4）动态性　药品信息在不断变化和更新。

（5）依附性　药品信息反映了药品的特征和药品的运动状态，但本身却不能单独存在，药品信息只有被各种符号系统组成为某种形式的符号序列，并需要依附于一定的载体才可能被表达、识别、传递、存储、显示与利用。与药品有关的书籍、杂志、磁盘、包装、说明书、广告等是药品信息主要的、常见的载体。

2.国家对药品信息的监督管理

自有文字以来，各种形式载体记载、传播药品信息，提高了药物治疗水平，促进了药学事业发展。但是由于提供药品信息的动机不同，造成人们难辨药品的真伪优劣，甚至发生严重药害事件。许多由于药物治疗直接影响人们的生命和健康，影响人类的生存繁衍，因此药品信息备受各国的重视。国家采取各种方式管理药品信息，以保证药品质量和人们用药安全。国家管理药品信息的措施涉及药品标准、药品信息管理规章制度的制定颁布等方面。

3.国外药品信息管理法规

（1）美国　美国十分重视药品信息管理，美国《联邦食品药品化妆品法》第502条"违标药品和伪标用品"，列出16种情况为伪标药品，并规定了处罚。另外美国国会还颁发了《正确包装和标签法》和《防毒包装法》美国FDA 2006年1月18日颁布了《人用处方药及生物制品说明书格式及内容管理条例》，同时还发布了《药品说明书【不良反应】内容格式撰写指导》、《药品说明书【临床研究】内容格式撰写指导》、《药品说明书新版内容格式管理条例实施指导原则》（意见稿）和《药品说明书【警告/注意事项】、【禁忌证】、【黑框警告】内容格式撰写指导》意见稿。由于美国药品在国际贸易中的作用和地位，其药品信息管理在全球影响很大。

（2）日本　日本《药事法》第七章"药品的管理"明确规定了药品的直接容器或包装，标签和说明书上必须记载的内容，及禁止记载的事项。

（3）英国　英国现行《1968年药品法》第一部分"容器、包装和药品的识别标志"中，分别规定了药品的标签标志，药品说明书和容器的要求及自动售药机的药品说明资料等。

（4）欧盟　欧盟委员会于2001年7月开始对药品管理法开展全面修订。药品管理法的修订工作于2004年上半年完成，最终形成了一部新的《欧盟人用兽用药注册管理法》[Regulation(EC)No 726/2004]和三项指导原则：《传统草药管理指导原则》（Directive 2004/24/EC）、《人用药管理指导原则》（Directive 2004/27/EC）及《兽用药管理指导原则》（Directive 2004/28/EC）。

总的来说，各国综合性药品法、药品注册管理条例、GMP等药事法律法规中，均对药品包装标签、说明书及药品广告、药品注册等药品信息的管理作了明确、严格的规定。

第二节　药品标签和说明书管理

药品是一种特殊商品，不同品种，不同剂型、甚至同品种不同规格药品的理化性质、质量规格和卫生要求各不相同，对其运输、储存、销售和使用必须有相应的信息指导。药品包装、标签、说明书正是如何储运、使用药品的重要信息情报来源，它们向用户介绍药品的相关重要信息，指导人们正确地经销、保管和使用药品。错误的药品信息必将产生严重后果。因此，各国均将药品包装、标签、说明书作为药品法制管理的重要内容加以规范。

一、药品标签管理

药品标签(labeling)是指药品包装上印有或者贴有的内容。通常可分为内标签、外标签、运输和储藏标签、原料药标签。内标签指直接接触药品的包装的标签,外标签指内标签以外的其他包装的标签。

药品标签是药品信息的重要来源之一,不仅是广大医护人员和患者治疗用药的依据,也是药品生产、经营部门向群众介绍药品特性、指导合理用药和普及医药知识的主要媒介。

(一)药品标签的内容

不同类别标签的内容有所差异,也有不同项目,详见表9-1。

表9-1　药品各类标签的内容

项目	内标签	最小标签	外标签	运输标签	原料药标签
药品通用名称	＋	＋	＋	＋	＋
成分			＋		
性状			＋		
适应证	＋		＋＊		
规格	＋	＋	＋	＋	
用法用量	＋		＋＊		
不良反应			＋＊		
禁忌			＋＊		
注意事项			＋＊		
贮藏			＋	＋	＋
生产日期	＋		＋	＋	＋
产品批号	＋	＋	＋	＋	＋
有效期	＋	＋	＋	＋	＋
批准文号			＋	＋	＋
生产企业	＋		＋	＋	＋
执行标准					＋
包装数量				＋	＋
运输注意事项				＋	＋

＊表示不能全部注明时,应当标出主要内容,并注明详见说明书

(二)药品标签书写印刷要求

1.药品名称

(1)药品标签中标注的药品名称必须符合国家食品药品监督管理局公布的药品通用名称和商品名称的命名原则,并与药品批准证明文件的内容相一致。禁止使用未经国家食品药品监督管理局批准的药品名称。

(2)药品名称应当显著、突出,其字体、字号和颜色必须一致,并符合下列要求:①对于横版

标签,必须在上三分之一范围内显著位置标出;对于竖版标签,必须在右三分之一范围内显著位置标出。②不得使用草书、篆书等不易识别的字体,不得使用斜体、中空、阴影等形式对字体进行修饰。③字体颜色应当选用黑色或者白色,与相应的浅色或者深色背景形成强烈反差;④除因包装尺寸的限制而无法同行书写的,不得分行书写。

(3)药品商品名称不得与通用名称同行书写,字体以单字面积计不得大于通用名称所用字体的二分之一。

2.注册商标

药品标签使用注册商标的,应当印刷在药品标签的边角,含文字的,其字体以单字面积计不得大于通用名称所用字体的四分之一。

3.专用标志

麻醉药品、精神药品、医疗用毒性药品、放射性药品、外用药品及非处方药品等在药品标签上必须印有专用标志(图9-1)。

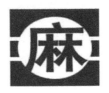 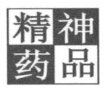 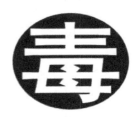

麻醉药品(蓝白相间)　　精神药品(绿白相间)　　毒性药品(黑底白字)

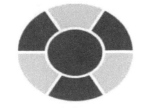 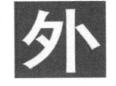

放射性药品(红黄相间)　　　　外用药品(红底白字)

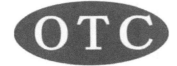 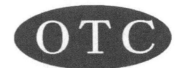

乙类非处方药(绿底白色)　　　甲类非处方药(红底白字)

图9-1　特殊药品、外用药、非处方药的专用标志

4.储藏

对储藏有特殊要求的药品,应当在标签的醒目位置注明。

5.有效期

药品标签中的有效期应当按照年、月、日的顺序标注。具体标注格式为"有效期至××××年××月"或者"有效期至××××年××月××日";也可以用数字和其他符号表示为"有效期至××××.××."或者"有效期至××××/××/××"等。

6.一致与区别

同一药品生产企业生产的同一药品,药品规格和包装规格应一致,标签的内容、格式及颜色必须一致。

同一药品生产企业生产的同一药品,按处方药与非处方药区别管理的,两者的包装颜色应当明显区别。

7.药品电子监管码

药品电子监管码(drug electronic supervision code)是中国政府对产品实施电子监管为每件产品赋予的标志(图 9 - 2)。每件产品的电子监管码是唯一的,即"一件一码",类似其他商品的条形码,简称监管码。

中国药品电子监管码

8-123456-123456789-1234

图 9 - 2　药品电子监管码

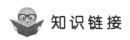 知识链接

药品电子监管工作进展

自 2007 年 11 月 1 日起国家食品药品监督管理局要求对所有生产出厂的麻醉药品和第一类精神药品制剂及小包装原料药进行监管码赋码,并通过特药网络进行数据采集和报送。

2010 年 6 月 17 日,SFDA 进一步发布《关于做好基本药物全品种电子监管工作的通知》要求,凡生产基本药物品种的中标企业在 2011 年 3 月 31 日前加入药品电子监管网。

截至 2012 年 3 月,我国目前共有麻醉药品、精神药品、血液制品、疫苗、中药注射剂、307种基本药物全面纳入电子监管的范围。

二、药品说明书管理

药品说明书(package insert)是药品情报的重要来源之一,是医疗的重要文件,是医师、药师开方配药的依据,具有科学上、医学上及法律上的意义。药品说明书是药品审批的重要资料,由国家食品药品监督管理局在新药或仿制药品审批时一并审批,一旦批准,即成为药品的法定文件,任何单位不得擅自更改。

(一)药品说明书内容要求

(1)**药品说明书的编写依据**　包含药品安全性、有效性的重要科学数据、结论和信息,对疾病名称、药学专业名词、药品名称、临床检验名称和结果的表述,应当采用国家统一颁布或规范的专用词汇,度量衡单位应当符合国家标准的规定。

(2)**列出全部活性成分、中药药味、辅料**　列出全部活性成分或组方中的全部中药药味。注射剂和非处方药应列出所用的全部辅料名称。药品处方中含有可能引起严重不良反应成分或者辅料的,应当予以说明。

(3)**药品说明书修改注意事项**　根据药品不良反应监测和药品再评价,药品生产企业应主动提出修改药品说明书,国家食品药品监督管理局也可要求企业修改。修改的药品说明书应经国家食品药品监督管理局审核批准后方有效。修改获准的药品说明书内容、药品生产企业应立即通知相关的药品经营企业、使用单位及其他部门,各单位应及时使用。药品说明书核准日期和修改日期应在说明书中醒目标示。

(4)**详细注明药品不良反应(ADR)**　药品生产企业未将 ADR 在说明书中充分说明,或未及时修改说明书补充说明 ADR 的,由此引起的不良后果由该生产企业承担。

(5)**药品名称和标志** 药品说明书使用的药品名称,必须符合国家食品药品监督管理局公布的药品通用名称和商品名称的命名原则,并与药品批准证明文件的相应内容一致。特殊管理的药品、外用药和非处方药等必须印有专用的标志。

(二)说明书的格式

1. 化学药品和治疗用生物制品说明书格式

核准日期(国家食品药品监督管理局批准的药品注册时间)

修改日期(按历次修改的时间顺序逐行书写)

特殊药品、外用药品标志(位置)

×××(通用名)说明书

请仔细阅读说明书并在医师指导下使用

警示语(位置)

【药品名称】

通用名称:

商品名称:

英文名称:

汉语拼音:

【成分】

化学名称:

化学结构式:

分子式:

分子量:

【性状】

【适应证】

【规格】

【用法用量】

【不良反应】

【禁忌】

【注意事项】

【孕妇及哺乳妇女用药】

【儿童用药】

【老年用药】

【药物相互作用】

【药物过量】

【临床试验】

【药理毒理】

【药代动力学】

【贮藏】

【包装】

【有效期】

【执行标准】

【批准文号】

【生产企业】

2.中药、天然药物处方药说明书格式

核准日期

修改日期

特殊药品、外用药品标志位置

×××（通用名）说明书

请仔细阅读说明书并在医师指导下使用

警示语位置

【药品名称】

通用名称：

汉语拼音：

【成分】

【性状】

【功能主治】/【适应证】

【规格】

【用法用量】

【不良反应】

【禁忌】

【注意事项】

【孕妇及哺乳妇女用药】

【儿童用药】

【老年用药】

【药物相互作用】

【临床试验】

【药理毒理】

【药代动力学】

【贮藏】

【包装】

【有效期】

【执行标准】

【批准文号】

【生产企业】

企业名称：

生产地址：

邮政编码：

电话号码：

传真号码：

注册地址：

网　　址：

(三)化学药品和治疗用生物制品说明书各项内容书写要求

(1)**警示语** 是指对药品严重不良反应及其潜在安全性问题的警告,还可以包括药品禁忌、注意事项及剂量过量等需提示用药人群特别注意的事项。有该方面内容的,应当在说明书标题下以醒目的黑体字注明。无该方面内容的不列此项。

(2)**药品名称** ①通用名称:该品种为中国药典收载品种,其通用名称应当与药典一致;药典未收载品种,其名称应符合药品通用名称命名原则。②商品名称:未批准使用商品名称的药品不列该项。③英文名称:无英文名称的药品不列该项。

(3)**成分** ①列出活性成分的化学名称、化学结构式、分子式及分子量。②复方制剂可以不列出每个活性成分的化学名称、化学结构式、分子式及分子量内容。本项复方制剂表达为"本品为复方制剂,其组分为:"。③多组分或者化学结构尚不明确的化学药品或者治疗用生物制品,应当列出主要成分名称,简述活性成分来源。④处方中加含有可能引起严重不良反应的辅料,该项下应当列出该辅料的名称。⑤注射剂应当列出全部辅料的名称。

(4)**性状** 包括药品的外观、臭、味、溶解度以及物理常数等。

(5)**适应证** 根据该药品的用途,采用准确的表述方式,明确用于预防、治疗、诊断、缓解或者辅助治疗某种疾病或者症状。

(6)**规格** 每支、每片或其他每一单位制剂中含有主药(或效价)的重量或含量或装量。

(7)**用法用量** 详细列出该药品的用药方法,准确列出用药的剂量、计量方法、用药次数以及疗程期限,并应当特别注意用法上有特殊要求的,应当按实际情况详细说明。

(8)**不良反应** 实事求是地详细列出该药品的不良反应,并按不良反应的严重程度、发生的频率或症状的系统性列出。

(9)**禁忌** 列出禁止应用该药品的人群或者疾病情况。

(10)**注意事项** 包括需要慎用的情况(如肝、肾功能的问题),影响药物疗效的因素(如食物、烟、酒),用药过程中需观察的情况(如过敏反应,定期检查血象、肝功能、肾功能)及用药对于临床检验的影响等。

(11)**孕妇及哺乳期妇女用药** 着重说明该药品对妊娠、分娩及哺乳期母婴的影响,并写明可否应用本品及用药注意事项。

(12)**儿童用药** 主要包括儿童由于生长发育的关系而对于该药品在药理、毒理或药代动力学方面与成人的差异,并写明可否应用本品及用药注意事项。

(13)**老年用药** 主要包括老年人由于机体各种功能衰退的关系而对于该药品在药理、毒理或药代动力学方面与成人的差异,并写明可否应用本品及用药注意事项。

(14)**药物相互作用** 列出与该药产生相互作用的药品或者药品类别,并说明相互作用的结果及合并用药的注意事项。

(15)**药物过量** 详细列出过量应用可能发生的毒性反应、剂量及处理方法。

(16)**临床试验** 准确、客观地描述临床试验的给药方法、研究对象、主要观察指标、临床试验的结果等。

(17)**药理毒理** 包括药理作用和毒理研究两部分内容。①药理作用:临床药理中药物对人体作用的有关信息,也可列出与临床适应证有关或有助于阐述临床药理作用的体外试验和(或)动物实验的结果。②毒理研究:与临床应用相关,有助于判断药物临床安全性的非临床毒理研究结果。应当描述动物种属类型,给药方法(剂量、给药周期、给药途径)和主要毒性表现等重要信息。

(18)**药代动力学**　应当包括药物在体内吸收、分布、代谢和排泄的全过程及其主要的药代动力学参数或特征。

(19)**贮藏**　具体条件的表示方法按《中国药典》要求书写，并注明具体温度，如：阴凉处(不得超过20℃)保存。

(20)**包装**　包括直接接触药品的包装材料和容器及包装规格，并按该顺序表述。

(21)**有效期**　以月为单位表述。

(22)**执行标准**　列出执行标准的名称、版本，如《中国药典》2005年版二部；或者药品标准编号，如WS-10001(HD-0001)-2002。

(23)**批准文号**　该药品的药品批准文号，进口药品注册证号或者医药产品注册证号。麻醉药品、精神药品、蛋白同化制剂和肽类激素还需注明药品准许证号。

(24)**生产企业**　国产药品该项内容应当与《药品生产许可证》载明的内容一致；进口药品应当与提供的政府证明文件一致，并按下列方式列出：

企业名称：

生产地址：

邮政编码：

电话和传真号码：须标明区号

网址：如无网址可不写，此项保留。

(四)中药、天然药物处方药说明书内容书写要求

(1)**核准日期和修改日期**　对于2006年7月1日前批准注册的中药、天然药物，其核准日期应按照SFDA有关规定要求提出补充申请，经SFDA或省级药品监督管理部门予以核准的日期。

(2)**特殊药品、外用药品标志**　麻醉药品、精神药品、医疗用毒性药品和外用药品等专用标志应在说明书右上方标注。

(3)**说明书标题**　"×××说明书"中的"×××"是指该药品的通用名称。"请仔细阅读说明书并在医生指导下使用"该内容必须标注，并印制在说明书标题下方。

(4)**警示语**　是指对药品严重不良反应及其潜在的安全性问题的警告，还可以包括药品禁忌、注意事项及剂量过量等需要提示用药人群注意的事项。有该方面内容的，应当在说明书标题下以醒目的黑体字标注。无该方面内容的，可不列此项。

(5)**药品名称、性状、功能主治/适应证、用法用量、规格、储藏**　这些项目的内容，均应按各种国家药品标准的规定书写。其中，药品名称包括通用名称和汉语拼音两部分，通用名称须采用国家批准的法定中文名称。

(6)**成分**　应列出处方中所有的药味或有效部位、有效成分等。注射剂还应列出所用的全部辅料名称；处方中含有可能引起不良反应的辅料的，在该项下也应该列出该辅料名称。

(7)**药理毒理、药代动力学、不良反应、禁忌、注意事项**　这些项目内容，可按药品实际情况客观、科学地书写。若其中有些项目缺乏可靠的实验数据，则可以不写，说明书中不再保留该项标题。

(8)**临床试验**　对于2006年7月1日之前批准注册的中药、天然药物，如申请药品注册时经SFDA批准进行过临床实验，应当描述为"本品于××××年经＿＿＿＿＿＿批准进行过＿＿＿＿＿＿

例临床实验"。

（五）非处方药说明书的内容书写要求

非处方药说明书的阅读对象为不具备医药专业知识的消费者，因此说明书内容必须确保消费者容易理解，便于操作。书写要求：特别强调用语的通俗简明、清晰准确，按规定在相应位置注明患者用药教育信息；特别是有关"注意事项"要详细书写。

（六）说明书的发布

药品说明书的发布机构为国家食品药品监督管理局。药品说明书的发布方式主要有两种。

一种为国家食品药品监督管理局在批准药品申请时将药品说明书随药品注册批件核发给申请人（生产企业），由企业据此印制说明书随药品提供给使用者。此类说明书的数据内容，一般是针对由该企业生产的该规格的药品品种，因此既包含该药品品种的一般特性，也包含该厂家的个体特质，是市面真实存在的说明书。国家食品药品监督管理局未在其官方网站 www.sfda.gov.cn 上提供此类说明书的查询方式。

另一种为由国家食品药品监督管理局及其直属机构（如中检所、药典委员会）公开发布的供生产企业参考的说明书范本。此类说明书的数据内容一般是综合所有厂家生产的该药品品种的特性，以最大化的方式撰写而成，反映新的格式和内容书写要求，为厂家提供撰写的参考范例，而并非市面真实存在的说明书。

（七）说明书的维护

实时跟踪上市后的用药信息和研究成果，科学评估用药利益/风险关系，及时采取干预措施，对说明书数据进行修订和维护，是保障说明书信息时效性、真实性和科学性的必要手段，也是说明书管理的重点。说明书的数据维护主要分为以下三种。

一种为国家食品药品监督管理局根据不良反应监测、上市后再评价结果发布修订说明书的通知文件，由省级药品监督管理部门通知辖区内相关生产企业据此印制新的说明书和包装标签并报国家食品药品监督管理局备案。

另一种为生产企业主动跟踪上市品种的用药信息，自愿对药品说明书进行修订（如补充完善安全性内容）时，需以补充申请的方式提交地方药品监督管理部门审核并报 SFDA 备案后执行。

第三种为国家食品药品监督管理局发布新的药品说明书管理条例，对说明书的格式和内容书写要求进行了新的统一规定，或国家药典委员会发布新的药品标准，需对该品种说明书进行统一修改时，由生产企业据此修订说明书，以补充申请的方式提交地方药品监督管理部门审核并报国家食品药品监督管理局备案。

第三节　互联网药品信息服务管理

为加强药品监督管理，规范互联网药品信息服务活动，保证互联网药品信息服务的真实、准确，根据《药品管理法》、《互联网信息服务管理办法》，SFDA 于 2004 年 7 月 8 日发布《互联网药品信息服务管理办法》。

一、互联网药品信息服务概况

(一)互联网药品信息服务的定义

互联网药品信息服务,是指通过互联网向上网用户提供药品(含医疗器械)信息的服务活动。

(二)互联网药品信息服务分类

互联网药品信息服务分为经营性和非经营性两类。经营性药品信息服务是指通过互联网向上网用户有偿提供药品信息等服务的活动。非经营性互联网药品信息服务只是通过互联网向上网用户无偿提供公开的、共享性的药品信息,并不涉及经营谋利。

(三)管理机构

(1)**监督管理机构**　SFDA 对全国提供互联网药品信息服务的网站实施监督管理。省级药品监督管理部门对本行政区域内提供互联网药品信息服务活动的网站实施监督。

(2)**经营主管机构**　国务院信息产业主管部门。

二、互联网药品信息服务管理规定

(一)《互联网药品信息服务资格证书》

1.申请《互联网药品信息服务资格证书》

拟提供互联网药品信息服务的网站,向所在地省级药品监督管理部门提出申请,经审核同意后取得提供互联网药品信息服务的资格。

《互联网药品信息服务资格证书》的格式由国家食品药品监督管理局统一制定。提供互联网药品信息服务的网站,应当在其网站主页显著标注《互联网药品信息服务资格证书》的证书编号。

2. 换发、收回、变更证书

(1)**换发**　《互联网药品信息服务资格证书》有效期为 5 年。有效期届满,需要继续提供互联网药品信息服务的,持证单位应当在有效期届满前 6 个月内,向原发证机关申请换发《互联网药品信息服务资格证书》。原发证机关进行审核后,认为符合条件的,予以换发新证;认为不符合条件的,发给不予换发新证的通知并说明理由,原《互联网药品信息服务资格证书》由原发证机关收回并公告注销。省级药品监督管理部门根据申请人的申请,应当在证书有效期届满前做出是否准予其换证的决定。逾期未做出决定的,视为准予换证。

(2)**收回证书**　由原发证机关收回,原发证机关应当由 SFDA 备案并发布公告。被收回证书的网站不得继续从事互联网药品信息服务。

(3)**证书项目变更审批**　互联网药品信息服务提供者变更下列事项之一的,应当向原发证机关申请办理变更手续,填写《药品信息服务项目变更申请表》,同时提供下列相关证明文件:①《互联网药品信息服务资格证书》中审核批准的项目(互联网药品信息服务提供者单位名称、网站名称、IP 地址等);②互联网药品信息服务提供者的基本项目(地址、法定代表人、企业负责人等);③网站提供互联网药品信息服务的基本情况(服务方式、服务项目等)。

省级药品监督管理部门自受理变更申请之日起 20 个工作日内作出是否同意变更的审核决定。同意变更的,将变更结果予以公告并报国家食品药品监督管理局备案;不同意变更的,以书面形式通知申请人并说明理由。

(二)开办互联网药品信息服务的条件及审批

1.开办条件

申请提供互联网药品信息服务,除应当符合《互联网药品信息服务管理办法》规定的要求外,还应当具备以下条件:

互联网药品信息服务的提供者应当为依法设立的企事业单位或者其他组织;

具有与开展互联网药品信息服务活动相适应的专业人员、设施及相关制度;

有两名以上熟悉药品、医疗器械管理法律、法规和药品、医疗器械专业知识,或者依法经资格认定的药学、医疗器械技术人员。

提供互联网药品信息服务的申请应当以一个网站为基本单元。

2.申请开办应提交的资料

申请提供互联网药品信息服务,应当填写国家食品药品监督管理局统一制发的《互联网药品信息服务申请表》,向网站主办单位所在地省级药品监督管理部门提出申请,同时提交以下材料:

◆ 企业营业执照复印件;

◆ 网站域名注册的相关证书或者证明文件;

◆ 网站栏目设置说明;

◆ 网站对历史发布信息进行备份和查阅的相关管理制度及执行情况说明;

◆ 药品监督管理部门在线浏览网站上所有栏目、内容的方法及操作说明;

◆ 药品及医疗器械相关专业技术人员学历证明或者其专业技术资格证书复印件、网站负责人身份证复印件及简历;

◆ 健全的网络与信息安全保障措施,包括网站安全保障措施、信息安全保密管理制度、用户信息安全管理制度;

◆ 保证药品信息来源合法、真实、安全的管理措施、情况说明及相关证明。

3.审批程序

(1)申请者向省级药品监督管理局递交申请开办材料。

(2)省级药品监督管理局经审核,5 日内发给申请者受理通知书,如不同意,发给申请者不受理或补充材料通知。

(3)省级药品监督管理局在 20 日内向申请者发给《互联网药品信息服务资格证书》并向国家食品药品监督管理局备案,同时发布公告。

(4)申请者在持有《互联网药品信息服务资格证书》后向信息产业主管部门或者省级电信管理机构申请经营许可证。

(三)处罚规定

1.违反《互联网药品信息服务资格证书》管理规定

(1)未取得或超出有效期使用证书从事互联网药品信息服务的,由国家食品药品监督管理局或省级药品监督管部门给予警告,并责令停止"服务",情节严重的移送有关部门依法处罚。

(2)网站未在主页显著位置标注证书编号的,由国家食品药品监督管理局或省级药品监督管理部门给予警告,责令限期改正,在限期拒不改正的,对非经营性网站罚款 500 元以下,对经营性网站罚款 5000 元至 1 万元。

(3)省级药品监督管理部门违法审批发放证书,原发证机关应撤销原批准的证书,对由此给申请人合法权益造成损害的,原发证机关按赔偿法给予赔偿。对直接负责的主管人员和直接责任人,由所在单位或上级单位给予处分。

(4)互联网药品信息服务提供者违法使用证书的,由国家食品药品监督管理局或省级药品监督管理部门依法处罚。

2.违反药品信息服务规定的情况

已获得证书有以下违反药品信息服务规定的情况:

(1)提供的药品信息直接撮合网上交易的;

(2)超审核同意范围提供互联网药品信息服务;

(3)提供不真实信息造成不良社会影响的;

(4)擅自变更信息服务项目的;

由国家食品药品监督管理局或省级药品监督管理部门给予警告,责令限期改正。情节严重的对非经营性网站罚款 1000 元以下,对经营性网站罚款 1 万至 3 万元。构成犯罪的移送司法部门追究刑事责任。

 学习小结

本章着重介绍了药品信息管理的有关规定,包括药品包装、药品说明书与标签、互联网药品信息服务等方面的内容,重点是阐述了药品包装、说明书、标签的规定与要求,学习难点是药品说明书中各项目的具体要求。

通过本章的学习,将有助于同学深刻理解药品信息管理在药事管理中的重要作用,为今后从事药学工作做好知识的储备。

 目标检测

一、A 型题(单项选择题)

1. 直接接触药品的包装的标签通常称为(　　)

A.内标签　　　B.中标签　　　C.外标签　　D.运输和储藏标签　　E.原料药标签

2. 药品商品名称字体以单字面积计不得大于通用名称所用字体的(　　)

A. 二分之一　　B. 四分之一　C. 一倍　　　D. 二倍　　　　　E. 没有要求

3. 药品注册商标其字体以单字面积计不得大于通用名称所用字体的(　　)

A. 二分之一　　B. 四分之一　C. 一倍　　　D. 二倍　　　　　E. 没有要求

4.标签或者说明书上不包括(　　)

A.药品的通用名称、成分、规格　　　　　B. 生产企业、批准文号、产品批号

C.药品广告批准文号　　　　　　　　　　D. 生产日期、有效期、适应证或者功能主治

E.用法、用量、禁忌、不良反应和注意事项

5.药品说明书应当由以下哪个部门审核批准(　　)

A.国务院药品监督管理部门

B.省级药品监督管理部门

C.质检总局

D.工商总局

E.知识产权局

二、B 型题（配伍选择题）

[6～10 题]

A. 化学药品

B. 中药

C. 进口药品分包装

D. 生物制品

E. 进口化学药品

6."国药准字 H＋4 位年号＋4 位顺序号"表明该药为（ ）

7."国药准字 Z＋4 位年号＋4 位顺序号"表明该药为（ ）

8."H＋4 位年号＋4 位顺序号"表明该药为（ ）

9."国药准字 S＋4 位年号＋4 位顺序号"表明该药为（ ）

10."国药准字 J＋4 位年号＋4 位顺序号"表明该药为（ ）

三、X 型题（多项选择题）

11. 下列药品的标签上必须印有规定标志的是（ ）

A. 麻醉药品、精神药品

B. 处方药

C. 医疗用毒性药品、放射性药品

D. 外用药品

E. 生化药品

12. 标签或者说明书上必须注明（ ）

A. 药品的曾用名、广告批准文号

B. 生产企业、批准文号、产品批号

C. 禁忌、不良反应和注意事项

D. 生产日期、有效期

E. 适应证或者功能主治、用法、用量

（万仁甫）

第十章　特殊管理的药品管理

学习目标

【掌握】我国对特殊管理的药品在研制、生产、经营及使用管理方面的规定。

【熟悉】我国生产使用的麻醉药品、精神药品。

【了解】麻醉药品、精神药品、医疗用毒性药品及放射性药品的概念、分类及其品种。

《药品管理法》第三十五条规定："我国对麻醉药品、精神药品、医疗用毒性药品、放射性药品实行特殊管理。具体管理办法由国务院制定。"管理的核心是对这几类药品的研制、生产、经营、使用、运输、进出口等环节实行严格的监督管理，既保证医疗、科研、教学的正常需要，又防止滥用和流入非法渠道。

第一节　特殊管理的药品

一、特殊管理药品的内涵与特点

（一）特殊管理药品的概念

根据《药品管理法》的规定，麻醉药品、精神药品、医疗用毒性药品、放射性药品为特殊管理的药品，另外，戒毒药品、医药行业使用的易制毒化学品以及治疗性功能障碍的药品也实行一定的特殊管理。

（二）特殊管理药品的特点

国家对这类药品实行特殊管理，是由于药品的特殊性，即管理得当，造福民众，管理不当，危害社会。许多麻醉药品对中枢神经系统有不同程度的抑制作用，从而影响精神活动。一些麻醉药品和精神药品能引起各种知觉变化，使人产生幻觉，被称为致幻药。除此之外，麻醉药品和精神药品都具有致命的毒副作用——成瘾性，连续使用会使人形成强烈的、病态的生理依赖和精神依赖性，这就是常常被用于非医疗行为——吸毒的原因。

医疗用毒性药品毒性剧烈，治疗剂量与中毒剂量相近，使用不当会致人中毒或死亡。放射性药品由于具有放射性，所生产的射线具有较强的穿透力，穿过人体时，可使组织发生电离作用，使用时如掌握不好，会对人体产生放射性损害。因此，对这些特殊的药品不但强调在生产、经营环节的管理，更要注重在使用、贮存、运输等环节严格管理。

目前，我国政府及国际组织对特殊管理药品的管理，尤其是对麻醉药品和精神药品的管理，通过以下三种手段进行严格监管。

1.行政管理

行政管理运用行政机构的行政手段，按照行政方式严格管理。行政方法具有权威性、强迫性和针对性的特点。行政管理方法适用范围广、适应性强,为此,我国政府及联合国都成立了专门机构,对麻醉药品和精神药品实行行政管理。

2. 立法管理

立法手段是使管理工作得以顺利进行的根本保证,是被全世界公认的有效管理特殊管理药品的重要手段之一,立法管理具有强制性、规范性和概括性三个特点。因此,各国政府纷纷颁布法律,以此规范涉及特殊管理药品的相关行为。

3. 宣传教育

宣传教育是指通过一定的精神、道德、信仰的宣传教育和引导,激发人们的精神,改变人们的行为,使人们对各种法令、方针、政策及规章制度能加深理解,通过思想教育来提高人们的思想认识。1987 年联合国代表一致同意每年的 6 月 26 日为"国际禁毒日",并提出了"珍爱生命,拒绝毒品"的口号。在此期间,我国各地政府都组织规模较大的宣传活动,形成禁毒高潮。另外,每年的 12 月 1 日是世界艾滋病日,在这一日,世界各国广泛开展"拒绝毒品,防止艾滋病"的宣传活动。

二、药物滥用与毒品管制

(一)药物滥用的危害

药物滥用指人们反复、大量地使用与医疗目的无关的具有依赖性潜力的药物,是一种有悖于社会常规的非医疗用药。

药物依赖性是指反复用药引起下述的一种或数种现象。①精神依赖性:指药物使人产生一种心理满足的愉快感觉,因而需要定期地或连续地使用,以保持舒适感或为了避免不舒服。②生理依赖性:指机体对该药产生适应,一旦中断,可出现强烈的戒断综合征,如流泪、肌肉抽动等。

目前,麻醉和精神药品滥用现象比较突出,给个人、家庭和社会带来严重危害。

(二)毒品管制

毒品管制是指国家对麻醉药品药用原植物种植实行管制,禁止非法种植罂粟、古柯植物、大麻植物以及国家规定管制的可以用于提炼加工毒品的其他原植物,禁止走私或者非法买卖、运输、携带、持有未经灭活的毒品原植物种子或者幼苗。

根据我国加入的三个联合国禁毒国际公约和我国法律的相关规定,毒品管制的范围除包括列入管制清单的麻醉药品、精神药品外,还包括可以提炼麻醉药品的鸦片、古柯、大麻等毒品原植物,以及经常用于加工生产麻醉药品和精神药品的麻黄碱、胡椒醛、苯乙酸、醋酸酐、三氯甲烷、乙醚等易制毒化学品。根据国务院《麻醉药品和精神药品管理条例》的规定,我国麻醉药品和精神药品管制清单由国家食品药品监督管理局、公安部、卫生部制订发布,目前列入管制的麻醉药品有 123 种,精神药品有 132 种;根据国务院《易制毒化学品管理条例》的规定,目前我国列入管制的易制毒化学品有 25 种。

2007 年 12 月全国人民代表大会常务委员会通过的《中华人民共和国禁毒法》规定:

"地方各级人民政府发现非法种植毒品原植物的,应当立即采取措施予以制止、铲除。"

"国家确定的麻醉药品药用原植物种植企业,必须按照国家有关规定种植麻醉药品药用原植物。"

"国家确定的麻醉药品药用原植物种植企业的提取加工场所,以及国家设立的麻醉药品储存仓库,列为国家重点警戒目标。"

"国家对麻醉药品和精神药品实行管制,对麻醉药品和精神药品的实验研究、生产、经营、使用、储存、运输实行许可和查验制度。国家对易制毒化学品的生产、经营、购买、运输实行许可制度。"

"禁止非法生产、买卖、运输、储存、提供、持有、使用麻醉药品、精神药品和易制毒化学品。"

"国家对麻醉药品、精神药品和易制毒化学品的进口、出口实行许可制度"等。

禁止非法传授麻醉药品、精神药品和易制毒化学品的制造方法。

另外,我国还颁布了海关、邮政及娱乐场所加强对麻醉药品和精神药品的监管规定。

 知识链接

走私、贩卖、运输、制造毒品罪

《刑法》第 347 条规定:走私、贩卖、运输、制造毒品,无论数量多少,都应当追究刑事责任,予以刑事处罚。

(1)走私、贩卖、运输、制造鸦片 1000g 以上、海洛因或者甲基苯丙胺 50g 以上或者其他毒品数量大的集团的首要分子,武装掩护的,暴力抗拒的,参与有组织的国际贩毒活动的处十五年有期徒刑、无期徒刑或者死刑,没收财产。

(2)走私、贩卖、运输、制造鸦片 200g 以上不满 1000g,海洛因或者甲基苯胺 10 g 以上不满 50g,或者其他毒品数较大的处七年以上有期徒刑,并处罚金。

(3)走私、贩卖、运输、制造鸦片不满 200g,海洛因或者甲基苯丙胺不满 10g,或者其他少量毒品的处三年以下有期徒刑或者拘役,并处罚金。

(4)向吸食、注射毒品的人提供国家规定管制的能够使人形成瘾癖的麻醉药品、精神药品的处三年以下有期徒刑或者拘役;情节严重的,处三年以上七年以下有期徒刑,并处罚金。

(5)向走私、贩卖毒品的犯罪分子或者以牟利为目的,向吸食、注射毒品的人提供国家规定管制的能够使人形成瘾癖的麻醉药品、精神药品的按 1~3 处罚。

第二节 麻醉药品和精神药品管理

为了加强对麻醉药品和精神药品的管理,保证合法、合理和安全使用,国务院于 2005 年 8 月 3 日颁布了修订、调整后的《麻醉药品和精神药品管理法实施条例》(以下简称《条例》),并于 2005 年 11 月 1 日正式实施。

一、麻醉药品和精神药品的概念、分类和品种范围

1.麻醉药品

(1)**概念** 麻醉药品指连续使用后易产生生理依赖性、能成瘾癖的药品。

麻醉药品是具有依赖性潜力的药品,滥用或不合理使用易产生生理依赖性和精神依赖性。

(2)**分类** 麻醉药品分为阿片类、可卡因类、大麻类、合成麻醉药类及卫生部门指定的其他易成瘾癖的药品、药用原植物及其制剂。

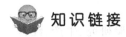 知识链接

麻醉药品与麻醉药剂的区别

麻醉药品是麻醉性镇痛药,它具有药物依赖性,要实行特殊管理的麻醉药品都是有依赖性的药物。

麻醉药(常说的麻醉剂)是具有麻醉作用的麻醉剂,包括全身麻醉和局部麻醉,具有麻醉作用,不产生依赖性。但局部麻醉药可卡因对人体毒性较大,且具有依赖性,被列入麻醉药品来管理,是一个特殊的具有双重概念的药品。

(3)**品种范围** 世界各国对麻醉药品品种范围的规定各不相同,根据我国现行的(2007年版)麻醉药品品种目录,麻醉药品共123个品种。我国生产和使用的麻醉药品共25种,具体品种见表10-1。

表10-1 我国可以自行生产和使用麻醉药品目录

项目	品种名称
麻醉药品	可卡因、罂粟秆浓缩物、二氢埃托啡、地芬诺酯、芬太尼、美沙酮、吗啡、阿片、羟考酮、哌替啶、罂粟壳、瑞芬太尼、舒芬太尼、蒂巴因、布桂嗪、可待因、复方樟脑酊、右丙氧芬、双氢可待因、乙基吗啡、福尔可定、阿法罗定、氢可酮、阿橘片、吗啡阿托品注射液

2.精神药品

(1)**概念** 精神药品指直接作用于神经系统,使之兴奋或抑制,连续使用产生依赖性的药品。但有一些中枢兴奋药如尼可刹米、洛贝林、二甲弗林及一些中枢抑制药如氯丙嗪、异丙嗪等在使用时并不产生依赖性而没有被列入精神药品管制范围。

(2)**分类** 依据精神药品依赖性潜力和危害人体健康的程度,分为一类和二类管理,第一类更不安全。

(3)**品种范围** 根据联合国《1971年精神药物公约》,世界卫生组织的专家认为有以下情况之一的药物应列入精神药品管制品种范围:产生依赖性的;使中枢神经系统兴奋或抑制,导致幻觉或运动功能障碍或思考、行为、知觉情绪障碍的;能引起与公约附表药物同样滥用和同样恶果的。根据我国现行的(2007年版)精神药品目录,精神药品共132个品种,其中第一类精神药品53种,第二类精神药品79种。我国生产和使用的精神药品共40种。具体品种见表10-2。

表10-2 我国可以自行生产和使用的精神药品目录

项目	品种名称
精神药品	一类:丁丙诺啡、氯胺酮、马吲哚、哌甲酯、司可巴比妥、三唑仑、γ-羟丁酸,共7种 二类:异戊巴比妥、布托啡诺及其注射剂、咖啡因、安纳咖、去甲伪麻黄碱、地佐辛及其注射剂、喷他佐辛、阿普唑仑、巴比妥、氯氮卓、地西泮、艾司唑仑、氟西泮、劳拉西泮、甲丙氨酯、咪达唑仑、纳布啡及其注射剂、硝西泮、匹莫林、苯巴比妥、唑仑坦、扎来普隆、麦角胺咖啡因片、芬氟拉明、格鲁米特、戊巴比妥、溴西泮、氯硝西泮、氯氟卓乙酯、奥沙西泮、氨芬氢克酮片、替马西泮、曲马朵,共33种

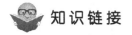 知识链接

氯胺酮与三唑仑

氯胺酮,俗称K粉。滥用后易导致迷幻,产生错觉,麻痹人的神经系统。近年来,一些歌厅、舞厅等娱乐场所发现了氯胺酮的滥用现象,2004年,国家药监局把它列为一类精神药品,严加管制。

三唑仑,又名酣乐欣,俗称迷魂药、蒙汗药,这种药起效迅速,镇静能力强,其催眠效果是普通安定的50~100倍,服用后可以使人在短时间内迅速进入昏睡状态。本是治病良药,一旦流向非法渠道,就成了毒品,成了犯罪分子的工具。因此,国家把其列为一类精神药品,严格管制。

二、麻醉药品和精神药品的管理规定

2005年11月1日实施的《条例》共分9章,89条,分别对麻醉药品和精神药品的种植、实验研究、生产、经营、使用、贮存、运输、审批程序和监督管理,以及违反这一条例所应承担的法律责任做出了相应的规定。国家对麻醉药品药用原植物以及麻醉药品和精神药品实行管制。除本条例另有规定的外,任何单位、个人不得进行麻醉药品药用原植物的种植以及麻醉药品和精神药品的实验研究、生产、经营、使用、储存、运输等活动。

(一)种植与实验研究

1.种植

麻醉药品药用原植物种植企业应当根据国务院药品监督管理部门和国务院农业主管部门制定的年度种植计划来种植,并定期报告种植情况,其他单位和个人不得种植。例如罂粟壳,国家指定甘肃省农垦总公司为罂粟壳的定点生产单位,其他任何单位和个人均不得从事罂粟壳的生产活动。

2.实验研究

开展实验研究活动应当具备:以医疗、科学研究或者教学为目的;有保证实验所需麻醉药品和精神药品安全的措施和管理制度;单位及其工作人员2年内没有违反有关禁毒的法律、行政法规规定的行为;并经国务院药品监督管理部门批准。

实验研究单位依照药品管理法的规定申请药品批准证明文件;需要转让研究成果的,应当经国务院药品监督管理部门批准。

在普通药品的实验研究过程中,产生本条例规定的管制品种的,应当立即停止实验研究活动,并向国务院药品监督管理部门报告。

麻醉药品和第一类精神药品的临床试验,不得以健康人为受试对象。

(二)生产管理与经营管理

1.生产管理

国家对麻醉药品和精神药品实行定点生产制度;从事麻醉药品和第一类精神药品生产以及第二类精神药品原料药生产的企业,应当经国家食品药品监督管理局批准;从事第二类精神药品制剂生产的企业,应当经所在地省级药品监督管理部门批准。

国家根据麻醉药品和精神药品的医疗、国家储备和企业生产所需原料的需要确定需求总量;根据需求总量制定年度生产计划;根据麻醉药品年度生产计划,制定麻醉药品药用原植物

年度种植计划。对麻醉药品药用原植物的种植、麻醉药品和精神药品的生产实行总量控制。定点生产企业应当严格按照麻醉药品和精神药品年度生产计划安排生产,并依照规定向所在地省级药品监督管理部门报告生产情况。

定点生产企业应当依照规定,将麻醉药品和精神药品销售给具有麻醉药品和精神药品经营资格的企业或者依照规定批准的其他单位;不能直接销售给医疗机构。

麻醉药品和精神药品的标签必须印有国务院药品监督管理部门规定的专有标志,麻醉药品为蓝白相间的"麻",精神药品为绿白相间的"精神药品"。

2.经营管理

国家对麻醉药品和精神药品实行定点经营制度。全国性批发企业,是指跨省从事麻醉药品和第一类精神药品批发业务的企业,应当经国家食品药品监督管理局批准;区域性批发企业和第二类精神药品批发企业,应当经省级药品监督管理部门批准。

(1)麻醉药品和第一类精神药品的销售　麻醉药品和精神药品必须向取得使用资格的医疗机构以及依照本条例规定批准的其他单位销售。全国性批发企业进行销售时,要经医疗机构所在地省级药品监督管理部门批准;区域性批发企业进行销售时,如果要向其他省销售的,应当经国务院药品监督管理部门批准;区域性批发企业之间因医疗急需、运输困难等特殊情况需要调剂的,应当在调剂后2日内将调剂情况分别报省级药品监督管理部门备案。

送货方式要求定点批发企业向医疗机构销售时,应当将药品送至医疗机构,医疗机构不得自行提货。麻醉药品和精神药品不得零售。

药品经营企业不得经营麻醉药品原料药和第一类精神药品的原料药,不得零售麻醉药品和第一类精神药品;但是,供医疗、科学研究、教学使用的小包装上述药品可以由国务院药品监督管理部门规定的药品批发企业经营。

(2)第二类精神药品的销售　必须向取得使用资格的医疗机构以及依照本条例规定批准的其他单位销售。零售时必须经市级药品监督管理部门批准,实行统一进货、统一配送、统一管理的药品零售连锁企业可以从事零售业务;第二类精神药品零售企业应当凭执业医师出具的处方销售,并将处方保存2年备查;禁止超剂量或者无处方销售;不得向未成年人销售。

(3)购进　全国性批发企业应当从定点生产企业购进麻醉药品和第一类精神药品;区域性批发企业可以从全国性批发企业购进麻醉药品和第一类精神药品;经省级药品监督管理部门批准,也可以从定点生产企业购进麻醉药品和第一类精神药品。禁止使用现金进行交易,但是个人合法购买的除外。

麻醉药品和精神药品实行政府定价,在制定出厂和批发价格的基础上,逐步实行全国统一零售价格。

(三)使用管理

(1)使用单位采购管理　用于普通药品生产的须向省级药品监督管理部门报送年度需求计划,批准后,以麻醉药品和第一类精神药品为原料的,向定点生产企业购买;以第二类精神药品为原料的向定点批发企业或者定点生产企业购买。用于非药品生产需要使用咖啡因作为原料的,经省级药品监督管理部门批准,向定点批发企业或者定点生产企业购买。用于实验、教学活动的须经省级药品监督管理部门批准,向定点批发企业或者定点生产企业购买。医疗机构需要购买麻醉药品和第一类精神药品的,经所在地设区的市级人民政府卫生主管部门批准,取得麻醉药品、第一类精神药品购用印鉴卡(以下称印鉴卡),可以凭印鉴卡向本省、自治区、直辖市行政区域内的定点批发企业购买麻醉药品和第一类精神药品。《印鉴卡》有效期为三年,有效期满前三个月,医疗机构应当向市级卫生行政部门重新提出申请《印鉴卡》;有效期满需换领新卡的医疗机构,还应当提交原《印鉴卡》有效期内麻醉药品、第一类精神药品的使用情况。

(2)医疗机构麻醉药品和精神药品的使用管理　医疗机构应当按照国务院卫生主管部门的规定,对本单位执业医师进行有关麻醉药品和精神药品使用知识的培训、考核,经考核合格的,授予麻醉药品和第一类精神药品处方资格;执业医师取得麻醉药品和第一类精神药品的处方资格后,方可在本医疗机构开具麻醉药品和第一类精神药品处方,但不得为自己开具该种处方。

麻醉药品和一类精神药品的处方用纸为淡红色,右上角标注"麻、精一";二类精神药品的处方用纸为白色,右上角标注"精二"。

执业医师开具麻醉药品和精神药品单张处方的最大用量应当符合国务院卫生主管部门的规定,见表10-3。

对麻醉药品和第一类精神药品处方,处方的调配人、核对人应当仔细核对,签署姓名,并予以登记;对不符合本条例规定的,处方的调配人、核对人应当拒绝发药。

医疗机构应当对麻醉药品和精神药品处方进行专册登记,加强管理;麻醉药品和第一类精神药品处方保存3年备查,第二类精神药品处方至少保存2年。医务人员或患者为了医疗需要携带少量麻醉药品、精神药品出入境的,医务人员应当持有省级以上药品监督管理部门发放的携带证明;患者应当持有医疗机构的诊断证明,海关凭相关证明放行。

罂粟壳只能用于中药饮片和中成药的生产以及医疗配方使用。

表 10-3　麻醉药品和精神药品单张处方的最大剂量统计

分类	剂型	一般患者	癌痛、慢性中重度非癌痛患者
麻醉药品、第一类精神药品	注射剂	一次用量	不得超过 3 日用量
	其他剂型	不得超过 3 日用量	不得超过 7 日用量
	控缓释制剂	不得超过 7 日用量	——
第二类精神药品		不得超过 7 日用量,特殊情况应注明	

(四)储存管理与运输管理

1.储存管理

种植、生产、批发麻醉药品和第一类精神药品的企业,应当设置储存麻醉药品和第一类精神药品专库。定点生产企业应当将麻醉药品原料药和制剂分别存放。使用单位应当设立专库或者专柜,专库应当设有防盗设施并安装报警装置,专柜应当使用保险柜,专库和专柜应当实行双人双锁管理。

以上单位应当配备专人负责管理工作,并建立专用账册,药品入库双人验收,出库双人复核,做到账物相符,专用账册的保存期限应当自药品有效期期满之日起不少于5年。

第二类精神药品的经营企业应当在药品库房中设立独立的专库或者专柜储存,并建立专用账册,实行专人管理,专用账册的保存期限应当自药品有效期期满之日起不少于5年。

2.运输管理

托运、承运和自行运输麻醉药品和第一类精神药品的,应当采取安全保障措施,防止药品在运输过程中被盗、被抢或丢失。铁路运输时必须使用集装箱或者铁路行李车运输;公路或者水路运输必须由专人负责押运;托运或者自行运输必须向省级药品监督管理部门申请领取运输证明,运输证明有效期为1年。运输证明应当由专人保管,不得涂改、转让、转借。托运人办理运输手续,应当将运输证明副本交付承运人。承运人应当查验、收存运输证明副本,并检查货物包装。没有运输证明或者货物包装不符合规定的,承运人不得承运。承运人在运输过程中应当携带运输证明副本,以备查验。

邮寄麻醉药品和精神药品,寄件人应当提交所在地省级药品监督管理部门出具的准予邮寄证明。邮政营业机构应当查验、收存准予邮寄证明;没有准予邮寄证明的,邮政营业机构不得收寄。省级邮政主管部门指定符合安全保障条件的邮政营业机构负责收寄,并依法查验。

(五)监督管理

药品经督管理部门应当根据规定的职责权限,对麻醉药品药用原植物的种植以及麻醉药品和精神药品的实验研究、生产、经营、使用、储存、运输活动进行监督检查。

(六)法律责任

1.麻醉药品和精神药品种植企业

未依照麻醉药品药用原植物年度种植计划进行种植的;未依照规定报告种植情况的;未依照规定储存麻醉药品的,应负的法律责任有:

- ◆ 责令限期改正,给予警告;
- ◆ 逾期不改正的,处5万~10万元的罚款;
- ◆ 情节严重的,取消种植资格。

2.麻醉药品和精神药品定点生产企业

未按照麻醉药品和精神药品年度生产计划安排生产的;未按照规定向药品监督管理部门报告生产情况的;未依照规定储存麻醉药品和精神药品,或者未依照规定建立保存专用账册的;未依照规定销售麻醉药品和精神药品的;未依照规定销毁麻醉药品和精神药品的,应负的法律责任有:

- ◆ 责令限期改正,给予警告,并没收违法所提和违法销售的药品
- ◆ 逾期不收正的,责令停产,并处5万~10万元的罚款;
- ◆ 情节严重的,取消定点生产资格。

3.麻醉药品和精神药品定点批发企业

未依照规定购进麻醉药品和精神药品的;未保证供药责任区域内的麻醉药品和第一类精神药品的供应的;未对医疗机构履行送货义务的;未依照规定报告麻醉药品和精神药品的进货、销售、库存数量以及流向的;未依照规定储存麻醉药品和精神药品,或者未依照规定建立、保存专用账册的;未依照规定销毁麻醉药品和精神药品的;区域性批发企业之间违反本条例的规定调剂麻醉药品和第一类精神药品,或者因特殊情况调剂麻醉药品和第一类精神药品后未依照规定备案的,应负的法律责任有:

- ◆ 由药品监督管理部门责令限期改正,给予警告;
- ◆ 逾期不收正的,责令停业,并处2万~5万元的罚款;
- ◆ 情节严重的,取消其他定点批发资格。

4.麻醉药品和精神药品零售企业

第二类精神药品零售企业违反本条例的规定储存、销售或者销毁第二类精神药品的应负的法律责任有：

- ◆ 责令限期改正,给予警告,并没收违法所得和违法销售的药品;
- ◆ 逾期不改正的,责令停业,并处 0.5 万～2 万元的罚款;
- ◆ 情节严重的,取消其零售资格。

5.医疗机构

未依照规定购买、储存麻醉药品和第一类精神药品的;未依照规定保存麻醉药品和精神药品专用处方,或者未依照规定进行处方专册登记的;未依照规定报告麻醉药品和精神药品的进货、库存、使用数量的;紧急借用麻醉药品和第一类精神药品后未备案的;未依照规定销毁麻醉药品和精神药品的。

- ◆ 责令限期改正,给予警告;
- ◆ 逾期不改正的,处 0.5 万～1 万元的罚款;
- ◆ 情节严重的,吊销其印鉴卡;
- ◆ 对直接负责人员,依法给予降级、撤职、开除的处分。

6.执业医师

未取得麻醉药品和第一类精神药品处方资格的执业医师擅自开具处方,造成严重后果的,应负的法律责任有:

- ◆ 给予警告,暂停其执业活动;
- ◆ 取消其处方资格;造成严重后果的,吊销其执业证书;
- ◆ 构成犯罪的,依法追究刑事责任。

第三节　医疗用毒性药品管理

为了进一步加强对医疗用毒性药品的管理,确保安全用药,根据《药品管理法》,国务院于1988 年发布了《医疗用毒性药品管理办法》,对毒性药品的生产、供应、使用等作了具体规定。

一、医疗用毒性药品的概念和分类

医疗用毒性药品是指毒性剧烈,治疗剂量与中毒剂量相近,使用不当会导致人中毒或死亡的药品。我国有关部门规定的毒性药品管理规定的品种中,中药有 28 种,西药有 13 种。

1.毒性中药材品种

28 种毒性中药材品种名录歌诀：

披金①戴银②一天仙③,半升半降④黄白钱⑤,川南狼⑥,闹粉娘⑦,遂草⑧炒豆⑨熬酥⑩糖。

注解:①披金:砒石(红砒、白砒),砒霜,洋金花、生千金子。②戴银:水银。③一天仙:雪上一枝蒿,生天仙子。④半升半降:生半夏、红升丹、斑蝥、白降丹。⑤黄白钱:生藤黄、雄黄、生白附子、生附子、生马钱子。⑥川南狼:生川乌、生南星、生狼毒。⑦闹粉娘:闹阳花、红粉、轻粉、青娘虫、红娘虫。⑧遂草:生甘遂,生草乌。⑨豆:生巴豆。⑩酥:蟾酥。

2.毒性西药品种

13 种毒性化学药品品种:去乙酰毛花苷 C、阿托品、洋地黄毒苷、氢溴酸后马托品、三氧化二砷、毛果芸香碱、升汞、水杨酸毒扁豆碱、亚砷酸钾、氢溴酸东莨菪碱、士的宁、亚砷酸注射液

（1999 年 8 月被国家食品药品监督管理局列入毒性药品管理品种）、A 型肉毒毒素及其制剂
（2008 年 7 月被列入毒性药品管理品种）。

二、医疗用毒性药品的管理规定

1. 医疗用毒性药品的生产管理

（1）**生产单位**　由省、自治区、直辖市药品监督管理部门指定。

（2）**年度计划**　其年度生产、收购、供应和配制计划，由省、自治区、直辖市药品监督管理部门根据医疗需要制定并下达，生产单位不得擅自更改计划。

（3）**生产管理**　必须由医药专业人员负责生产、配制和质量检验，并建立严格的管理制度，严防与其他药品混杂；每次配料，必须经 2 人以上复核无误，并详细记录每次生产所用原料和成品数，经手人要签字备查。加工炮制毒性中药，必须按照《中国药典》或者省级药品监督管理部门制定的《炮制规范》的规定进行；药材符合药用要求的，方可供应、配方和用于中成药生产。生产（配制）毒性药品及其制剂，必须严格执行生产工艺操作规程，在本单位药品检验人员的监督下准确投料，并建立完整的记录，保存 5 年备查。在生产（配制）毒性药品及制剂过程中产生的废弃物，必须妥善处理，不得污染环境；所有工具、容器要处理干净，以防污染其他药品；标示量要准确无误。毒性药品的包装容器上必须印有"毒"药标志；在运输毒性药品的过程中，应当采取有效措施，防止事故发生。

2. 医疗用毒性药品的经营管理

（1）**经营单位**　毒性药品的收购和经营，由药品监督管理部门指定的药品经营企业承担；配方用药由有关药品零售企业、医疗机构负责供应。其他任何单位或者个人均不得从事毒性药品的收购、经营和配方业务。

（2）**经营管理**　药品经营企业（含医疗机构药房）要严格按照 GSP 或相关规定的要求销售毒性药品，毒性药品应专柜加锁并由专人保管，做到双人、双锁、专账记录。必须建立健全保管、验收、领发、核对等制度，严防收假、发错，严禁与其他药品混杂。

 知识链接

A 型肉毒毒素

A 型肉毒毒素（botulinum toxin A）是肉毒毒素的一个亚型，是神经毒素。肉毒毒素诞生早期，主要被用于生化武器的研究。1960 年，美国科学家制备出 A 型肉毒杆菌毒素。由于其有阻断神经支配作用，从而减少或者消除肌肉的不自觉收缩，因此，该毒素在临床主要用于肌肉张力性疾病的治疗，如眼肌痉挛、面部抽搐、肌肉痉挛性斜颈及痉挛性发生困难等疾病，并取得了良好的效果。由于 A 型肉毒毒素可以麻痹肌肉，使肌肉没有跳动能力，从而消除皱纹，常被用于整形美容如面部皱纹的治疗。A 型肉毒毒素是现今知道的毒力最强的生物毒素和神经毒素之一。国外有研究报道，一个体重 70 千克左右的成人，2800 单位的 A 型肉毒毒素即可致命。

3. 医疗用毒性药品的使用管理

（1）**处方**　医疗单位供应和调配毒性药品，凭医师签名的正式处方；药品零售企业调配毒性药品，凭盖有医师所在的医疗单位公章的正式处方。处方一次有效，取药后处方保存 2 年备

查。每次处方限量不得超过 2 日极量。

（2）**调配**　必须认真负责，计量准确，按医嘱注明要求，并由配方人员及具有药师以上技术职称的复核人员签名盖章后方可发出。对处方未注明"生用"的毒性中药，应当付炮制品。如发现处方有疑问时，须经原处方医生重新审定后再进行调配。

（3）**科研和教学**　必须持科研或教学单位的证明信，经所在地县级以上药品监督管理部门批准后，供应单位方能发售所需的毒性药品。

（4）**群众自配**　民间单方、秘方、验方需用毒性中药，购买时须持有本单位或者城市街道办事处、乡（镇）人民政府的证明信，供应部门方能发售。每次购用量不得超过 2 日极量。

4. 法律责任

对违反有关法律和法规，擅自生产、收购、经营毒性药品的单位或者个人，由县以上药品监督管理部门没收其全部毒性药品，并处以警告或按非法所得的 5～10 倍罚款。情节严重、致人伤残或死亡，构成犯罪的，由司法机关依法追究其刑事责任。

第四节　放射性药品管理

根据《药品管理法》的规定，国务院于 1989 年 1 月公布了《放射性药品管理办法》，该办法对放射性药品的定义、品种范围、研制、生产、经营、使用及运输等问题做了具体规定。

一、放射性药品的概念和分类

1. 概念

放射性药品是指用于临床诊断或者治疗的放射性核素制剂或其标记药物，包括裂变制品、加速器制品、放射性同位素发生器及其配套药盒、放射免疫药盒等。

2. 放射性药品的品种

（1）**按核素分类**　一类是放射性核素本身即是药物的主要组成部分，如碘-131[^{131}I]、碘-125[^{125}I]等，是利用其本身的生理、生化或理化特性以达到诊断或治疗的目的；另一类是利用放射性核素标记的药物如碘[^{131}I]-邻碘马尿酸钠，其示踪作用是通过被标记物本身的代谢过程来体现的。《中华人民共和国药典》（2010 版）记载的核素有 39 种，如：铯-137[^{137}Cs]、钴-57[^{57}Co]、钴-58[^{58}Co]、铊-200[^{200}TI]、铊-201[^{201}TI]、磷-32[^{32}P]、锶-90[^{90}Sr]、碘-131[^{131}I]、金-199[^{199}Au]等。

（2）**按医疗用途分类**　①诊断用药：放射药品主要用于诊断，即利用放射性药品对人体各脏器进行功能、代谢的检查以及动态或静态的体外显像，如碘[^{131}I]-邻碘马尿酸钠肾图及甲状腺、脑、肝、肾显像等。②治疗用药：少量用于治疗，如碘-131[^{131}I]治疗甲亢，磷-32[^{32}P]、锶-90[^{90}Sr]敷贴治疗皮肤病等。

二、放射性药品的管理规定

（一）放射性药品生产经营管理

1. 生产、经营企业审批

开办放射性药品生产、经营企业应当具备《药品管理法》规定的条件，符合国家的放射卫生防护基本标准，并履行环境影响报告的审批手续，经有关部门审查同意，核发《放射性药品生产许可证》和《放射性药品经营许可证》,许可证有效期 5 年,期满前 6 个月,向原发证机关重新提出申请进行换证手续。

2.生产、经营管理

放射性药品生产、经营企业,必须配备与生产、经营放射性药品相适应的专业技术人员;具有安全、防护和废气、废物、废水处理等设施;并建立严格的质量管理制度。医疗单位凭《放射性药品使用许可证》申请办理订货。

(二)放射性药品的包装和运输管理

(1)包装 必须安全实用,符合放射性药品质量要求,具有与放射性剂量相适应的防护装置。包装必须分内包装和外包装两部分,外包装必须贴有商标、标签、说明书和放射性药品标志,内包装必须贴有标签。标签必须注明药品品名、放射性比活度、装量。说明书除注明标签内容外,还需注明生产单位、批准文号、批号、主要成分、出厂日期、放射性核素半衰期、适应证、用法、用量、禁忌证、有效期和注意事项等。

(2)运输 按国家运输、邮政等部门制定的有关规定执行。严禁任何单位和个人随身携带放射性药品乘坐公共交通运输工具。

(三)放射性药品的使用管理

(1)医疗单位 ①必须持有省级公安、环保和药品监督管理部门联合发给的《放射性药品使用许可证》。②必须负责对所使用的放射性药品不良反应情况的收集,并定期向所在地药品监督管理部门报告;③放射性药品使用后的废物(包括患者排出物),必须按照国家有关规定妥善处理。

(2)医疗单位设立的核医学科室 ①必须具备与其医疗任务相适应的专业技术人员;非核医学专业技术人员未经培训,不得从事核医学工作,不得使用放射性药品。②在研究配制放射性制剂并进行临床验证前,应当根据放射性药品的特点,提供该制剂的药理、毒性等试验材料,报省、自治区、直辖市药品监督管理部门批准,并报国家食品药品监督管理局备案;该制剂只限在本单位使用。

放射性药品的检验由中国食品药品检定研究院或国务院药品监督管理部门授权的药品检验所承担。

(四)违反《放射性药品管理办法》的法律责任

对违反《放射性药品管理办法》的单位和个人,由县级以上药品监督管理部门根据《药品管理法》、《放射性药品管理办法》及其他有关规定进行处罚,情节严重者由司法机关追究刑事责任。

 学习小结

本章着重介绍了麻醉药品、精神药品、医疗用毒性药品和放射性药品的概念、分类和监督管理规定,重点是掌握麻醉药品、精神药品和毒性药品的管理要点,难点是掌握麻醉药品和精神药品使用管理的规定。

通过本章的学习,将帮助同学们科学认识特殊管理的药品,为将来工作中依法管药、合理用药储备基础知识。

目标检测

一、A 型题（单项选择题）

1.麻醉药品生产企业的审批部门是（　　）

A.国家卫生部　　　　　　　　B.国家食品药品监督管理部门

C.省卫生厅　　　　　　　　　D.省级药监部门

E.国家农业部

2.一类精神药品生产企业的审批部门是（　　）

A.国家卫生部　　　　　　B.国家药品监督管理部门　　　C.省卫生厅

D.省级药监部门　　　　　E.县级以上药监局

3.麻醉药品处方的印刷用纸应为（　　）

A.淡红色　　　B.淡黄色　　　C.淡绿色　　　D.白色　　　E.黑色

4.第二类精神药品处方的印刷用纸应为（　　）

A.淡红色　　　B.淡黄色　　　C.淡绿色　　　D.白色　　　E.黑色

5.麻醉药品标签上的标志应为（　　）

A.绿白　　　B.蓝白　　　C.黑白　　　D.红黄　　　E.红白

6.精神药品标签上的标志应为（　　）

A.绿白　　　B.蓝白　　　C.黑白　　　D.红黄　　　E.红白

7.医疗用毒性药品标签上的标志应为（　　）

A.绿白　　　B.蓝白　　　C.黑白　　　D.红黄　　　E.红白

8.毒性药品系指（　　）

A.毒性剧烈,治疗剂量与中毒剂量相差大的药品

B.毒性剧烈,治疗剂量与中毒剂量相近的药品

C.毒性剧烈,治疗剂量与中毒剂量相等的药品

D.毒性剧烈,治疗剂量与中毒剂量相关的药品

E.毒性剧烈,治疗剂量与中毒剂量差不多的药品

二、B 型题（配伍项选择题）

[9～10 题]

A.美沙酮　　　B.安钠咖　　　C.阿托品　　　D.磷–$[^{32}p]$酸钠注射液　　　E.白蛋白

9.毒性药品是（　　）

10.精神药品是（　　）

11.麻醉药品是（　　）

12.放射性药品是（　　）

[13～15 题]

A.2 日　　　　B.3 日　　　　C.4 日　　　　D.5 日　　　E.7 日

13.麻醉药品针剂每张处方剂量不超过（　　）

14.第一类精神药品每张处方剂量不超过（　　）

15.第二类精神药品每张处方剂量不超过（　　）

[16～18 题]

A.2 日剂量　　B.1 次剂量　　C.3 日剂量　　D.4 日剂量　　　E.7 日剂量

16.对于癌痛、慢性中重度非癌痛患者,第一类精神药品注射剂每张处方剂量不超过(　　)

17.对于一般患者,第二类精神药品每张处方剂量不超过(　　)

18.对于一般患者,麻醉药品注射剂每张处方剂量不超过(　　)

[19～21 题]

A.1 年　　　　　B.2 年　　　　　C.3 年　　　　　D.4 年　　　　E.5 年

19.精神药品处方保存(　　)

20.毒性药品处方保存(　　)

21.麻醉药品处方保存(　　)

三、X 型题(多项选择题)

22.麻醉药品包括(　　)

A.阿片　　　　　　　　　　B.罂粟秆浓缩物

C.复方樟脑酊　　　　　　　D.咖啡因

E.麻黄碱

23.在指定的零售药店凭合法的处方可以供应和调配的特殊药品是(　　)

A.精神药品原料　　　　　　B.麻醉药品

C.医疗用毒性药品　　　　　D.二类精神药品

E.一类精神药品

四、简答题

特殊管理的药品有什么特点? 为什么要严加管制?

(刘慧)

第十一章　中药管理

学习目标

【掌握】中药管理的内容、任务和特殊性；城乡集贸市场销售中药材的规定；重点保护的野生药材物种与名录。

【熟悉】中药材质量管理规范及野生药材资源保护管理条例。

【了解】中药现代化的战略目标、重点任务和主要措施。

第一节　中药概述

一、中药的概念

中药是指以中医药理论体系的术语表述药物性能、功效和使用规律，并在中医药理论指导下应用的药物，包括中药材、中药饮片、中成药和民族药。中药应用以中医理论为基础，有着独特的理论体系和应用形式，充分反映了我国自然资源及历史、文化等方面的若干特点。

（1）**中药材**　是中药饮片和中成药生产的原料，是自然界的天然药物，常用的天然药物包括植物药、动物药和矿物药。

（2）**中药饮片**　是指在中医药学理论的指导下，根据辨证施治和调剂制剂的需要，对中药材进行特殊的加工炮制后的制成品，是中成药的原料。

（3）**中成药**　是指根据疗效确切、应用广泛的处方、验方和秘方，具备一定质量规格，批量生产供应的药物。

（4）**民族药**　是指我国某些地区少数民族经长期医疗实践的积累并用少数民族语言文字记载的药品，如藏药、蒙药、壮药等。民族药在使用上有一定的地域性。

我国在1995年由卫生部将31种民族药正式纳入《中国药典》标准。民族医药产业是世界公认的"朝阳产业"，也越来越受到世界各国的重视。

二、中药现代化

中药现代化是以中医药理论和经验为基础，借鉴国际通行的医药标准和规范（包括 GAP，GLP，GCP，GMP，GPP，GSP 等），运用现代科学技术研究、开发、生产、经营、使用和监督管理中药。

（一）中药现代化的必要性

中药是一门科学，是科学就会不断发展和扬弃。时至今日，社会已发生巨大变化，中药不能故步自封,现代化是必由之路。中药现代化30年前就开始提出,但直到上个世纪90年代中后期才形成真正意义上的"中药现代化"概念。中药必须走出国门,走国际化之路。

2002年由科技部、原国家药品监督管理局、国家知识产权局、国家中医药管理局、中科院等八部委联合制定了《中药现代化发展纲要》。为了进一步加快中医药现代化和国际化进程,2007年1月11日科技部、卫生部、国家食品药品监督管理局、国家中医药管理局等16个部门联合制定并发布《中医药创新发展规划纲要(2006—2020年)》。

(二)中药现代化的指导思想

中药现代化的指导思想为:继承和发扬中医药学理论,运用现代科学理论和先进技术,推进中药现代化发展;立足国内市场,积极开拓国际市场;以科技为动力,以企业为主体,以市场为导向,以政策为保障,充分利用中医药资源优势、市场优势和人才优势,构筑国家中药创新体系,通过创新和重大关键技术地突破,逐步实现中药产品结构调整和产业升级,形成具有市场竞争优势的现代中药产业。

(三)中药现代化发展的基本原则

(1)**继承和创新相结合** 继承和发扬中医药学的特色和优势,充分利用科学理论和先进技术手段,借鉴现代医药和国际植物药的开发经验,努力挖掘中医药学宝库,不断创新,积极开发具有自主知识产权的中药创新产品,全面提高中药的研究开发能力和生产水平。

(2)**资源可持续利用和产业可持续发展** 在充分利用资源的同时,保护资源和环境,保护生物多样性和生态平衡。特别要注意对濒危和紧缺中药材资源的修复和再生,防止流失、退化和灭绝,保障中药资源的可持续利用和中药产业的可持续发展。

(3)**政府引导、企业为主,共同推进** 政府通过制定国家战略目标、创造良好的发展环境,引导中药现代化发展的方向。企业根据市场的需求和发展,围绕国家战略目标,不断创新。

(4)**总体布局与区域发展相结合** 充分考虑总体布局,同时根据各地区实际情况,发挥区域优势,促进区域经济发展。配合西部大开发战略的实施,通过中药现代化的发展,促进改善西部的生态环境,发展生态经济,提高西部地区的综合经济实力。

(5)**与中医现代化协同发展** 在推进中药现代化进程的同时,高度重视中医现代化的发展,实现相互促进,协同发展。加强中医药理论的基础研究,建立能够体现中医药优势和特点的疗效评价体系。

(四)中药现代化发展的战略目标

中药现代化发展的战略目标为:坚持"继承创新、跨越发展"的方针,依靠科技进步和技术创新,构筑国家现代中药创新体系。制订和完善现代中药标准和规范,开发一批疗效确切的中药创新产品,突破一批中药研究开发和产业关键技术,形成具有市场竞争优势的现代中药产业,保持我国中医药科技的优势地位,实现传统中药产业向现代中药产业的跨越,为国民经济和社会发展及人类健康做出贡献。

(1)**构筑国家现代中药创新体系** 在政府的宏观指导下,集成高等学校、科研机构、制药企业等多方面的力量,通过整体布局、资源重组、机制创新,构筑研究开发体系完整、技术装备先进、人才结构合理、创新能力较强、管理科学规范的现代中药创新体系。

(2)**制订和完善现代中药标准和规范** 运用先进的科学技术手段,加强中药质量控制技术的研究,建立和完善中药种植(养殖)研究开发、生产、销售的标准和规范,保证中药产品安全有效、质量可控。

（3）**开发出一批疗效确切的中药新产品**　在保证中药疗效的前提下，改进中药传统剂型，提高质量控制水平。加快疗效确切、使用安全、质量可控的中药新产品的开发。

（4）**形成具有市场竞争优势的现代中药产业**　重点扶持一批拥有自主知识产权、具有国际竞争力的大型企业或跨国集团。形成有利于整体经济增长、区域经济发展和具有市场竞争优势的现代中药产业。

（五）中药现代化的重点任务

1.创新平台建设

（1）充分吸纳各方面的力量，建立和完善现代中药研究开发平台。开展中药筛选、药效评价、安全评价、临床评价、不良反应监测及中药材、中药饮片（包括配方颗粒）、中成药的生产技术、工艺和质量控制研究。

（2）加强中药国家重点实验室、中药国家工程和技术研究中心建设；发挥优势，突出特色，整体布局，建立种植、研究开发、生产有机配合、协调发展的中药产业基地，促进中药现代化的全面发展。

（3）加强中药研究开发支撑条件平台建设，改善中药研究开发实验条件，提高仪器设备装备水平和实验动物标准，加强信息共享平台建设。

2.中药标准化建设

（1）加强中药材规范化种植和中药饮片炮制规范研究，建立中药材和中药饮片的质量标准及有害物质限量标准，全面提高中药材和中药饮片的质量。加强常用中药化学对照品研究，建立国家中药标准物质库。

（2）加强符合中药特点的科学、量化的中药质量控制技术研究，提高中成药、中药饮片（包括配方颗粒）、中药新药等的质量控制水平。以中药注射剂为重点，逐步扩大指纹图谱等多种方法在中药质量控制中的应用。

（3）大力推行和实施《中药材生产质量管理规范（试行）》、《药品生产质量管理规范》、《药品非临床研究质量管理规范》、《药品临床试验管理规范》及《药品经营质量管理规范》，加强对中药研究、开发、生产和流通过程中的规范化管理，不断提高中药行业的标准化水平。

3. 基础理论研究

（1）加强多学科交叉配合，深入进行中药药效物质基础、作用机理、方剂配伍规律等研究，积极开展中药基因组学、蛋白组学等的研究。

（2）重视中医药基础理论的研究与创新，特别是与中药现代化发展密切相关的理论研究，如证候理论、组方理论、药性理论，探索其科学内涵，为中药现代化提供发展源泉。

4.中药产品创新

（1）选择经过长期中医临床应用证明疗效确切、用药安全，具有特色的经方、验方，开发中药现代制剂产品。

（2）在保证中药疗效的前提下，改进中药传统制剂，提高质量控制水平，发展疗效确切、质量可控、使用安全的中药新产品，全面提升中药产品质量。

（3）根据国际市场需求，按照有关国家药品注册要求，进行针对性新药研究开发，促进我国中药进入发达国家药品主流市场。

5.优势产业培育

（1）加强中药提取、分离、纯化等关键生产技术的研究和先进适用技术的推广应用，促进中药提取物生产向规模化、标准化、商品化发展,提高企业的核心竞争力,加速现代中药产品产业化进程。

(2)加强中药知识产权保护,开发专利产品,注册专用商标,实施品牌战略;逐步改变以药材和粗加工产品出口为主的局面,扩大中成药出口比例,促进产业结构升级,拓展中药国际市场。

(3)推进市场机制下的企业兼并重组,逐步形成一批产品新颖、技术先进、装备精良、管理有素、具有开拓精神的中药核心企业和中药跨国企业,使企业成为中药现代化的实施主体。

6.中药资源保护和可持续利用

(1)开展中药资源普查,建立野生资源濒危预警机制;保护中药种质和遗传资源,加强优选优育和中药种源研究,防止品种退化,解决品种源头混乱的问题。

(2)建立中药数据库和种质资源库,收集中药品种、产地、药效等相关的数据,保存中药材种质资源。

(3)加强中药材野生变家种、家养研究,加强中药材栽培技术研究,实现中药材规范化种植和产业化生产;加强植保技术研究,发展绿色药材。

(4)加强中药材新品种培育,开展珍稀濒危中药资源替代品研究,确保中药可持续发展。

(六)中药现代化的主要措施

1.加强中药现代化发展的整体规划,建立高效、协调的管理机制

(1)加强对推进中药现代化工作的领导,建立部际联席会议制度,加强沟通协调,促进相互合作,形成有利于推进中药现代化发展的高效、协调的管理机制。

(2)各有关部门、各地方应围绕国家中药现代化发展的战略目标和重点任务,结合本部门的职能,根据本地区的优势、特色和实际情况,制订相应的发展规划和重点任务。

2.建立多渠道的中药现代化投入体系

(1)国家设立中药现代化发展专项计划,加大对中药现代化科技、产业、人才培养等方面的投入。

(2)各级地方政府应结合当地区域经济发展总体规划,根据本地区的优势、特色和实际情况,增加对中药研究开发和中药产业的投入。

(3)中药企业应进一步加大对研究开发经费的投入,到2010年企业研究开发投入应达到销售额的5%以上。

(4)充分利用创业投资机制等市场化手段,拓宽中药新药研究开发和产业化的融资渠道,吸引社会资金投入到中药现代化发展中。

3.加大对中药产业的政策支持

(1)国家将中药产业作为重大战略产业加以发展,支持中药产品结构的战略性调整,支持疗效确切、原创性强的中药大品种的产业化开发,鼓励企业采取新技术、新工艺及新设备,提升中药产品的科技含量和市场竞争力。

(2)国家支持中药企业积极开拓国际市场,参与国际竞争。鼓励中药企业根据国际市场需求,采取多种形式扩大出口,特别是扩大高附加值中药产品的国际市场份额;鼓励中药产品进入国际医药主流市场。中药产品出口按照科技兴贸有关政策执行。

(3)推进中药材产业化经营。国家鼓励中药材、中药饮片生产的规模化、规范化、集约化,促进中药材流通方式的改变;鼓励中药工商企业参与中药材基地建设,发展订单农业,保证中药材质量的稳定性。各地对发展中药种植(养殖)应给予各项农业优惠政策支持。中药资源保护、可持续利用和综合开发要纳入国家扶贫、西部大开发等计划中予以支持。

(4)制定有利于中药现代化发展的价格和税收政策。价格主管部门要制定鼓励企业生产经营优质和具有自主知识产权的中药产品的价格政策;对企业引进先进技术和进行工艺技术改造,以及企业开展中药共性、关键生产技术研究所需进口设备的,按有关规定给予税收优惠政策。

(5)完善中药注册审评办法,对国家重点支持的中药创新产品实行按程序快速审批,并优先纳入国家基本用药目录和医疗保险用药目录。

4.加强对中药资源及中药知识产权保护管理力度

(1)根据中药现代化发展的新形势,制定《中药资源保护管理条例》。

(2)从中药资源保护地实际出发,调整保护品种,规范利用野生中药资源的行为,充分体现鼓励中药材人工种植、养殖的基本政策。

(3)制定中药行业的知识产权战略,积极应对国际专利竞争。进一步加大执法力度,保护中药知识产权,促进中药创新。

(4)加快专利审查速度,缩短审查周期,运用专利制度加速技术产业化,创造良好的经济效益和社会效益。

5.加速中药现代化人才培养

(1)适应中药现代化发展需要,有计划地培养造就一批中药学术和技术带头人、高级生产管理和经营人才、国际贸易人才、法律人才、实用技术人才及复合型人才。

(2)积极利用中医药专业院校和其他相关专业院校的力量对专业人员进行培训,同时注重在生产和科研实践中培养人才。

(3)利用合资合作积极培养国内急需的中医药现代化专门人才,鼓励有关人员出国学习先进技术和管理经验,培养国际性人才。

(4)加快科技体制改革,建立有利于人才成长、人才流动的运行机制和环境。

6.进一步扩大中药的国际交流与合作

(1)进一步加强中药的国际交流与合作。加强与世界各国和地区在传统医药政策、法规方面的交流,加强传统药物有关标准和规范管理方面的沟通与协作,为中药现代化创造外部条件。

(2)加强中医药的文化宣传,展示中医药发展成就和科学研究成果;继续鼓励和支持中医药高等学校和医疗机构在国外开展正规中医药教育和医疗活动,促进中医药更广泛地走向世界,服务于人类健康。

7.充分发挥中药行业协会的作用

中药行业协会应履行行业服务、行业自律、行业代表、行业协调的职能,发挥在规范市场行为、信息交流与技术经济合作、推动企业技术创新和产品质量提升、保护知识产权及相关权益等方面的作用,积极推进中药现代化发展。

三、中药管理的主要内容

(一)国家对中药材的管理

内容详见第二节中药材生产质量管理规范。

(二)国家对中药饮片的管理

中药饮片处于三大支柱的中心地位,是中成药的重要原料。对中药饮片 GMP 加工生产企业及其技术改造项目的投资,一直是近期以来中医药行业非常热门的焦点话题。为不断提高中药饮片的质量,加强对中药饮片的管理和对毒性饮片的专门管理,保证中医临床用药安全有效,国家中医药管理局颁发了《中药饮片生产企业质量管理办法》、《药品零售企业中药饮片质量管理办法》、《关于加强毒性中药材的饮片定点生产管理的意见》及《医院中药饮片管理规范》等法规。

1.中药饮片生产管理

(1)《药品管理法》规定,中药饮片必须按照国家药品标准炮制;国家药品标准没有规定的,须按照省、自治区、直辖市人民政府药品监督管理部门制定的炮制规范炮制。省、自治区、直辖市人民政府药品监督管理部门制定的炮制规范应报国务院药品监督管理部门备案。

(2)生产中药饮片,应当选用与药品质量相适应的包装材料和容器;包装不符合规定的中药饮片,不得销售。中药饮片包装必须印有或贴有标签。

(3)中药饮片的标签必须注明品名、规格、产地、生产企业、产品批号、生产日期,实施批准文号管理的中药饮片还必须注明药品批准文号。

2.毒性中药饮片的管理

(1)**定点生产的原则** 国家药品监督管理部门对毒性中药材的饮片,实行统一规划,合理布局,定点生产。对市场需求量大、毒性药材生产较多的地区定点要合理布局,相对集中,按省区确定 2～3 个定点企业;对于一些产地集中的毒性中药材品种,如朱砂、雄黄、附子等要全国集中定点生产,供全国使用。今后逐步实现以毒性中药材生产区为中心择优定点;毒性中药材的饮片定点生产企业,要符合《医疗用毒性药品管理办法》、《中药饮片生产企业合格证验收准则》的要求。

(2)**定点企业的验收审定** ①定点企业由省级药品监督管理部门根据国家有关规定,并结合省情向国家药品监督管理部门推荐。②国家药品监督管理部门会同省级药品监督管理部门按照《中药饮片生产企业合格验收准则》进行检查验收。③验收合格后,发给《毒性中药饮片企业合格证》和定点生产标志,并向全国公布。

(3)**对定点企业的管理** ①建立健全毒性中药材饮片的各项生产管理制度,包括生产管理、质量管理、仓储管理、营销管理等。②规范毒性中药材饮片的生产工艺技术管理,制定切实可行的工艺操作规程,建立批生产记录,保证生产过程的严肃性和规范性。③加强包装管理,严格执行《中药饮片包装管理办法》,包装上要有突出、鲜明的毒药标志。④建立毒性中药材的饮片生产、技术经济指标统计报告制度,分析产销形势和企业的经营策略,加强信息交流。⑤生产的毒性中药饮片,应销往具有经营毒性中药资格的单位或直销到医疗单位。

(4)**毒性中药饮片的经营管理** ①具有经营毒性中药资格的企业采购毒性中药饮片,必须从持有《毒性中药材的敛片定点生产证》的中药饮片生产企业和具有经营毒性中药饮片资格的批发企业购进,严禁从非法渠道购进毒性中药饮片。②销售毒性中药饮片必须按照国家有关规定,实行专人、专库(柜)、专账、专用衡器、双人双锁保管,做到账、货、卡相符。

3.医疗机构中药饮片的管理

为保证人体用药安全、有效,国家中医药管理局和卫生部于 2007 年 3 月 12 日共同发布《医院中药饮片管理规范》,对医疗机构中药饮片的采购、验收、保管、调剂、临方炮制、煎煮等进行规范管理,加强了对医疗机构中药饮片的管理。

4.中药饮片零售企业的管理

为加强药品零售企业中药饮片质量管理,鼓励生产、经营优质中药饮片,并逐步实行优质优价,1996 年,国家中医药管理局制定颁布了《药品零售企业中药饮片质量管理办法》,对经营中药饮片的药品零售企业的人员条件、采购、检验、保管、调剂及奖惩等方面作了具体的规定。

(三)国家对中成药的管理

1996 年结束的全国中成药地方标准整顿工作,基本解决了中成药地方标准存在的同名异方、同方异名、同方而功能主治相差甚远或组方不合理、疗效不确切的混乱问题,中成药已进入国家标准管理的正常秩序状态。为提高中成药的临床疗效,规范中成药使用,减少中药不良反应发生,保障患者用药安全,2010 年 5 月国家中医药管理局会同有关部门组织专家制定了《中成药临床应用指导原则》(以下简称《指导原则》)。《指导原则》由四部分组成,第一部分为中成药概述;第二部分为中成药临床应用基本原则;第三部分为各类中成药的特点、适应证及注意事项;第四部分为中成药临床应用的管理。为了更好地说明各类中成药的特点,《指导原则》列举了部分中成药,所选药物是《国家基本药物目录》中的药物和《国家基本药物目录》未包括但又属于临床常用的中成药。

(四)国家对中药市场的管理

为规范中药材交易市场,打击违法经营,1994 年颁发了《国务院办公厅关于继续整顿和规范药品生产经营秩序,加强药品管理工作的通知》,并组织人员对全国中药材市场进行了清理整顿,规范了 17 个、取缔了 60 多个中药材市场。1998 年在《关于严禁开办或变相开办各种药品集贸市场的紧急通知》(国药管市[1998]150 号)中对中药材市场的管理作了进一步的要求。

(1)设立中药材专业市场的条件 ①要建立中药材主要品种的集中产地或传统的中药材集散地,交通便利,布局合理。②要有与经营规模相适应的营业场所、营业设施及生活服务设施等配套条件。③要有中药材管理人员,或相当于主管中药师以上职称的专业人员或有经验的老药工。④要有与经营规模相适应的质量检测人员和基本检测仪器、设备,负责对进入市场的中药材进行检查和监督。

我国现有中药材专业市场 17 个,如江西省的樟树药市、河北省的安国药市、广西壮族自治区的玉林药市等。

(2)进入中药材专业市场经营中药材者应具备的条件 ①人员要求:有与经营规模相适应的药学技术人员或经县以上主管部门认定的,熟悉并能鉴别所经营中药材药性的人员。②证件要求:有合法的《药品经营许可证》和《营业执照》,一证一照齐全者准予在中药材市场开展固定的批发业务。③租用摊位经营中药材者,须经所在中药材专业市场管理机构审查批准。④在中药材专业市场开展批零业务的单位和个人,须遵纪守法,明码标价,照章纳税。

(3)严禁在市场内交易的药品 ①须经加工炮制的中药饮片。②中成药。③化学原料药及制剂、抗生素、生化药品、放射性药品、血清疫苗、血液制品、诊断用药及有关医疗器械。④罂粟壳以及 28 种毒性中药材品种。⑤国家重点保护的 42 种野生动植物药材品种(家种、家养除外),国家法律、法规明令禁止上市的其他药品。

(4)市场的监督和管理 市场所在地的药品监督管理部门、工商行政管理部门、市场开办单位都应根据自己的职责,通力协作,加强对中药材专业市场的监督管理和市场管理,保证市场的安全,维护市场的经营秩序。

（七）国家对中药的进出口管理

（1）**中药的进口管理**　为加强进口药材监督管理，保证进口药材质量，根据《药品管理法》、《药品管理法实施条例》及相关法律法规的规定，于 2005 年 10 月 21 日经国家食品药品监督管理局局务会审议通过，公布了《进口药材管理办法（试行）》，自 2006 年 2 月 1 日起施行。

（2）**中药的出口管理**　1996 年 5 月中国颁布了《出口中药产品开始试行质量注册实施细则》，这是中国对出口的中成药产品开始试行质量注册和检验制度的标志，出口原则是"先国内，后国外"；国内供应、生产严重不足的应停止或减少出口；国内供应如有剩余的，应争取多出口；必须持有我国对外贸易部审批的《出口中药材许可证》，方可办理出口手续。

 知识链接

中药保护品种的等级划分

《中药品种保护条例》将受保护的中药品种划分为一级和二级进行管理，一级保护品种的保护期限分别为 30 年、20 年、10 年，二级保护品种的保护期限为 7 年。

（1）申请一级保护品种应具备的条件　符合下列条件之一的中药品种，可以申请一级保护：①对特定疾病有特殊疗效的；②相当于国家一级保护野生药材物种的人工制成品；③用于预防和治疗特殊疾病的。

（2）申请二级保护品种应具备的条件　符合下列条件之一的中药品种，可以申请二级保护：①符合上述一级保护的品种或者已经解除一级保护的品种；②对特定疾病有显著疗效的；③从天然药物中提取的有效物质及特殊制剂。

《中药品种保护条例》的颁布实施，标志着我国对中药的研制生产、管理工作走上了法制化轨道。

第二节　中药管理的相关规定

一、中药材生产质量管理规范

中药材是中药饮片和中成药生产的原料，其质量直接影响着中药的药效。为保证中药材质量，促进中药材规范化、标准化生产，2002 年 4 月 17 日，国家药品监督管理局颁布了《中药材生产质量管理规范（试行）》（Good Agricultural Practice for Chinese Crude Drugs，中药材 GAP），中药材 GAP 涵盖了中药材生产的全过程，是中药材生产和质量管理的基本准则，适用于中药材生产企业生产中药材的全过程，分为 10 章 57 条。GAP 是保证药材质量的法规性文件，自 2002 年 6 月 1 日起施行。

（一）原则

"道地药材"原则是 GAP 的核心原则，为保证中药材的优良品质，中药材生产企业运用规范化管理和质量监控手段，保护野生药材资源和生态环境，坚持"最大持续产量"，即不危害环境，可持续生产（采收）的最大产量原则，实现中药材资源的可持续利用。

（二）内容分类

中药材 GAP 包括硬件设施和软件程序管理两方面内容。硬件设施包括场地、农事机具、药材产地初加工设备及质检仪器等；软件指管理程序部分。

（三）主要内容

1.产地生态环境

中药材生产企业应按中药材产地适宜性优化原则,因地制宜,合理布局。中药材产地的环境应符合国家相应标准:空气应符合大气环境质量二级标准;土壤应符合土壤质量二级标准;灌溉水应符合农田灌溉水质量标准;药用动物饮用水应符合生活饮用水质量标准。药用动物养殖企业应满足动物种群对生态因子的需求及与生活、繁殖等相适应的条件。

2.种质和繁殖材料

对养殖、栽培或野生采集的药用动植物,应准确鉴定其物种,包括亚种、变种或品种,记录其中文名及学名。种子、菌种和繁殖材料在生产、储运过程中应实行检验和检疫制度以保证质量和防止病虫害及杂草的传播;防止伪劣种子、菌种和繁殖材料的交易与传播。应按动物习性进行药用动物的引种及驯化。捕捉和运输时应避免动物机体和精神损伤。引种动物必须严格检疫,并进行一定时间的隔离、观察。加强中药材良种选育、配种工作,建立良种繁育基地,保护药用动植物种质资源。

3.药用植物栽培管理

根据药用植物生长发育要求,确定栽培适宜区域,并制定相应的种植规程。根据药用植物的营养特点及土壤的供肥能力,确定施肥种类、时间和数量,施用肥料的种类以有机肥为主,根据不同药用植物物种生长发育的需要有限度地使用化学肥料。允许施用经充分腐熟达到无害化卫生标准的农家肥。禁止施用城市生活垃圾、工业垃圾及医院垃圾和粪便。根据药用植物不同生长发育时期的需水规律及气候条件、土壤水分状况,适时、合理灌溉和排水,保持土壤的良好通气条件。根据药用植物生长发育特性和不同的药用部位,加强田间管理,及时采取打顶、摘蕾、整枝修剪、覆盖遮阴等栽培措施,调控植株生长发育,提高药材产量,保持质量稳定。必须施用农药时,采用最小有效剂量并选用高效、低毒、低残留农药,以降低农药残留和重金属污染,保护生态环境。

4.药用动物养殖管理

根据其生存环境、食性、行为特点及对环境的适应能力等,确定养殖方式和方法。应科学配制饲料,定时定量投喂。适时适量地补充精料、维生素、矿物质及其他必要的添加剂,不得添加激素、类激素等添加剂。应确定适宜的给水时间及次数。养殖环境应保持清洁卫生,建立消毒制度,药用动物的疫病防治,应以预防为主,定期接种疫苗。禁止将中毒、感染疫病的药用动物加工成中药材。

5.采收与初加工

野生或半野生药用动植物的采集应坚持“最大持续产量”原则,应有计划地进行野生抚育、轮采与封育,以利于生物的繁衍与资源的更新。根据产品质量及植物单位面积产量或动物养殖数量,并参考传统采收经验等因素确定适宜的采收时间(包括采收期、采收年限)和方法。采收机械、器具应保持清洁、无污染,存放在无虫鼠害和禽畜的干燥场所。采收及初加工过程中应尽可能排除非药用部分及异物,特别是杂草及有毒物质,剔除破损、腐烂变质的部分。药用部分采收后,经过拣选、清洗、切制或修整等适宜的加工,需干燥的应采用适宜的方法和技术迅速干燥,并控制温度和湿度,使中药材不受污染,有效成分不被破坏。

鲜用药材可采用冷藏、砂藏、罐贮、生物保鲜等适宜的保鲜方法,尽可能不使用保鲜剂和防腐剂。道地药材应按传统方法进行加工,如有改动,应提供充分的试验数据,不得影响药材质量。

6. 包装、运输与贮藏

（1）包装前应检查并清除劣质品及异物。包装应按标准操作规程操作，并有批包装记录，其内容应包括品名、规格、产地、批号、重量、包装工号、包装日期等。所使用的包装材料应清洁、干燥、无污染、无破损，并符合药材质量要求。在每件药材包装上，应注明品名、规格、产地、批号、包装日期、生产单位，并附有质量合格的标志。易破碎的药材应使用坚固的箱盒包装；毒性、麻醉性、贵细药材应使用特殊包装，并应贴上相应的标记。

（2）药材批量运输时，不应与其他有毒、有害、易串味物质混装。运载容器应具有较好的通气性，以保持干燥，并应有防潮措施。

（3）药材仓库应通风、干燥、避光，必要时安装空调及除湿设备，并具有防鼠、虫、禽畜的措施。地面应整洁、无缝隙、易清洁。药材应存放在货架上，与墙壁保持足够的距离，防止虫蛀、霉变、腐烂、泛油等现象发生，并定期检查。

7. 质量管理

生产企业应设质量管理部门，负责中药材生产全过程的监督管理和质量监控，并应配备与药材生产规模、品种检验要求相适应的人员、场所、仪器和设备。质量管理部门的主要职责有：①负责环境监测、卫生管理；②负责生产资料、包装材料及药材的检验，并出具检验报告；③负责制订培训计划，并监督实施；④负责制订和管理质量文件，并对生产、包装、检验等各种原始记录进行管理。

药材包装前，质量检验部门应对每批药材，按中药材国家标准或经审核批准的中药材标准进行检验。检验项目应至少包括药材性状与鉴别、杂质、水分、灰分与酸不溶性灰分、浸出物、指标性成分或有效成分含量。农药残留量、重金属及微生物限度均应符合国家标准和有关规定。检验报告应由检验人员、质量检验部门负责人签章。检验报告应存档。不合格的中药材不得出场和销售。

8. 人员和设备

生产企业的技术负责人应有药学或农学、畜牧学等相关专业的大专以上学历，并有药材生产实践经验。质量管理部门负责人应有大专以上学历，并有药材质量管理经验。

从事中药材生产的人员均应具有基本的中药学、农学或畜牧学常识，并接受过生产技术、安全及卫生学知识培训，应定期培训与考核从事田间工作的人员，应熟悉栽培技术，特别是农药的施用及防护技术；从事养殖的人员应熟悉养殖技术。从事加工、包装、检验的人员应定期进行健康检查，患有传染病、皮肤病或外伤性疾病等不得从事直接接触药材的工作。生产企业应配备专人负责环境卫生及个人卫生检查。中药材产地应设厕所或盥洗室，排出物不应对环境及产品造成污染。生产企业生产和检验用的仪器、仪表、量具、衡器等其适用范围和精密度应符合生产和检验要求，有明显的状态标志，并定期校验。

9. 文件管理

生产企业应有生产管理、质量管理等标准操作规程。每种中药材的生产全过程均应详细记录，必要时可附照片或图像。所有原始记录、生产计划及执行情况、合同及协议书等均应存档，至少保存 5 年，档案资料应有专人保管。

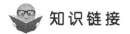 知识链接

中药材 GAP 的范畴

中药材 GAP 是从保证中药材质量出发,控制影响药材生产质量的各种因子,规范药材生产各环节及全过程,以保证中药材的真实、安全、有效和质量稳定。

本规范所指的中药材是广义的概念,它涵盖传统中药、草药、民族药及引进的植物药等。矿物药本属于中药材的范畴,但因其来源于非生物,其自然属性和生产过程与生物药类殊异,故其生产质量管理暂不包括在本范围内。

所谓中药材生产的全过程,以植物药来说,就是从播种,经过植物不同的生长、发育阶段到收获,及至形成商品药材(经初加工)为止。一般不包括中药饮片炮制。但根据中药材生产企业发展的趋势和就地加工饮片的有利因素,国家鼓励中药材生产企业按相关法规要求,在产地发展加工中药饮片。

二、野生药材资源保护管理条例

为保护和合理利用我国的野生药材资源,适应人民医疗保健事业的需要,1987 年 10 月 30 日国务院发布了《野生药材资源保护管理条例》(以下简称《条例》),自 1987 年 12 月 1 日起实施。《条例》明确了对野生药材资源保护的原则,物种的分级管理,采收、经营及违反条例应承担的责任等具体规定,列出了国家重点保护野生药材物种名录。

(1)**适用范围**　在中华人民共和国境内采猎、经营野生药材的任何单位或个人,除国家另有规定外,都必须遵守本条例。

(2)**原则**　国家对野生药材资源实行保护、采猎相结合的原则,并创造条件开展人工种养。

(3)**野生药材物种的分级**　国家对重点保护的野生药材物种分三级管理。

一级:系指濒临灭绝状态的稀有珍贵药材物种。

二级:系指分布区域缩小,资源处于衰竭状态的重要野生药材物种。

三级:系指资源严重减少的主要常用野生药材物种。

(4)**野生药材品种目录**　国家重点保护的野生药材名录共收载了野生药材物种 76 种,中药材 43 种。其中一级保护的野生药材物种有 4 种,中药材 4 种;二级保护的野生药材物种 27 种,中药材 17 种;三级保护的野生药材物种 45 种,中药材 22 种。

一级保护药材名称:虎骨、豹骨、羚羊角、鹿茸(梅花鹿)。

二级保护药材名称:鹿茸(马鹿)、麝香(3 个品种)、熊胆(2 个品种)、穿山甲、蟾酥(2 个品种)、蛤蟆油、金钱白花蛇、乌梢蛇、蕲蛇、甘草(3 个品种)、黄连(3 个品种)、人参、杜仲、厚朴(2 个品种)、黄柏(2 个品种)、血竭。

三级保护药材名称:川贝母(4 个品种)、伊贝母(2 个品种)、刺五加、黄芩、天冬、猪苓、龙胆(4 个品种)、防风、远志(2 个品种)、胡黄连、肉苁蓉、秦艽(4 个品种)、细辛(3 个品种)、紫草、五味子(2 个品种)、蔓荆子(2 个品种)、诃子(2 个品种)、山茱萸、石斛(5 个品种)、阿魏(2 个品种)、连翘、羌活(2 个品种)。

(5)**对野生药材物种保护的管理规定**　①对一级保护野生药材物种的管理:任何单位和个人禁止采猎一级保护野生药材物种。属于自然淘汰的,其药用部分由各级药材公司负责经营

管理,但不得出口。②对二、三级保护野生药材物种的管理:采猎收购二、三级保护野生药材物种的必须按照批准的计划执行。采猎者必须持有采药证;需要进行采伐或狩猎的,必须申请采伐证或狩猎证。不得在禁止采猎区、禁止期采猎二、三级保护野生药材物种,并不得使用禁用工具进行采猎。二、三级保护野生药材物种属于国家计划管理的品种,由中国药材公司统一经营管理,其余品种由产地县药材公司或其委托单位按照计划收购。二、三级保护野生药材物物种的药用部分,除国家另有规定外,实行限量出口。③其他管理:取消犀牛角和龙骨药用标准,不得再用犀牛角和虎骨制药。处方中有犀牛角和龙骨的中成药用规定的替代品或取消。

 ## 学习小结

本章着重介绍了中药现代化与中药管理的内涵,以及与中药管理相关的规定,重点是国家对中药饮片、中成药、中药材市场及中药进出口的管理,难点是理解中药现代化的深刻内涵。

通过本章的学习,将有助于同学深刻理解国家对中药的管理,为毕业后从事药学工作打下良好的基础;学习本章内容时应将理论与实践紧密结合起来,深入到药材市场、药店及医疗机构去了解中药质量管理的具体操作情况。

 ## 目标检测

一、A 型题(单项选择题)

1.国家一级保护的野生药材物种是指( )

A.濒临灭绝状态的稀有植物物种

B.濒临灭绝状态的稀有珍贵野生药材物种

C.资源处于衰竭状态的重要野生药材物种

D.资源严重减少的主要常用野生药材物种

E.分布区域缩小的野生药材物种

2.中药材 GAP 适用于( )

A.中药材生产企业生产中药材的全过程

B.中药材生产企业生产中药材的关键工序

C.道地中药材的生产全过程

D.植物中药材的生产全过程

E.药用原植物种植的全过程

3.中药是指在中医基础理论指导下用以防病治病的药物,它包括( )

A.中药材、中药饮片、中成药

B.中药材、中药饮片、民族药

C.中药材、中成药、民族药

D.中药材、中药饮片、中成药、民族药

E.中成药、民族药

二、B 型题(配伍项选择题)

[4~5 题]

A.《中华人民共和国药品管理法》

B.《中华人民共和国药品管理法实施条例》

C.《药品注册管理办法》

D.《中药材生产质量管理规范》

E.《中药品种保护条例》

4."国家保护野生药材资源,鼓励培育中药材"出自于(　　　)

5."生产中药饮片,应当选用与药品质量相适应的包装材料和容器"出自于(　　　)

[6～9题]

A.未经批准擅自采猎野生药材物种

B.未经批准进入野生药材资源保护区从事科研、教学、旅游等活动

C.违反规定出口野生药材

D.保护野生药材资源管理部门工作人员徇私舞弊的

E.破坏野生药材资源情节严重,构成犯罪的

6.由所在单位或上级管理部门给予行政处分;造成野生药材资源损失的,承担赔偿责任(　　　)

7.由当地有关管理部门没收非法采猎的野生药材和工具,并处以罚款(　　　)

8.当地有关部门有权制止;造成损失的承担赔偿责任(　　　)

9.由工商管理部门或有关部门没收药材和全部违法所得,并处以罚款(　　　)

三、X型题(多项选择题)

10.《中共中央、国务院关于卫生改革与发展的决定》对中药管理的规定,中药经营的原则要求为(　　　)

A.少环节、多形式

B.统一、开放

C.渠道清晰

D.行为规范

E.竞争、有序

11.我国中药材生产存在的问题是(　　　)

A.种质不清

B.种植、加工技术不规范

C.农药残留量严重超标

D.中药材质量低劣.抽检不合格率高

E.野生资源破坏严重

12.我国对毒性中药材的饮片实行(　　　)

A.统一规划

B.合理布局

C.集中生产

D.统一管理

E.定点生产

四、简答题

1.中药管理的主要内容包括哪些?

2.中药现代化发展的指导思想和基本原则是什么?

3.谈谈你对中药材GAP实施的理解和认识?

(周改莲)

第十二章　药品知识产权保护

学习目标

【掌握】药品知识产权的概念、分类;药品专利保护;药品商标保护。

【熟悉】药品商业秘密保护。

【了解】药品知识产权的重要意义;药品数据保护。

制药产业是一个特殊而重要的高技术领域,它承载着为维护人民身体健康而提供安全、有效药品的重任。新药研发具有投资大、风险高、周期长的特点。每开发一种新的化学药物,动辄耗资 8 亿至 10 亿美元,而且从最初的药物筛选到最终的产品上市,往往要花费 10 年甚至更长的时间。但一种新药一旦成功上市,不仅可以为人类战胜疾病、保证健康和延长生命作出贡献,而且还可以给开发新药的科研院所和制药企业带来巨额利润。这种巨额利润的回报,主要依靠知识产权制度的垄断保护,这也正是制药企业高度重视药品知识产权保护的根本原因。

提高知识产权保护意识,完善相关政策措施和管理制度,在药品研发、生产乃至销售的每一个环节加强知识产权保护和管理,充分运用知识产权制度的保护功能和信息功能,对于促进我国制药业科技创新和产业发展、保护制药企业和消费者利益、提高我国制药业的国际竞争力是十分必要的。加强药品知识产权保护,是我国药品管理和产业发展的一项长期任务。

第一节　药品知识产权概述

一、药品知识产权概述

(一)知识产权基础理论

1.知识产权的概念

知识产权是指公民、法人或其他组织对其在科学技术和文学艺术等领域内,主要基于脑力劳动创造完成的智力成果所依法享有的专有权利。知识产权是一种财产权,这种财产权通常被称为无形资产,与动产、不动产并称为人类财产的三大形态。

2.知识产权的范围

知识产权的范围意指何种权利可以归属于知识产权,即何种智力成果可以作为知识产权法的保护对象。在我国,最早使用"知识产权"概念的法律是 1987 年 1 月 1 日生效的《民法通则》,该法第五章第三节是关于知识产权的内容,所罗列的知识产权包括著作权、专利权、商标权、发现权、发明权以及其他科技成果权。知识产权的范围不是一成不变的,随着时代的发展,人类社会科学、技术、文化地进步,越来越多新的智力成果将被纳入知识产权的范畴。1994 年签订并于 2005 年修订的《与贸易有关的知识产权协议》(简称 TRIPS 协议)划定的知识产权范围包括：①著作权及相关权利；②商标权；③地理标记权；④工业品外观设计权；⑤专利权；⑥集成电路布图设计权；⑦商业秘密。我国在 2001 年正式成为世界贸易组织(WTO)成员后开始履行 TRIPS 协议。

3.知识产权的性质

首先,知识产权是一种民事权利,其反映和调整的社会关系是平等主体之间因创造性智力成果而引发的财产关系与人身关系,权利人是民事主体,权利主体与义务主体之间的法律关系是民事法律关系。知识产权的产生、行使、变动和保护都受制于民事法律规范的调整,民法的基本理念、基本原则和基本制度决定了知识产权和知识产权法的体系和面貌。

其次,知识产权是私权,其体现的是私人利益。民法是最典型的私法,民事权利亦是典型的私权,知识产权作为一种特殊的民事权利,自然具备民事权利的私权性质。尽管国家对知识产权的管理中还带有一定的行政方法,如商标权、专利权等的享有必须经国家特定机关批准授予,但这种情况不能否定知识产权所具有的私权属性。

最后,知识产权从根本上讲是一种财产权,同时也涉及一部分人身权。财产权体现的是经济利益,因此,知识产权承载着受到法律确认和保护的经济利益。人身权可以不依赖财产权而存在,在财产权转让后,人身权仍然得以保留,比如专利权人的署名权、荣誉权。

(二)药品知识产权的定义、种类和特征

1.定义

药品知识产权是指一切与药品有关的发明创造和智力劳动成果的财产权。

2.种类

概括地说,药品知识产权的种类包括药品著作权和药品工业产权(图 12-1)。

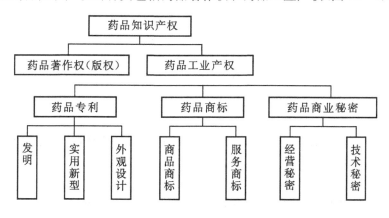

图 12-1　药品知识产权的种类

(1)**药品著作权**　①由制药企业组织人员创作或提供资金、资料等创作条件或承担责任的有关年鉴、辞书、教材、文献、期刊等编辑作品的著作权；②涉及制药企业的计算机软件,如控制系统、控制系统软件等的著作权；③药品临床前和临床试验数据。④包含有药物试验过程、试验数据内容的药品说明书。

(2)**药品工业产权**　① 药品专利：药品发明专利,包括药品产品专利(如新药物化合物、新晶形专利、新药物组合、新发现的天然物质、医疗器具发明创造等)、药品制备方法专利和药品用途专利三种类型;实用新型专利,包括与功能相关的药物剂型、形状、结构的改变,如某种新型缓释制剂,某种单剂量给药器;外观设计专利,涉及药品、包装、容器外观等,如有形状药品产品的新的造型或其与图案色彩的搭配和组合;新的容器,如药瓶、药袋、药品瓶盖等;富有美感和特色的说明书、容器和包装盒等。② 药品商标:包括商品商标和服务商标。③ 药品商业秘密:包括主要药品经营秘密和技术秘密等。

3. 特征

所谓特征,指的是可以作为事物特点的征象或标志。药品知识产权的特征,是指药品知识产权作为民事权利的一种形式,与其他各类民事权利(如物权、债权)相区别的特点。药品知识产权具有以下特征:无形性、法律授予性、独占性、时间性和地域性。

(1)无形性 药品知识产权的客体是制药领域知识形态的劳动产品,表现为智力成果。人们对制药领域智力成果的占有,如享有新药技术专利、药品注册商标、商业秘密等不是一种实在而具体的占有,当药品知识产权公开后,所有权人的权利被侵犯的可能性明显高于有形财产的权利人。也正因为"无形"这一特点,药品知识产权的权利人能够利用其权利控制他人对其智力成果的使用,并且可以被许多民事主体同时使用或反复多次使用。

(2)法律授予性 药品知识产权的法律授予性是指药品知识产权的产生、效力范围和存在期限等都由国家通过专门的法律加以规定,绝大多数要由国家授权的有关部门按照规定的法律程序授予。并非任何一项与药品有关的智力劳动成果都能取得知识产权,一项智力劳动成果要成为知识产权的对象,必须符合相关法律的专门规定。例如,我国 1984 年《专利法》将"药品、化学物质和食品、饮料和调味品及其生产方法"排除在专利法保护之外,1992 年修订专利法时又删去了这一条款,让前述产品重获专利保护。

在药品知识产权产生的条件上,针对不同种类的药品知识产权亦有不同的规定。例如,授予药品发明专利与实用新型专利必须具备新颖性、创造性和实用性,外观设计专利必须具备新颖性。在药品知识产权产生的程序方面,除了与药品相关的著作权因原创性作品而自动产生之外,大多数权利应当依照法律规定的程序经申请、审核批准而产生。

(3)独占性 药品知识产权的独占性也称专有性,是指药品知识产权的所有人对其权力的客体(如新药专利、药品注册商标)享有独家实施、占有、受益和处分的权利,这种独占性是通过法律来保证的。

(4)时间性 药品知识产权的时间性,是指法律所确认的药品知识产权的效力具有法定的期限,超过法定的期限,权力归于消灭,其保护对象从私有领域进入公有领域,任何人均可以自由利用。

(5)地域性 药品知识产权具有严格的地域性,是指一个国家授予的知识产权,只在本国法律管辖范围内有效,在其他国家或地区是无效的。如果权利人希望在其他国家或地区也享有独占权,则应依照其他国的法律另行提出申请。

二、药品知识产权保护的意义

1. 有利于激发药品创新的积极性

药品知识产权的基本功能之一就是鼓励发明创造、维护发明者的合法权益,保障制药企业科技创新投入的市场回报。新药的研制开发必须投入大量资金,并耗费大量的时间和创造性劳动。若没有药品知识产权的保护,耗费了巨大成本研制出来的新药,会被他人任意仿制,发明人的成本难以收回,药品研发的积极性将会严重受挫。而药品知识产权中的专利保护制度则可以赋予新药研发者在一定时间内独占市场的权利,使其凭借这种合法的垄断地位,及时收回研发成本并获得高额垄断利润,从而有利于激发药品创新的积极性。

 知识链接

辉瑞公司专利产品阿托伐他汀

辉瑞公司 1996 年开发上市的降胆固醇药物阿托伐他汀,于 1998 年获得美国专利,其 2002 年全球的销售量是 86 亿美元,2003 年超过 100 亿美元,2005 年则达到 122 亿美元,专利独占期所带来的巨额垄断利润,保证其有效收回前期投资,并激励企业进一步开发新药的积极性。

2. 制药企业技术引进、技术创新的制度保障

出于对自身制药技术保护的考虑,东道国药品知识产权保护水平对跨国制药公司的技术转让决策往往具有很大的影响。完善的药品知识产权制度有利于本土制药企业引进跨国制药公司的先进技术。同时,制药企业的技术引进和引进后的技术创新也需要知识产权制度的保护。

3. 平衡专利保护对药品可及性的负面影响

药品专利是药品知识产权体系最重要的组成部分,对其进行保护有着十分重要的意义。然而,药品专利保护却是一把双刃剑。一方面,专利保护可以鼓励发明创造、激励技术创新,促进新药的研发,保障公共健康的实现。另一方面,严格的专利保护必然带来相应药品的市场垄断和高昂的价格,严重影响低收入人群对这些药品的可及性。

专利保护对药品可及性产生负面影响,源于其限制了低价仿制药的研制和上市销售。为促进仿制药的及时上市,增加供应,降低药价,增强药品可及性,药品知识产权保护体系又逐渐引入了药品"试验例外"原则、专利链接制度、药品专利强制许可等内容。"试验例外"和专利链接制度允许仿制药商在专利期届满前就进行仿制研究,等专利期一到,仿制药能立马推向市场。药品强制许可能保证国家在遇到公共健康危机时,不经专利权人许可,也能获得急需药品的生产权,以应对公共健康危机。因此,完善的药品知识产权保护体系不仅能有效保护和促进创新,也能有效平衡专利保护对药品可及性的负面影响。

第二节　药品知识产权法律保护

一、药品专利保护

(一)药品专利概述

1. 药品专利定义

所谓药品专利权,是指药品专利权人在法定期限内对其发明创造成果依法享有的专有权。它是基于某种药品发明创造,并由申请人向国家专利局提出该药品发明的专利申请,经国家专利局依法审查核准后,向申请人授予在规定期限内对该项发明创造享有的独占权。

2. 药品专利分类

制药领域的专利申请分为发明、实用新型及外观设计三种。

(1)**药品发明专利** 药品发明专利的保护期为 20 年,自申请日起计算。制药领域内通常将发明专利又分为产品专利、方法专利和用途专利,它们分别对药物本身、药物制备方法和药物新发现的用途进行专利保护,表 12-1 对这些专利进行详细分类并附实例以作介绍。

表 12-1 中国专利分类表

类型		专利号	专利名称	专利药品	专利权人
产品专利	化合物	96193526.X	喹唑啉衍生物	易瑞沙	阿斯特拉曾尼卡 有限公司
	组合物	200810154964.6	硫酸氢氯吡格雷的 固体药物组合物	波立维	江苏正大天晴药业 股份有限公司
	晶型	CN03809162.3	新型晶形抗癌 化合物 ZD1839	易瑞沙	阿斯特拉曾尼卡 有限公司
	剂型	95194038.4	含有奥美拉唑镁盐 的新口服药物制剂	洛赛克	阿斯特拉公司
方法专利		200310119336.1	丁苯酞软胶囊 及其制备工艺	恩必普	石药集团
用途专利		200610111342.6	桂枝茯苓组合物 的用途	桂枝茯苓 胶囊	江苏康缘药业 股份有限公司

(2)**实用新型专利** 实用新型指对产品的形状、构造或其结合所提出的适于实用的新的技术方案。实用新型专利的保护期为 10 年,自申请日起计算。在制药领域,药品实用新型专利主要是制剂的实用新型,包括某些与功能相关的药物剂型、形状、结构的改变等。如某种新型缓释制剂、控释制剂、迟释制剂、靶向制剂等。

(3)**外观设计专利** 外观设计专利是指对产品的形状、图案、色彩或其结合所做出的富有美感并适于工业应用的新设计。外观设计专利的保护期限为 10 年,自申请日起计算。在制药领域,申请外观设计的多为药品包装、容器外观等。

3.**药品专利特征**

与其他专利相同,药品专利也具有三项特征,即新颖性、创造性和实用性。具体来讲,发明和实用新型必须同时具备新颖性、创造性和实用性才能够被授予专利权。而外观设计要同时具备类似发明和实用新型的"新颖性"和"创造性"才能够被授予专利权。

(二)**药品专利申请和授权**

1.**申请文件**

撰写完整准确的申请文件在专利申请的整个程序中占有非常重要的地位,影响到专利是否能成功申请和获得完整的保护。表 12-2 为一份完整的专利申请文件应当包含的内容。

表 12 - 2　专利申请文件的组成

名称	内容描述
(1)说明书	发明名称、技术领域、背景技术、发明内容、附图说明、具体实施例
(2)权利要求书	对发明创造要求法律保护范围的说明性文件
(3)说明书摘要	对发明创造内容进行简要说明的文件
(4)说明书附图	说明书中涉及的图片或照片的集合
(5)摘要附图	说明书附图中最具说明性的一幅图片
(6)请求书	向专利局进行专利申请的法律程序性文件
(7)根据申请要求需提供的其他资料	生物材料保藏和存活证明、核酸序列表机读文本、代理委托书等

2.申请和审批程序

中国专利审查分为形式审查、实质审查和公示三个阶段。

(1)形式审查阶段(图 12-2 所示①)　国务院专利行政部门收到发明专利申请后,经初步审查认为符合《专利法》要求的,自申请日起满 18 个月,即行公布。国务院专利行政部门还可以根据申请人的请求早日公布其申请。发明专利申请自申请日起 3 年内,国务院专利行政部门可以根据申请人随时提出的请求,对其申请进行实质审查;申请人无正当理由逾期不请求实质审查的,该申请即被视为撤回。

(2)实质审查阶段(图 12-2 所示②)　国务院专利行政部门对发明专利申请按照专利"三性"的要求进行实质审查后,认为不符合《专利法》规定的,应当通知申请人,要求其在指定的期限内陈述意见,或者对其申请进行修改;无正当理由逾期不答复的,该申请即被视为撤回。发明专利申请经实质审查没有发现驳回理由的,由国务院专利行政部门作出授予发明专利权的决定,发给专利证书。

(3)公示阶段(图 12-2 所示③)　国家知识产权局授予专利权后将在专利公报上予以公示,任何人发现专利有瑕疵均可提出异议并请求申诉。

(三)药品专利侵权保护

1.药品专利权的内容

作为一种知识产权,药品专利权同样具有双重属性,即是一种财产权,同时也涉及一部分人身权。

(1)人身权　专利权的人身权亦称精神权利。人身权利可以不依赖财产权利而存在,在财产权转让后,人身权利仍然得以保留。比如专利权人的署名权、荣誉权。

(2)财产权　专利权的财产权是非物质的、无形的财产权。主要包括独占实施权、许可权、转让权、标记权。

①独占实施权:药品专利权人所享有的独占实施权体现在三个方面:一是专利权人有权自行实施其发明创造;二是专利权人有权许可他人实施其发明创造并收取许可使用费;三是专利权人有权禁止他人未经其许可擅自实施其发明创造,以确保自己独占实施权的实现(又被称为禁止权)。进一步划分,药品专利独占实施权可分为制造权、使用权、许诺销售权、销售权及进口权。

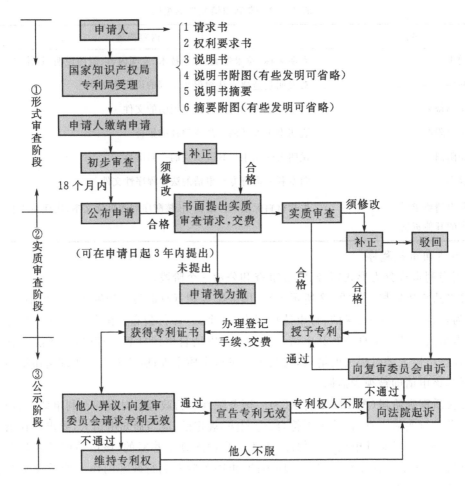

图 12-2　药品专利注册审批程序

②许可权：专利权人可以将自己获得授权的专利许可他人实施，许可方式包括独占许可、排他许可、普通许可、交叉许可及分实施许可等。

③转让权：《专利法》规定，专利权可以转让，但这种转让有一定限制，即全民所有制单位持有的专利权转让时，必须经上级主管机关批准；当向外国人转让时，不管是单位或个人都必须经国务院有关主管部门批准。

④标记权：专利权人有权在其专利产品或该产品的包装上标明专利标记和专利号。

2.专利权限制

专利权的限制主要包括三个方面。

(1)《专利法》第六十九条规定的不视为侵犯专利权的五种情形

◆ 权利用尽原则：专利权人制造、进口或者经专利权人许可而制造、进口的专利产品或者依照专利方法直接获得的产品售出后，使用、许诺销售或者销售该产品的。

◆ 先用权制度：在专利申请日前已经制造相同产品、使用相同方法或者已经作好制造、使用的必要准备，并且仅在原有范围内继续制造、使用的。

◆ 临时过境原则：临时通过中国领陆、领水、领空的外国运输工具，依照其所属国同中国签订的协议或者共同参加的国际条约,或者依照互惠原则,为运输工具自身需要而在其装置和设备中使用有关专利的。

◆ 专为科学研究和实验而使用有关专利的:专利的目的在于保护和促进科技创新,而科技创新往往需要在现有研究的基础上进行,将为科学研究和试验而使用有关专利的行为视为不侵权行为,不仅不会损害专利权人的合法利益,而且有利于促进科学技术的进步,符合专利法的立法宗旨。

◆ 试验例外:为提供行政审批所需要的信息,制造、使用、进口专利药品或者专利医疗器械的,以及专门为其制造、进口专利药品或者专利医疗器械的。此条款为《专利法》2008年修订版第六十九条中新增的内容。

 问题讨论

三共制药诉北京万生药业专利侵权案

万生药业等国内公司为了向SFDA申请奥美沙坦酯的新药证书和生产批件,在临床试验和注册申请过程中使用了三共株式会社的专利制备方法,该专利方法为三共株式会社于2003年9月在我国获得授权。2006年12月,北京第二中级人民法院针对该专利侵权案作出一审判决,认定万生公司为了获得临床试验用药而使用三共株式会社的专利方法生产药品,以及使用这些药品进行临床试验和相关申报注册活动的行为,不构成专利侵权。

问题与讨论:在药物临床试验和注册中使用药品专利制备方法是否侵权?

(2)专利实施的强制许可

《专利法》第四十八条规定,国务院专利行政部门根据具备实施条件的单位或者个人的申请,可以给予实施发明专利或者实用新型专利的强制许可。申请强制许可的情况:①专利权人自专利权被授予之日起满三年,且自提出专利申请之日起满四年,无正当理由未实施或者未充分实施其专利的;②专利权人行使专利权的行为被依法认定为垄断行为,为消除或者减少该行为对竞争产生的不利影响的。

《专利法》第五十条对于获得专利权的药品的强制许可作了特别规定。为了公共健康目的,对取得专利权的药品,国务院专利行政部门可以给予制造并将其出口到符合中华人民共和国参加的有关国际条约规定的国家或者地区的强制许可。

 知识链接

"达菲"专利实施强制许可

"达菲"是瑞士罗氏制药公司生产的专利药品,专利期至2016年,该药是目前治疗甲型H1N1流感最有效的药物,一个疗程(10粒)的费用约300元,其不菲的价格使不少贫困患者望而却步。早在2005年禽流感猖獗之际,包括我国在内的世界各国就急切盼望国内制药企业获取生产"达菲"仿制药的权利。然而由于罗氏公司对"达菲"拥有非常广泛的专利保护,不仅包括"达菲"本身的专利权,还包括其组合物"奥司他韦"以及相关制备方法的专利权,国内制药企业没有办法在不侵权的前提下生产出"达菲"仿制药。随着甲型HINI流感疫情继续在世界范围内的蔓延,"达菲"供应短缺现象愈发明显,许多国家都试图启动强制许可程序达到生产"达菲"的目的。面对巨大的专利强制许可压力,罗氏公司最终作出了许可部分具备生产能力的企业生产"达菲"的决定,我国获得许可的企业是上海医药集团和广东东阳光集团。

（3）发明专利的强制推广应用

发明专利的强制推广应用又被称为指定许可,是指对我国国有企事业单位的发明专利,对国家利益或者公共利益具有重大意义的,国务院有关主管部门和省、自治区、直辖市人民政府报经国务院批准,可以决定在批准的范围内推广应用,允许指定的单位实施,由实施单位按照国家规定向专利权人支付使用费。

二、药品商标保护制度

（一）药品商标概述

1.药品商标的概念

药品商标是指文字、图形、字母、数字、三维标志和颜色组合,以及上述要素组合的药品生产者、经营者用来区别于他人生产、经营的药品的可视性标志。

2.药品商标的分类

根据商标的结构形态不同,药品商标可分为以下三种。

（1）**平面商标** 包括文字商标,如21金维他;图形商标,如哈药集团公司的"CSPC"商标;组合商标,如北京同仁堂（集团）有限责任公司的"同仁堂"商标（图12-3）。

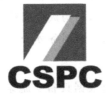

图12-3 平面商标示例

（2）**立体商标** 如三精葡萄糖酸钙的"蓝瓶"包装。

（3）**非形状商标** 如听觉商标、味觉商标、嗅觉商标（目前此类商标在我国尚不能获得注册和法律保护）。

3.药品商标权的内容

药品商标权,是指药品商标注册人对其注册的商标依法所享有的专有权利。作为一种无形财产权,它具有专有性、地域性、时效性的特点,并且在效期届满时可进行无限次的续展注册。药品商标权的内容主要包括,使用驻、禁止权及许可权。

（1）**药品商标使用权** 是指药品商标专用权人对自己注册的商标在法律规定范围内的专有使用、不受他人侵犯的权利。根据《商标法》第五十一条规定:"注册商标的专用权,以核准注册的商标和核定使用的商品为限。"

（2）**药品商标禁止权** 是指商标所有人禁止任何人未经其许可在相同或类似商品上使用与其注册商标相同或近似的商标的权利。表现在:禁止权的效力范围大于使用权的效力范围,商标权利人不仅能禁止他人在核定使用的商品上使用核准注册的商标,还有禁止他人将与注册商标近似的商标用于与核定商品相类似的商品上。现实中侵犯药品商标禁止权的案例屡见不鲜,如"丁桂宝"和"丁桂姜"侵犯"丁桂"商标一案,就是典型的以近似商标侵犯商标所有权人权益的商标侵权行为。

（3）**药品商标许可权** 是注册商标所有人许可他人使用其注册商标的权利。许可他人使用注册商标是商标所有人利用商标权的一种重要方式。商标注册人可以通过签订商标使用许可合同,许可他人使用其商标。商标使用许可合同包括以下三类:①普通使用许可,即商标注册人许可他人在合同范围内使用其注册商标,并可自行使用和许可他人使用该注册商标;②排他使用许可,即商标注册人将该注册商标仅许可一个被许可人使用,并可自行使用,但不得另行许可他人使用该注册商标;③独占使用许可,即商标注册人将该商标仅许可一个被许可人使用,不得自行使用也不得另行许可他人使用。

(二)药品商标注册

商标权经由注册而取得。商标注册是指商标所有人为取得商标专用权,将其使用的商标向国家商标主管机关提出注册申请,经主管机关审核予以核准注册的法律制度。

1.注册原则

(1)**申请在先原则** 又称注册在先原则,指两个或两个以上的商标注册申请人,在相同或类似的商品上以相同或者近似的商标申请注册时,申请在先的商标,其申请人可获得商标专用权,在后的商标注册申请予以驳回。这一原则明确了我国实行的是以申请在先原则为主,以使用在先为补充的审核制度。

(2)**自愿注册原则** 根据2001年版《药品管理法》的规定,人用药品不作为必须使用注册商标的商品。2006年3月,国家食品药品监督管理局颁布的《药品说明书和标签管理规定》(24号令)中规定"药品禁止使用未经注册的商标"。目前药品商标遵循自愿注册原则。

自愿注册原则,是指商标所有人根据自己的需要和意愿,自行决定是否申请商标注册;强制注册原则是指使用的商标必须注册,未注册的商标不得使用。我国现行商标法实行自愿注册原则,但对涉及人们健康的烟草制品实行强制注册。

(3)**集中注册原则** 集中注册、分级管理是我国商标法律制度的突出特点之一。《商标法》第二条规定:"国家工商行政管理局商标局主管全国商标注册和管理的工作。"这就决定了全国的商标注册工作统一由国家工商行政管理局商标局负责办理,其他任何机构都无权办理商标注册,明确了集中注册的原则。

2.注册条件

(1)**申请人的条件** 依《商标法》第四条规定,注册商标的申请人是"自然人、法人或者其他组织"。

(2)**注册商标的要求** ① 必备条件。注册商标必须符合显著性、可视性和新颖性的要求。商标的显著性,是指本商标区别于其他商标的可识别性和独特性。可视性是指可视觉感知。新颖性是指在申请注册日之前的同一类或者类似商品或服务上没有相同或近似的商标注册。②禁止性条件。我国《商标法》第十条规定了不得作为商标使用的标志,如国家名称、国旗国徽;带有民族歧视性的,夸大宣传并带有欺骗性的商标等。《药品管理法》第五十条规定,通用名不得作为药品商标使用。

3.注册程序

(1)**申请** 申请商标注册应向商标局提交申请书、商标图样,附送有关证明文件,交纳申请费用。

(2)**形式审查** 经过形式审查,申请手续齐备并按照规定填写申请书件的,商标局发给"受理通知书"。申请手续不齐备或者未按照规定填写申请书件的,发"不予受理通知书",予以退回。申请手续基本齐备或者申请书件基本符合规定,但是需要补正的,商标局发"商标注册申请补正通知书"。

(3)**实质审查**　凡符合《商标法》有关规定的商标申请,商标局予以初步审定,并予以公告。驳回申请的,发给申请人"驳回通知书"。商标局认为商标注册申请内容可以修正的,发给"审查意见书"。

(4)**公告**　对经审查后初步审定的商标,由中国商标局在《商标公告》上公告。

(5)**核准注册**　无异议或者经裁定异议不成立的,由中国商标局核准注册,发给商标注册证,并在《商标公告》上予以公告。

(6)**复审**　若申请人对商标局驳回商标注册申请不服,可向商标评审委员会请求复审。商标评审委员会将作出准予注册或不予注册的终局决定,并书面通知申请人。

(三)药品商标侵权保护

1.商标侵权行为概述

商标侵权行为是指未经商标权人许可,在商标有效地域和有效期内,在相同或类似的商品或服务上擅自使用与注册商标相同或近似的商标的行为。

《商标法》第五十二条规定了五种侵犯注册商标专用权的行为:①未经商标注册人的许可,在同一种商品或者类似商品上使用与其注册商标相同或者近似的商标的;②销售侵犯注册商标专用权的商品的;③伪造、擅自制造他人注册商标标志或者销售伪造、擅自制造的注册商标标志的;④未经商标注册人同意,更换其注册商标并将该更换商标的商品又投入市场的;⑤给他人的注册商标专用权造成其他损害的。

2.商标侵权认定原则

根据《商标法》,商标侵权的归责原则采取"无过错责任"原则,即只要行为的客观方面符合商标侵权的必要构成要件,侵权即成立。只是在涉及销售侵权者的民事赔偿责任时,还应考虑其主观内容,排除了无辜侵权者的责任,即《商标法》第五十六条第三款规定的"销售不知道是侵犯注册商标专用权的商品,能证明该商品是自己合法取得的并说明提供者的,不承担赔偿责任",以及《商标法》第五十九条第三款规定的"销售明知是假冒注册商标的商品,构成犯罪的,除赔偿被侵权人的损失外,依法追究刑事责任"。

3.驰名商标的认定与保护

(1)**驰名商标的认定**　根据《驰名商标认定与保护规定》,驰名商标是指在中国为相关公众广为知晓并享有较高声誉的商标。相关公众包括与使用商标所标示的某类商品或者服务有关的消费者,生产前述商品或者提供服务的其他经营者以及经销渠道所涉及的销售者和相关人员等。驰名商标的认定由国家工商行政管理局商标局和人民法院依当事人请求在个案中进行。即在发生侵权纠纷或权利冲突,有必要认定某个商标是否驰名而应受到特殊保护时,由商标所有人提出请求而进行认定。认定驰名商标应考虑下列因素:第一,相关公众对该商标的知晓程度;第二,该商标使用持续的时间;第三,该商标任何宣传工作的持续时间、程度和地理范围;第四,该商标作为驰名商标受保护的记录;第五,该商标驰名的其他因素。

(2)**保护途径**　《商标法》第十三条第二款规定了对已在我国注册的驰名商标的保护,即"就不相同或不相类似的商品申请注册的商标是复制、模仿或者翻译他人已经在中国注册的驰名商标,误导公众,致使该驰名商标注册人的利益可能受到损害的,不予注册并禁止使用"。

(3)**保护范围**　驰名商标保护水平高于普通商标之处就在于扩大了保护范围,普通商标的保护范围以类似商品为限,驰名商标的保护范围扩展到不相类似的商品,如非"同仁堂"商标所有人将药品上的驰名商标"同仁堂"用在保健食品或饮料等商品上申请注册时,其申请就会被驳回;对于擅自使用的,由工商行政管理机关予以制止。

4.商标侵权的法律责任

商标侵权行为将导致的责任有三个方面,即民事责任、行政责任、刑事责任。

(1)民事责任　商标侵权属于特殊的民事侵权行为,应当依民法及《商标法》有关规定承担民事侵权责任。《中华人民共和国民法通则》第一百一十八条规定,公民、法人的著作权(版权)、专利权、商标专用权、发现权、发明权及其他科技成果权受到剽窃、篡改、假冒等侵害的,有权要求停止侵权、消除影响、赔偿损失。同时,《商标法》规定,侵犯注册商标专用权行为引起纠纷的,商标注册人或者利害关系人可以向人民法院起诉,请求司法保护。

(2)行政责任　根据《商标法》有关规定,对于商标侵权行为,被侵权人可以向县级以上工商行政管理部门要求处理,工商行政管理部门有权采取如下处理措施:

- 责令立即停止侵权行为;
- 责令立即停止销售;
- 没收、销毁侵权商品和专门用于制造侵权商品、伪造注册商标标志的工具;
- 收缴并销毁侵权商标标志;
- 对侵犯注册商标专用权、尚未构成犯罪的,工商行政管理机关根据情节可处以非法经营额50%以下或侵权所获利润五倍以下罚款;对侵犯注册商标专用权的单位的直接责任人员,可以处以1万元以下罚款。

根据当事人的请求,可以就侵权赔偿数额进行调节,调解不成,当事人可以向人民法院起诉。

(3)刑事责任　根据法律有关规定,假冒商标罪应按具体情况承担如下的刑事责任:未经注册商标所有人许可,在同一种商品上使用与其注册商标相同的商标和劣造、擅自制造他人注册商标标志或者销售劣造、擅自制造的注册商标标志,违法所得的数额较多,或者有其他严重情节的,处三年以下有期徒刑或者拘役,可以并处或单处罚金;违法所得数额巨大的,处三年以上七年以下有期徒刑,并处罚金。对于企事业单位实施假冒商标犯罪行为实行"两罚制":一方面,对企事实单位判处罚金,另一方面对直接负责的主管人员和其他直接责任人员依照《刑法》第一百二十七条和《惩治假冒商标犯罪的补充规定》追究刑事责任。对假冒商标罪的犯罪主体依法追究刑事责任,并不免除其赔偿被侵权人损失的民事责任。

三、药品商业秘密保护

(一)药品商业秘密概述

1.定义

所谓药品商业秘密是指在制药行业中,不为公众所知悉、能为权利人带来经济利益、具有实用性并经权利人采取保密措施的技术信息和经营信息。具体有以下4个层次的含义:①不为公众知悉,是指该信息是不能从公开渠道直接获取的;②能为权利人带来经济利益、具有实用性,是指该信息具有可确定的可应用性,能为权利人带来现实的或者潜在的经济利益或者竞争优势;③权利人采取保密措施,包括订立保密协议,建立保密制度及采取其他合理的保密措施;④技术信息和经营信息即技术秘密和经营秘密,包括设计、程序、产品配方、制作工艺、制作方法、管理诀窍、客户名单、货源情报、产销策略、招投标中的标底及标书内容等信息。

作为知识产权保护的一种形式,商业秘密保护适用于配方和生产工艺复杂、从产品很难应用反向工程(即 reverse engineering,是指通过对终端产品的分析研究,找出该产品的原始配方或者生产方法,反向工程是获取商业秘密的合法途径之一)倒推出原料配方和生产工艺的药品。

2. 特征

从药品商业秘密的定义可以概括出药品商业秘密的主要特征,具体如下。

(1)秘密性 药品商业秘密首先必须是处于秘密状态、不为公众所知悉的信息。即不为所有者或所有者允许知悉范围以外的其他人所知悉,不为同行业或者该信息应用领域的人所普遍知悉。国家工商行政管理局1995年颁布并于1998年修订的《关于禁止侵犯商业秘密行为的若干规定》规定:"不为公众所知悉,是指该信息是不能从公开渠道直接获取的。"

(2)经济性 即药品商业秘密具有独立的实际或潜在的经济价值和实用性,能给权利人带来经济效益或竞争优势。商业秘密必须是一种现在或者将来能够应用于生产经营或者对生产经营有用的具体的技术方案和经营策略。不能直接或间接使用于生产经营活动的信息不具有实用性,不属于商业秘密。

(3)保密性 即权利人采取保密措施,包括订立保密协议,建立保密制度及采取其他合理的保密手段。只有当权利人采取了能够明示其保密意图的措施,才能成为法律意义上的商业秘密。

上述三个特征,是药品商业秘密缺一不可的构成要件。只有同时具备三个特征的技术信息和经营信息,才属于商业秘密。

3. 药品商业秘密的类型和内容

根据我国《反不正当竞争法》,商业秘密主要包括两大类:一类是技术秘密;另一类是经营秘密。相应的,药品商业秘密也包括两类:药品技术秘密和药品经营秘密。

(1)药品技术秘密 即药品技术信息,它是指与药品的生产和制造过程相关的技术诀窍或秘密技术,只要这种信息、技术知识等是未公开的,能给权利人带来经济利益,且已经权利人采取了保密措施,均属于技术秘密的范畴。制药企业可以成为技术秘密的主要有以下内容:

①产品信息:企业自行研究开发的新药,在既没有申请专利,也还没有正式投入市场之前,尚处于秘密状态,它就是一项商业秘密。即使药品本身不是秘密,它的组成部分或组成方式也可能是商业秘密。②配方:药品的工业配方、化学配方等是药品商业秘密的一种常见形式,其中各种含量的比例也属于商业秘密。③工艺程序:有时几个不同的制药设备,尽管其本身属于公知范畴,但经特定组合,产生新的制药工艺和先进的操作方法,也可能成为商业秘密。许多技术诀窍就属于这一类型的商业秘密。④机器设备的改进:在公开的市场上购买的机器、制药设备不是商业秘密,但是经公司的技术人员对其进行技术改进,使其具有更多制药用途或更高制药效率,那么这个改进也是商业秘密。例如:某药品生产企业对其关键设备"混捏机"与"球磨风选系统设备"进行了重新设计、制造、安装,降低了生产成本,提高了药品生产的安全性和药品质量,则对该生产设备改进的技术成果就属于该药厂的技术秘密。⑤研究开发的有关文件:记录了研究和开发药品的文件属于商业秘密。如蓝图、图样、实验结果、设计文件、技术改进后的通知、标准件最佳规格、检验原则等,都是商业秘密。

(2)药品经营秘密 即未公开的经营信息,它是指与药品的生产经营销售有关的保密信息,包括未公开的与公司各种经营活动有关联的内部文件、药品的推销计划、进货渠道、销售网络、管理方法、市场调查资料、标底、标书内容、客户情报等。如医药公司的销售人员掌握着公司大量的客户名单、销售渠道、协作关系，这些资料是医药企业通过经营、人力、物力、财力建立起来的宝贵的无形资产，是公司极为重要的经营秘密。

由此可见，医药企业商业秘密的内容是比较广泛的，如果流到竞争对手那里，将会产生十分不利的影响，医药企业对这些商业秘密应注意采取必要的保密措施。

（二）药品商业秘密保护制度

1. 药品商业秘密保护制度的意义

与药品专利保护相比，药品商业秘密保护具有以下意义：

（1）与专利保护互补　商业秘密分为两类：技术秘密与经营秘密。显然，经营秘密是不可能得到专利保护的。对于技术秘密是否适合采用专利途径加以保护也需要权衡，如那些不为产品直接反映的结构、工艺，不能利用反向工程获取的技术，工艺性、配方性的技术信息，采取商业秘密保护的方法将更加适宜。从中药领域的技术特征看，商业秘密保护是中药知识产权保护很有效的一种方式。另一方面，即使某些技术成果适合采用专利保护，但是得到专利保护必须以专利技术信息的公开为前提，易导致技术秘密在世界范围内为人熟知。同时，由于我国幅员辽阔，且专利权保护力度仍然不足，因此一旦发生侵权，企业很难发现，即使发现了也可能由于种种原因致使权利迟迟不能得到有效地维护，而且维权所需付出的时间、精力、金钱也是惊人的。

（2）具有保护期限优势　商业秘密的保护期是不确定的，如果能永久保密，则享有无限的保护期。而知识产权中各种权利都是有保护期限的，如发明专利保护期只有 20 年，实用新型和外观设计专利则仅有 10 年。但亦须意识到，如果商业秘密被泄露，保护期也就随之结束。

 知识链接

云南白药绝密处方与工艺

国务院保密委员会将云南白药处方及工艺列为国家级绝密资料，该药历经百年至今配方仍然秘而不宣，也无人能够通过反向工程破译，无从得知该药的配方材料和加工工艺。保密，已成就了云南白药一个世纪的辉煌。

（3）突破地域限制　对于商业秘密而言，如果权利人的商业秘密受到不法侵害，不论其是否在本国都可以向侵害人要求侵权损害赔偿；而专利等均有地域性限制，在一个国家有知识产权不一定在另一国有相应的权利，但有关知识产权的信息却是在世界范围内公开的。

2. 药品商业秘密保护的方式

我国药品商业秘密的保护可以分为两个层面，即法律保护层面和权利人自我保护层面。

（1）法律保护　目前我国还没有专门针对商业秘密保护的立法，有关商业秘密保护的规定散见于《中华人民共和国反不正当竞争法》、《中华人民共和国民法通则》、《中华人民共和国合同法》、《中华人民共和国劳动合同法》（以下分别简称《反不正当竞争法》、《民法通则》、《合同法》、《劳动法》）。其中，《反不正当竞争法》对侵犯商业秘密的行为进行了分类，并且规定了行政处罚措施，行政处罚由工商行政管理机关作出。《民法通则》、《合同法》、《劳动法》则主要对商业秘密进行民事保护。除此之外，我国《刑法》将侵犯商业秘密的行为列为犯罪行为之一，据此，严重侵犯商业秘密的行为将受到严厉的刑事处罚。

（2）自我保护 药品商业秘密是我国制药企业技术创新、管理创新的重要内容，也是这些企业形成和保持竞争优势的重要手段。除了被动地接受法律保护外，我国制药企业还应当积极采取措施对商业秘密进行自我保护。把保护商业秘密纳入企业的管理体系中，可以采取以下措施：①企业内部设立专门的商业秘密管理机构；②与涉及商业秘密的人员签订保密合同以及敬业禁止协议；③在具体的管理上实行分级管理；④定期对涉及商业秘密的人员进行培训，灌输保护商业秘密的意识，提高他们保护商业秘密的能力。

第三节 药品知识产权行政保护制度

一、中药品种保护制度

（一）中药品种保护制度概述

1.定义

中药品种保护，是指国家鼓励研发临床有效的中药品种，对质量稳定、疗效可靠的中药品种实行分级保护制度。根据《中药品种保护条例》第五条规定，受保护的中药品种必须是列入国家药品标准的。

2.类型

1992年发布的《中药品种保护条例》将受保护的中药品种分为一级和二级。其中，可以申请一级保护的品种应该具备下述条件之一：①对特定疾病有特殊疗效的；②相当于国家一级保护野生药材物种的人工制成品；③用于预防和治疗特殊疾病的中药品种。而可以申请二级保护的品种则需要具备下列条件之一：①符合申请一级保护规定的品种或者已经解除一级保护的品种；②对特定疾病有显著疗效的；③从天然药物中提取的有效物质及特殊制剂。2009年出台的《中药品种保护指导原则》对以上各项条件又进行了更具体的解释，增强了《中药品种保护条例》规定的可操作性。

3.保护范围和期限

（1）保护范围 《中药品种保护条例》适用于中国境内生产制造的中药品种，包括中成药、天然药物的提取物及其制剂和中药人工制成品。受保护的中药品种，必须是列入国家药品标准的品种。申请专利的中药品种不适用本条例。

（2）保护效力和期限 国家食品药品监督管理局发布的《关于中药品种保护有关事宜的通知》第二条规定："批准保护的中药品种如果在批准前是由多家企业生产的，其中未获得《中药保护品种证书》的企业应当在《中药品种保护条例》规定的期限内提出同品种保护申请。已受理的同品种保护申请，提出此申请的药品生产企业在同品种审评、审批期间可继续生产该品种。"第三条规定："对违反《中药品种保护条例》第十八条规定，无正当理由而逾期不向我局申请中药同品种保护而又继续生产同品种中药的，我局将中止该中药品种批准文号的效力，并在我局网站以及《中国医药报》予以公告。对公告前已经生产的合格产品，准许其在产品有效期内继续销售使用。"

中药一级保护品种的保护期分别为30年、20年、10年，自公告日起算；中药二级保护品种的保护期为7年，自公告日起算。中药保护品种因特殊情况需要延长保护期限的，由生产企业在该品种保护期满前六个月，依照规定程序申报。

4.性质

(1)中药品种保护是一种行政保护　受中药品种保护的药品生产权是不能转让的,因此中药品种保护权不具有知识产权的财产性。中药保护品种证书持有者的权利不能自由进入商品流通领域进行买卖和转让。只有临床急需的中药保护品种,可以根据国家中药生产经营主管部门提出的仿制建议,经国务院卫生行政部门批准,中药保护品种证书持有者才可以收取合理的使用费。药品专利的强制许可由人民法院决定,符合民事权利纠纷法律裁判的特征,而中药保护品种仿制纠纷最终却由卫生行政部门裁决,不同于平等主体之间的民事纠纷的解决办法。

(2)中药品种保护是保护我国中药传统名方的有效方式　《中药品种保护条例》规定,申请专利的中药品种,依照专利法的规定办理,不适用本条例。中药品种保护所具有的超长保护期,使很多企业选择放弃专利保护,专门申请中药品种保护。因此,中药品种保护成为我国对中药知识产权保护采取的最主要措施,也是保护我国中药传统名方的有效方式。

(二)中药品种保护申请审批与授权

1.审批主体

国家食品药品监督管理局负责全国中药品种保护的监督管理工作,国家中药品种保护审评委员会负责对申请保护的品种进行审评,省级药品监督管理局负责中药品种保护申请的初审与受理。

2.申请程序

(1)准备资料并提出申请　申请人持填写申请表(《中药品种保护申请表》、《药品补充申请表》或《国家中药保护品种补充申请表》)及相关资料,向省级药品监督管理局提出申请,经初审受理后,报送国家中药品种保护审评委员会;特殊情况下,中药生产企业也可以直接向国家中药品种保护审评委员会提出申请,由其签署意见后转送国家食品药品监督管理局,或者直接向国家食品药品监督管理局提出申请。

(2)组织评审　国家中药品种保护审评委员会负责对申请保护的中药品种进行审评。国家中药品种保护审评委员会应当自接到申请报告书之日起六个月内做出审评结论。

(3)发证公告　根据国家中药品种保护审评委员会的审评结论由国家食品药品监督管理局决定是否给予保护。对批准保护的中药品种,国家食品药品监督管理局对其颁发《中药保护品种证书》并在政府网站和《中国医药报》上予以公告。

(三)中药品种保护侵权处理

1.行政申诉

当保护品种的权益被侵犯时,生产企业可直接要求国务院药品监督管理部门查处或纠正。对于擅自仿制中药保护品种的,由县级以上药品监督管理机构以生产假药依法论处。仿制《中药保护品种证书》及有关证明文件进行生产、销售的,由县级以上药品监督管理机构没收其全部有关药品及违法所得,并可以处以有关药品正品价格 3 倍以下罚款。

2.诉讼

当中药保护品种的权益被侵犯时,生产企业除可以向有关的行政部门申诉外,也可以诉诸诉讼程序,由人民法院进行审理裁决。当事人对药品监督管理机构的处罚决定不服的,也可以依照有关法律、行政法规的规定,申请复议或者提起行政诉讼。

二、药品数据保护制度

新药的研究开发需要通过临床前研究和临床试验证明药物安全、有效和质量可控,该过程中产生的试验数据是药品管理部门授权新药上市销售的依据,对新药的审批非常关键。通常情况下,由于新药研发风险高、投资大,大多数仿制药公司并不愿在研发上进行投资,而更愿意依赖原创者已有的试验数据来获得上市批准。一旦新药研发者的数据被仿制药公司所依赖,将对其造成不可预估的损失。目前,我国新药研究开发正处于从仿制向创新转变的阶段,故对研发过程中产生的试验数据进行保护就显得尤其重要。

(一)药品数据保护制度概述

1.药品数据保护制度的定义

药品数据保护制度是指对未在我国注册过的含有新型化学成分药品的申报数据进行保护的制度,在一定的保护期内,负责药品注册的政府部门或者未经许可的第三方(仿制者)均不得依赖这些数据批准或取得相关仿制药的上市许可。

2.数据的含义

药品数据保护制度中所称的"数据"是能够证明药品安全性、有效性、质量可控的未披露的试验数据。这些数据主要来源于药品研发过程中的临床前和临床试验,主要涉及三部分内容:临床前试验数据(针对动物)、临床试验数据(针对人体)以及其他数据(针对生产流程、生产设施等)。

3.数据的特征

根据我国相关行政法规、部门规章对药品数据保护的有关规定,可以概括出药品数据保护制度中的"数据"具有如下特征:

(1)不具有独占权 《药品管理法实施条例》及《药品注册管理办法》均指出,对其他申请人以其自行取得的数据申请生产、销售新型化学成分药品许可的,药品监督管理部门是可以予以许可的。即未披露的试验数据保护并不禁止第三人(如仿制药公司)为支持其申请而开发自己的临床试验数据,如果第三人能够独立地获取该数据,那么也就可以合法地使用该数据。因此数据保护制度中所指称的数据不具有独占权。

(2)获得途径不具备创新性 所谓未披露的试验数据通常并不是应用创新方法而获得的信息,"新型化学成分药品"中的"新"是一个注册性概念,即只要提交的化学活性成分未经注册即是新的。

4.保护的含义

"保护"是指防止药品注册过程中申请人所提交的未披露的试验数据被不正当地投入商业使用,以禁止其他竞争对手直接或者间接地依赖这些"现成"的数据进行药品注册申请,从而确保研发企业可以收回对新药研发的巨大投入并获得一定的利润。

(二)药品数据保护制度基本内涵

1.责任主体

药品数据保护是一种新型的知识产权保护制度,它的实施需要药品行政监管部门强力介入,其责任主体是各国药品行政监管机构,尤其是药品上市审批机构和安全监管机构,这与专利保护模式存在较大差别。

2.受保护主体

受保护主体是第一个提交全套(临床)试验数据以支持其创新药品上市许可的申请人。

3.保护客体

保护客体即为"未披露试验数据或其他数据",应满足几项基本要求。第一,必须是为取得药品上市许可而收集的(临床)试验数据;第二,必须是应药品行政监督部门要求提供的试验数据;第三,必须是关于使用新化学成分(NCE)的药品试验数据;第四,试验数据提供者必须对受保护的数据拥有全部的权利。

4.保护范围

药品数据保护主要是涉及药物安全性相关的最佳处方和工艺、动物与人的药代动力学、毒理及药物临床研究等方面的数据,专利已公开的数据不在保护范围之内。

《与贸易有关的知识产权协议》(TRIPS 协议)规定的试验数据保护仅限于 NCE,但是,在美、日、欧等发达国家的制度中,除了对其所认定的 NCE 试验数据提供保护以外,对于非 NCE 的药品亦可提供短周期保护。

5.保护方法

药品试验数据保护制度的核心是"不依赖"。也就是说,在国家规定的试验数据保护期内,药品监管部门不能够依赖新药开发商所提交的相关数据,进行其他相关仿制药的审批,且未经数据提供者允许,禁止任何第三人"依赖"新药开发商所提交的试验数据及其他数据为基础申请或获得相同药品的上市许可。

(三)我国药品数据保护制度发展概况

1.数据保护制度产生背景

试验数据保护制度是 1994 年 1 月 1 日签订的 TRIPS 协议第三十九条第三款创制、规定的基本义务,WTO 各成员国具有履行之责。TRIPS 39.3 规定:"当成员国要求以提交未披露过的试验数据或其他数据作为批准使用了新化学成分的药品或农用化工产品上市的条件,如果该数据的原创活动包含了相当的努力,则该成员国应对该数据提供保护,以防止不正当的商业使用。同时,除非出于保护公众的需要,或已采取措施确保该数据不会被不正当地投入商业使用,各成员国均应保护这些数据,以防止其被泄露。"

2.我国对数据保护的承诺

2001 年,中国政府被接纳为 WTO 成员,我国在《中国加入 WTO 工作组报告》第 284 段中明确承诺:"中国将对为申请使用新化学成分的药品或农业化学品的销售许可而按要求提交中国主管机关的未披露试验数据或其他数据提供有效保护,以防止不正当商业利用"。这是我国对数据保护的承诺,也是执行 TRIPS 39.3 条的具体体现。

3.完成数据保护制度国内法的转化

2002 年 8 月 4 日,《药品管理法实施条例》发布,我国政府通过该条例第三十五条及第七十二条完成了对 TRIPS39.3 及《中国加入 WTO 工作组报告》第 284 段的国内法转化。

《药品管理法实施条例》第三十五条第一款明确规定,"国家对获得生产或者销售含有新型化学成分药品许可的生产者或者销售者提交的自行取得且未披露的试验数据和其他数据实施保护,任何人不得对该未披露的试验数据和其他数据进行不正当的商业利用"。第二款同时规定,"自药品生产者或者销售者获得生产、销售新型化学成分药品的许可证明文件之日起 6 年内,对其他申请人未经已获得许可的申请人同意,使用前款数据申请生产、销售新型化学成分药品许可的,药品监督管理部门不予许可。但是,其他申请人提交自行取得数据的除外"。第三款对数据保护的例外情形作了规定,即"除下列情形外,药品监督管理部门不得披露本条第一款规定的数据:(一)公共利益需要;(二)已采取措施确保该类数据不会被不正当地进行商业利用"。

《药品管理法实施条例》第七十二条还对药品监督管理部门违反规定、泄露药品未披露试验数据的行政责任作了明确的规定,即:药品监督管理部门及其工作人员违反规定,泄露生产者、销售者为获得生产、销售含有新型化学成分药品许可而提交的未披露试验数据或者其他数据,造成申请人损失的,由药品监督管理部门依法承担赔偿责任;药品监督管理部门赔偿损失后,应当责令故意或者有重大过失的工作人员承担部分或者全部赔偿费用,并对直接责任人员依法给予行政处分。

《药品管理法实施条例》三十五条及七十二条从原则上明确了关于数据保护的范围、有效期限,同时也明确了药品行政管理部门对药品试验数据及其他数据的法定保密义务以及违反规定所应承担的行政责任。

为了更好的实施对药品试验数据的保护,经修订并于2007年10月1日起实施的《药品注册管理办法》第二十条依据《药品管理法实施条例》第三十五条对药品数据保护作了如下规定:对获得生产或者销售含有新型化学成分药品许可的生产者或者销售者提交的自行取得且未披露的试验数据和其他数据,国家食品药品监督管理局自批准该许可之日起6年内,对未经已获得许可的申请人同意,使用其未披露数据的申请不予批准;但是申请人提交自行取得数据的除外。

(五)药品数据保护制度对促进我国药品开发的积极意义

1.数据保护适应我国初步拥有药品研发能力的基本国情

毋庸讳言,当今全球市场上所有成功开发上市的NCE几乎全部都是由美、日、欧的跨国制药公司完成的,他们几乎垄断了创新药品的全部市场。目前,我国还不具备足够的资金实力和技术能力去开发NCE,去制造占据全球市场的专利"重磅炸弹"。但是,我们也有独特的优势,那就是我国市场容量已经十分巨大,足以支撑我国制药工业开发和供应创新药品。所以,只要我们认识清楚,政策对路,充分利用TRIPS 39.3所赋予的灵活性,科学设置对药品新剂型、新适应证等开发活动的保护,相信在将来的一段时期内,还是可以争取到相当大的自主创新空间,至少在me-too、me-better乃至于非专利药品研发方面大有作为。

2.数据保护符合国家生物医药产业创新发展的战略方向

2010年10月10日,国务院发布了《关于加快培育和发展战略性新兴产业的决定》(以下简称《决定》),将生物产业(主要是生物医药产业)列为7个"战略性新兴产业"之一。《决定》为我国生物医药产业带来了前所未有的发展机遇。然而必须深刻认识到,生物医药产业作为高新产业,支撑其发展的动力无疑就是创新,离开创新,生物医药产业的发展将成为一纸空文。药品试验数据保护制度的建立将为药品创新活动提供一个新的、更加直接和更有针对性的保护途径和激励机制,将其应用到生物医药产业的发展上,也必将取得良好的效果,完全符合国家生物医药产业发展的战略方向。

3.促进制药企业积极进行药品临床开发

临床研究是国家有关法律给药品开发商规定的一项强制义务,是审评、审批创新药品上市的科学基础,也是在整个药品研发过程中投入比例最大的一项活动。研究表明,开发一个新药的平均成本大约需要 8 亿～10 亿美元,而其中大约 60％都发生在临床研究阶段,这就意味着临床研究需要平均 5 亿美元左右的投资。如此巨大的资金投入是我国企业难以承受的,当然,这种巨额研发投资针对的是全球市场。我国在药品临床开发方面享有诸多的优势,如人口基数大,试验周期可以做到相对快捷,而且我国绝大多数制药企业的目标市场是在国内,单纯进行以国内市场为目标的临床试验的成本则不过几百万到几千万人民币,这是我国大多数企业都能承受的。在此基础上,如果再配以完善的数据保护制度,有针对性的保护对企业至关重要的临床试验数据,则企业进行药品临床开发的积极性将大大提高。因此,药品数据保护能够促进制药企业积极进行药品临床开发。

4.对中药创新的特别意义

中药属于传统药物,中药的创新也是在传统中创新,如何对传统药物的现代化开发提供强有力的专利保护一直是个难题。运用试验数据保护制度的原理,则可以将重点放在对中药的开发过程和成果的保护方面,提供一个新的保护思路。也就是说,可以运用试验数据保护的原理来完善中药品种保护制度,把一定时期的市场独占权赋予第一个通过系统的临床试验而将传统方剂开发成现代工业产品的申请人,让第一个成功开发上市的现代化中药产品享受到一定时期排他性的保护。因此,一个精心设计的独占保护制度必将对促进中药创新活动产生特别积极的意义。

 学习小结

本章较为详细地介绍了药品知识产权保护的主要内容,包括药品专利保护、药品商标保护、商业秘密保护和数据保护以及我国特有的中药品种保护。重点是药品的专利、商标保护,以及中药品种保护,难点是如何在掌握基本理论的基础上做到理论联系实际。通过本章的学习,使学生初步具备从事药品知识产权工作的能力。

 目标检测

一、A 型题(单项选择题)

1.知识产权是指(   )

A.公民、法人或其他组织对其限于在科学技术领域内,主要基于脑力劳动创造完成的智力成果所依法享有的专有权利

B.公民、法人或其他组织对其限于在科学技术领域内,主要基于体力劳动创造完成的物质成果所依法享有的专有权利

C.公民、法人或其他组织对其限于在文学艺术领域内,主要基于脑力劳动创造完成的智力成果所依法享有的专有权利

D.公民、法人或其他组织对其在科学技术和文学艺术等领域内,主要基于体力劳动创造完成的物质成果所依法享有的专有权利

E.公民、法人或其他组织对其在科学技术和文学艺术等领域内,主要基于脑力劳动创造完成

的智力成果所依法享有的专有权利

2.中药二级保护品种的保护期限为（　　）

A.七年

B.十年

C.十五年

D.二十年

E.三十年

二、B型题（配伍项选择题）

[3～7题]

A.药品商业秘密

B.药品商标权

C.药品专利权

D.药品数据保护

E.中药品种保护

3.药品商标注册人对其注册的商标依法所享有的专有权利是（　　）

4.所有权人在法定期限内对其发明创造成果依法享有的专有权是（　　）

5.国家鼓励研发临床有效的中药品种，对质量稳定、疗效可靠的中药品种实行分级保护的是（　　）

6.对未在我国注册过的含有新型化学成分药品的申报数据进行保护的是（　　）

7.在制药行业中，不为公众所知悉、能为权利人带来经济利益、具有实用性并经权利人采取保密措施的技术信息和经营信息是（　　）

三、X型题（多项选择题）

8.知识产权的特征包括（　　）

A.无形性

B.独占性

C.时间性

D.地域性

E.法律授予性

9.药品专利包括（　　）

A.发明专利

B.技术专利

C.产品专利

D.实用新型专利

E.外观设计专利

四、简答题

1.简述知识产权的范围与特征。

2.简述药品知识产权的特征及药品知识产权保护的意义。

3.比较药品专利与商业秘密的区别和联系。

4.简述药品专利保护对药品创新研究的意义。

5. 比较药品商标、药品通用名和商品名的区别和联系。

6. 简述商业秘密的构成要件。

7. 简述中药品种保护的历史和现实意义。

8. 简述药品数据保护制度的定义与内涵。

（丁锦希）

第十三章　药学沟通交流

学习目标

【掌握】沟通的概念和沟通的类型；药学沟通的基本内涵及药学沟通交流的意义。

【熟悉】药患沟通技巧；药患沟通的基本原则。

【了解】人际沟通交流的障碍；药师和其他医药学技术人员沟通的技巧。

第一节　药学沟通交流概述

一、沟通与交流

(一)沟通的概念

沟通(communication)指为了设定的目标，在个体或群体间传递信息，并达到准确理解其意义的过程。"沟通"，语出《左传》："哀公九年，秋，吴城邗，沟通在江淮。"本义是指开沟渠，使两水相通，现代意义上的沟通则指信息的传递和交流。

《韦氏大辞典》对"沟通"的定义是：沟通是文字、文句或消息之交流，思想或意见之交换。可见，沟通就是信息交流，是指两人或两人以上相互经过一定的途径，交换资料、观点、意见或情感，以获得共同的理解、信任与行动的协调。

完整的沟通大致包括以下几层含义。

♦ 沟通是信息的传递。

♦ 沟通的信息不仅要被传递，更要被充分理解。

♦ 有效的沟通是准确地理解信息的含义，而并非沟通双方达成一致的意见。

♦ 沟通是一个双向、互动的反馈和理解的过程。

(二)沟通的类型

根据信息载体的异同，沟通可以分为语言沟通和非语言沟通。语言沟通通常是指建立在语言文字基础上的沟通方式，它又可以细分为口头沟通和书面沟通。口头沟通也就是我们通常所说的交谈，是人们最常用的交流方式。常见的口头沟通包括演说、正式的一对一讨论或小组讨论、非正式的讨论以及传闻或小道消息传播。书面沟通包括信件、电子邮件、传真、备忘录、组织内发行的期刊、布告栏及其他任何传递书面文字或符号的手段。

非语言沟通指的是那些不是通过讲话或文字而是通过某些媒介来传递信息的沟通形式。非语言沟通的内涵十分丰富，包括身体语言沟通、面部表情、服饰仪态、副语言、环境沟通和空间距离等多种形式。一个人的衣着打扮、谈话时的一举一动无不向别人传递着某种信息。

1.语言沟通

(1)口头信息沟通 口头信息沟通是所有沟通形式中最直接的方式。口头信息沟通的最大优点是可以使信息在最短的时间内被传递,并且能够在最短的时间内得到对方的回复。所以,这种沟通方式可以立即澄清信息传递中的含糊之处,即如果接收方对发送方所传递的信息有所怀疑时,可以迅速反馈给发送方,使发送者及时检查其中表达不够明确的地方并予以改正。这样,可以将误解发生的可能性降至最低限度。同时,口头信息沟通可以使沟通者清楚地看到对方的面部表情,听到语调的变化,从而提高沟通的效果。此外,在上级与下属的面谈中,这种沟通方式也可以使下属感到被尊重、被重视。由此可见,口头信息沟通大大有助于对问题的了解。

但是,口头信息沟通也并不是完美无缺的,它自身也存在着缺陷。比如,在信息"接力"中,每个人都可以根据自己的偏好增删信息,以自己的方式诠释信息。所以,当信息从其发送者经过一站站地传递到达终点时,其内容往往与最初的含义存在重大偏差,偏离信息发送者的初衷。由此可见,在口头信息沟通中,信息失真的可能性相当大。另外,口头信息沟通常无法留下书面记录,有时还会浪费时间甚至很不方便。

(2)书面信息沟通 书面信息沟通能保持长久的书面记录,书面记录具有有形展示、长期保存、法律保护依据等特点,对于现在日益增加的诉讼问题和广泛的政府、组织的工作来说,这类沟通都是必需的。因为一般情况下,信息的发送者与接收者双方都有沟通的记录,沟通的信息可以长期保存下去,如果双方对信息的内容有疑问,过后完全可以查询。书面信息沟通的方式,还可以使沟通者对自己所要传达的信息更加认真地思考,精心组织,在正式发表之前还可以反复修改,以减少情绪干扰,使所要表达的内容更加周密,逻辑性更强,条理更清楚。这样,表达者所要表达的信息能被充分、完整地表达出来。

书面沟通需要精心准备,需要良好的写作技能,并对信息的接收者、沟通可能出现的预期结果保持高度的敏感性。相对于口头信息沟通而言,书面沟通的另一个缺点是不能及时提供信息反馈,也无法确保发出的信息被接收到,即使是接收到,也无法确保接收者对信息的解释正好是发送者的本意。发送者往往要花很长的时间来了解信息是否已被接收并被准确地理解。

2.非语言沟通

美国的伯德惠斯特尔在一系列研究之后曾断言,在绝大多数的情况下,语言交流仅仅表达了我们思想的 $30\%\sim35\%$,其余信息都是由非语言的形式传递的。理解对方的意思往往不仅仅是通过言语沟通的方式,即不仅仅是听他说了些什么和看他写了些什么,对方的眼神、面部表情、身体语言、空间、时间、距离、外表等,所有这些非语言的因素都会影响信息接受者对信息的理解。非语言沟通的内容十分广泛,为我们熟知的领域有以下几个方面:

(1)副语言沟通 副语言沟通是通过非语词的声音,如声调、音量、速度、节奏,以及哭、笑、感叹声等来实现的。心理学家称非语词的声音信号为副语言,又叫辅助语言。副语言在沟通过程中起着十分重要的作用。所以,我们理解一句话的含义时,通常不仅仅要明白其字面所表达的意思,而且还要搞清楚其字里行间所表达出来的"弦外之音"。语言表达方式的变化,尤其是语调的变化,可以使字面完全相同的一句话表达出完全不同的含义。

(2)肢体语言沟通 肢体语言沟通是通过动态无声的眼神、表情、手势等身体运动或者是静态无声的身体姿势及衣着打扮等形式来实现沟通的。譬如信息发送者能够通过保持经常与接受者的视线接触来了解对方的注意力是否集中,是否表示出真诚、尊敬,以及对自己的观点是否赞同等。相反,对于信息的接受者来说,通过目光的碰撞、交流,可以看出说话者是否自信、真诚与可靠。

(3)**环境沟通** 除了运用身体语言外,人们也可以通过物体的运用、环境的布置等手段进行非语言的沟通。不论是一间卧室、客厅、办公室或者一个部门,通过家具摆放和室内设计,都会显露布置者的性格。一般来说,布置越正式,沟通氛围也就越正式、越封闭。公司经理如果让来访者坐在桌子对面,则表示希望保持一定的距离或者是表示冷漠;而在圆桌会议上的气氛则大不一样,这表明公司经理希望更坦率、平等地进行交流。

一般而言,非语言沟通比语言沟通能更丰富、自然、准确、细微地反映出表达者的心理状态,更多地用以说明思想。当然,两者在不同的场合和条件下,各自的重要性是不同的。在需要用语言交流的情境中,如阐述思想、传递信息和传授知识时,唯有语言才能够准确、详细、深刻和明晰地表达所要传递的信息。但要自然、亲切、细致入微和感人肺腑地表达某种情感、态度、需要和意向时,非语言的形式则更为合适。不过,在更多的情况下,语言形式和非语言形式是彼此配合、相得益彰的。严格说来,两者是不能截然分开的。在语言沟通过程中,必然伴随着非语言沟通,不论是有意还是无意。

(三)人际沟通交流的障碍

(1)**信息过滤** 过滤是指信息传递者为投接受者所好,故意操纵信息传递,造成信息歪曲。信息传递者在对信息处理时,或多或少会根据自己的兴趣和认知成分对信息进行加工,报告自己认为是重要的或正确的信息,这样可能与其原有的信息相差甚远。

(2)**选择性知觉** 知觉的选择性是指人们在同一具体时刻只是以对象的部分特征作为知觉的内容。通常的情况是,我们依个人的兴趣、爱好、需要、习惯等去主动地选择或搜寻对象特征作为知觉内容,而其他的内容则退为背景,不能被我们的意识清晰地加工。这种选择性无疑会影响信息接受者对信息的检取和处理。

(3)**情绪** 信息中总会夹杂着一些情绪性内容,它们同信息的本意无关。在接受信息时,情绪也会影响解码。每个人可能都有过这样的经历:对同样的信息,情绪好和不好时,感受不同,反应、处理方式也可能不同。

(4)**语言** 虽然人们用同样的语言交流,但对于同样的表达,人们似乎并不会产生完全一致的"共鸣",原因之一是人们处理语言的能力不同。此外,不同的人有着不同的语言习惯,不同身份地位的人使用的语言也不尽相同,这都可能会成为沟通的障碍。

(5)**其他因素** 如信息传递者和接受者的物理位置、社会地位、生活经验等都会影响到沟通的效果。

二、药学沟通交流的内涵与意义

(一)药学沟通交流的内涵

药学沟通交流是指药师在日常工作中,与患者、患者家属、医生及护士等就药品的使用及相关因素,有效表达相互之间的理解、意愿和要求,共同保证药物治疗顺利进行的过程。药患沟通交流是药学沟通交流的重要内容,也是药学服务的关键。

药学服务是以患者为中心的主动服务,是注重关心或关怀,其将患者作为整体,认为患者不仅是生物人,更是社会人。由于致病因素的复杂性,要求在药物治疗过程中,关心患者的心理、行为、环境、经济、生活方式、职业等影响药物治疗的各种社会因素,使患者合理、安全地使用药物,达到身心全面健康的目的。这就对药师的个人素质提出了全新的概念和更高的要求。药学服务除了要求药师具有良好的教育背景、广泛的知识、丰富的实践经验、合适的工作场所及信息方面的支持外,还要求药师具有高超的沟通交流能力。沟通能力是开展药学服务工作的关键。药师与患者之间的良好沟通,是建立和保持药患关系、审核药物相关问题和治疗方案、监测药物疗效以及开展患者健康教育的基础。

药物治疗在疾病的诊断和治疗中占据非常重要的地位,相应的,药学沟通交流也应成为医疗沟通实践的重要组成部分。WHO 在 1997 年"药师在健康看护系统中的角色——预备未来的药师"报告中总结了药师在医疗活动中所承担的若干重要角色,其中药师作为沟通者被第一次提出,并且指出药师沟通包括口头的、非口头的倾听和文字表达。随着社会发展和新医学模式转变的要求,提高药师的交流沟通能力与服务技巧对广大药学人员显得更加紧迫和重要。

(二)药学沟通交流的意义

1.获得信息

药患沟通使患者获得有关的用药指导,以利于疾病的治疗,提高用药的有效性、依从性和安全性,减少药疗事故的发生。同时,药师通过与患者的交流可以积累丰富的用药指导经验,及时发现产生药物新的不良反应的原因。药师和医生、护士就患者疾病诊断、药物治疗方案及药物治疗实施中的有关信息进行沟通,能够优化治疗方案,及时发现问题,更好地为患者服务。

2.解决问题

药师通过认真地聆听,深入了解患者的心理及病情,能更有针对性地帮助患者解决问题。药师通过与患者直接接触,对其用药有关事项进行直接的和负责的监督保护,使其获得改善生命质量的有效治疗。

3.增进了解

伴随着沟通的深入、交往频率的增加,药师和患者的情感和联系加强,药师的服务更贴近患者,患者对治疗的满意度增加,增强了患者对医生、药师的信任感。药师和医护人员通过沟通加强了解,有利于建立和谐的关系,便于药学服务工作的进一步开展。

4.确立价值

药师的工作环境是社会性的,其态度和价值观念所支配的行为方式决定了其在他人面前能否树立一个鲜明的社会形象。药师与患者积极沟通,与医护人员紧密合作,得以在药物治疗领域体现自身的价值与作用,树立药师形象,提高公众对药师的认同度。

第二节 药学沟通交流技巧

一、药患沟通技巧

(一)药患关系与药患沟通

药患关系主要指药学人员与患者的关系,是药学人员与患者之间相互联系、相互影响的交往过程,是医患关系的重要组成部分,其实质是药学人员以自己的专业知识和技能帮助患者摆脱痛苦,预防疾病,保持健康的过程。

随着医药卫生事业的改革以及传统医学模式的转变,医院的药学服务由单纯提供药物的模式,逐步向以患者为中心的临床药学和全程药学服务模式转变。但由于改革的进程有待深化,认识与措施都还不到位,所以目前基层药房服务质量参差不齐,药患纠纷时有发生。这是酿成医患矛盾的一个方面,也是医患关系中的一个盲点。如何恰当地与患者沟通,怎样为患者提供最佳的药学服务,是摆在所有药学工作者面前亟待解决的问题。

据有关资料显示,近年来医患纠纷增长迅猛,但真正由医疗事故构成的只占到3%左右,绝大多数纠纷源于医患沟通不够或医疗服务过程中的不足。一项关于医患关系紧张的调查表明,48%的医生认为医患关系紧张的原因在于沟通太少,50%的患者认为缺少沟通。因此,增进沟通是消除或缓解医疗纠纷的有效途径。

通过药患沟通,药师为患者提供专业的药学服务,指导患者合理用药,提高患者治疗的依从性,从而提高治疗效果。更重要的是,良好的沟通交流能够使患者产生良好的心理状态,增强战胜疾病的信心,促使患者在心理、生理两方面保持健康,以达到提高患者生活质量的目标。

总之,在以患者为中心的今天,药师必须具备扎实的药学理论知识和一定的临床实践经验,通过自己良好的沟通行为,建立一个互相信任的、开放的、良好的药患关系,确保药学服务的实施,保证患者安全、有效地使用药物。

(二)药患沟通的原则

(1)**以人为本的原则** 人们的就医需求渐渐从单纯的生理需求向生理、心理、社会综合型需求转变。以人为本顺应了现代医学模式的转变,也对药学服务提出了更深层次的要求,尽可能使患者满意,最大限度地给患者更多的人文关怀。

(2)**诚信原则** 只有讲诚信,才能建立良好的药患关系。药患之间应该真诚相处,没有隔阂,相互信任,相互负责。

(3)**平等原则** 患者首先是一个平等的社会人,然后才是一个需要帮助的患者。在与患者的交流中,药师首先应该尊重患者。平等是双方沟通的前提。

(4)**其他原则** 如反馈原则、同情原则、保密原则等。沟通是双向的过程,药师应把所理解的内容及时反馈给患者,理解患者的情感。在药学服务过程中药师是否富有同情心并能否保守患者隐私,同样也会影响到沟通的进行。

(三)药患沟通中的技巧

1.语言沟通的技巧

语言沟通是通过语言方式达到药师同患者之间的信息交流,实现相互间的沟通,这是药患沟通过程中思想和情感交流的主要形式。

(1)**认真倾听** 倾听是有效沟通的最重要部分,倾听可以了解他人的需要,收集资料并制定相应的目标和措施。药师倾听患者的意见和感受,首先要准确地把握患者传递的各种信息,尤其是对药物的反应和服药后的感受等,这些可直接为后续的药物治疗提供依据。另外,认真地倾听会让患者感觉到自己被重视,从而在心理上有安全感。倾听既表达尊重和礼貌,同时表示关注和重视程度,体现药师的素质。

药师在倾听过程中应表现出自己对患者的谈话感兴趣,鼓励患者准确地说出他们问题发生的顺序,询问患者主要事件发生的时间以及患者的感受。利用"积极的倾听"来弄清楚患者所关心的问题是什么,然后对患者的忧虑和提出的问题进行阐述和解释,但是切忌在患者结束他的重要诉说以前打断他的谈话。

(2)**及时和恰当的反馈** 药师在倾听的过程中应该对患者传递的信息作出及时地、恰当地反馈。这样使患者感到不是在唱独角戏,产生互动,让沟通顺利进行。如把患者表达的信息简要概括一下,表明医生是在实实在在地倾听他的陈述,并且给患者适当的机会来纠正误解之处。和患者沟通时,药师要给予对方全然的注意,避免分散注意力的小动作,激发患者进一步沟通的意愿。

（3）**注意语言的表达**　药师与患者进行语言交流应注意因人而异,增强语言交流的灵活性和亲切感。由于患者的年龄、职业、性格特点、文化程度等不同,而且个人的病情和使用药物不同,采取的交流方式也应该不同。如与年轻患者交谈时注意避免沉默,避免教训性语言;与老年患者交谈时应用更尊重、更关心和体贴的语言;与病情较重患者交谈时应用关怀和安抚的语言,注意使用解释性和保护性的语言。药患沟通中,药师应保持积极稳定的情绪,学会自我控制和自我调整,交谈时适当使用幽默的语言,不但能很好地传递信息,而且能消除沉闷情绪,活跃气氛。药师在交流中所表现的自信可以增强患者对药物治疗的信心,提高患者用药依从性。

药师与医务人员交谈时,当涉及药物治疗、疾病诊断、实验室数据分析等方面内容时,应用科学、严谨、求实的语言。而在与患者的交谈中,应使用通俗易懂的语言,少用专业性术语;对病情的解释应与医师的意见一致,避免意见不统一,让患者产生不信任和疑惑,防止因语言引起的不良心理刺激。

（4）**善于引导话题,适时恰当地发问**　发问是药师必须进行的沟通形式,只有这样才能获得患者的信息,才能制订有针对性的药疗方案。但是问什么、怎么问却又是一个很大的技巧。有经验的药师善于引导患者的话题,患者易于接受,而且回答得具体。

（5）**体会患者感受**　有时候患者很难将自己的感受用语言表达清楚,如果药师在与患者沟通的时候,随着患者的描述能够体会到患者的感受,凭借经验和相关知识能够准确定位这种感受,对具体的治疗会有很大的帮助。

 知识链接

问题的两种类型

要掌握提问的技巧,必须明确区分问题的两种类型。

（1）**封闭式问题**　封闭式问题通常使用"是不是"、"对不对"、"要不要"、"有没有"等词,而回答也是"是"、"否"式的简单答案。

特点:可以节省时间、控制谈话的气氛,有利于把握谈话主题,控制谈话节奏。

缺点:不利于收集信息,不能充分了解细节,带有引导性。

（2）**开放式问题**　开放式询问通常使用"什么"、"如何"、"为什么"、"能不能"、"愿不愿意"等词来发问,让求助者就有关问题、思想、情感给予详细的说明。

特点:收集信息全面、谈话气氛轻松。开放式问题可以获得一些无偏见的需求,帮助发问者更透彻地了解对方的感觉、动机和顾虑,更容易接近对方的内心世界,增加机会沟通成功的机会。

缺点:浪费时间,容易偏离主题,很难控制,有时比较难深入。

2.非语言沟通的技巧

非语言沟通具有较强的表现力和吸引力,可跨越语言不通的障碍,所以往往比语言信息更富有感染力。药师在药学服务实践中运用适当的非语言沟通技巧,可以增加药患间的有效沟通,提高整个合理用药的水平。

(1)**重视和关注药师的个人形象**　日常工作中,患者的着装、修饰可以反映出一些信息,如社会地位、职业、文化、宗教信仰等;同样,药师的形象也会影响患者对药师的印象。药师的形象是药患间无言的潜移默化的沟通手段,因此,药师应注意自己的着装和修饰,力求以整洁得体的服饰、端庄的仪表、落落大方的谈吐、有条不紊的举止给患者留下良好的印象,有利于沟通的顺利进行。

(2)**重视面部表情和身体姿势**　表情是沟通中最丰富的源泉,可以表示一个人的真正情绪,也可以掩饰实际情绪。药师应注意自己展示在患者面前的表情,并尽可能地控制一些会给患者造成伤害的表情,如不耐烦、厌恶等。同时,善于观察对方的非语言信息,鼓励对方用语言表达出来。此外,身体姿势也能传递个体情绪状态的信息,反映交谈双方彼此的态度、关系和交谈的愿望。如在患者诉说的过程,药师不时地点头,患者认为对方正在认真倾听,可以激发其进一步沟通的意愿。

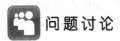 **问题讨论**

咨询药师应注意沟通技巧

情形一：一位患者走进用药咨询室,咨询药师正低头忙着写东西,看也没看患者就问:"有什么问题?"患者说:"发药的药师说让我上这里来问问,这些药具体怎么吃法……""好吧,你就按照上面的方法使用。"还没等患者说完,药师就打断了他,并随手递给患者几本药物使用说明和宣教手册。患者接着又问:"这些药有副作用吗?"药师仍是低着头说:"按照上面的用法应该没有副作用吧?!"最后,咨询药师受到了这位患者的投诉,投诉的理由是药师服务态度不好。

情形二:当患者走进用药咨询室时,咨询药师首先热情地打招呼,并请患者坐在离自己不远的凳子上,放下手中事情,专心与患者交流。药师注视着患者先提问:"您说说,有什么需要我帮助的,用药哪里不明白?"患者说:"发药的药师说让我上这里来问,这些药具体怎么吃法? 什么时间吃合适? 能一起吃吗?"药师回答:"噢,是发药的药师让您来的? 您能来这里非常好。您先说说您的病情"。等患者介绍完病情后,咨询药师开始为患者进行详细的讲解,包括此病应该用些什么药,这些药该怎么服用,有可能出现哪些副作用,还应该注意什么等等。接着,为提高患者用药的依从性,咨询药师提醒道:"用药需要按照时间口服,您不要怕麻烦,知道吗?"患者认真地答应了。药师最后说:"记住,服完药后,请您再看医师。如服药后有什么不舒服,也可以打电话咨询。"药师递给患者用药咨询名片后,请患者慢走。患者满意地离开。
(来源:中国医药报 2010 年 8 月 31 日第 B06 版:药学周刊·药事综合)

问题与讨论:阅读以上材料,点评两位药师的做法,并谈一谈作为咨询药师,要特别注意哪些语言沟通和非语言沟通技巧。

(3)**适宜的目光接触**　眼睛是心灵的窗户,目光的接触通常是寻求交流的信号。沟通时,药师坐在沟通对象面前,保持眼睛和对方的眼睛在同一水平,最能体现出彼此间的平等关系和对他人的尊重。与患者沟通时应以真诚期待的目光,专注地看着患者,给患者以信任感和安全感。此外,通过目光的接触,药师还可以密切观察对方的非语言表达。

(4)**其他**　药师应注意沟通的物理环境,如药物咨询室的设置应当安静,温、湿度适宜,空气清新无异味,光线柔和。就空间效应而言,在询问病史、用药史或涉及患者隐私时,一般宜与患者保护 50～80cm 的距离为宜,实践表明这是最佳沟通的空间距离。药师与患者进行沟通交流时注意掌握时间。与患者的谈话时间不宜过长,提供的信息也不宜过多,过多的信息不利于患者的掌握,反而会成为沟通的障碍。

药师首先是完整鲜活的社会人,应具有良好的社会人际关系;其次,药师是社会中一个特殊的职业群体,要有爱岗敬业的精神和高尚的道德修养。药学服务注重关心和关怀患者,强调服务的主动性和责任心。药师在药物治疗中所起的作用,不仅是治愈疾病,还包括增进患者的身心健康,使接受药物治疗的患者恢复健康、生活幸福。现代医院的发展,要求药学工作体现"以人为本"的服务理念。要提高药学服务质量,就要求药师在不断提高自身业务水平、更新知识的同时,采取积极改善药患沟通的措施,本着对患者关怀、对工作负责的态度,运用好沟通交流技巧,使药学服务的目标在和谐的药患氛围之下最终得以实现。

二、药师与其他医药学技术人员的沟通技巧

在医疗实践中,医、药、护各有工作侧重面,药学服务要求药师与医生、护士等相关技术人员密切配合。药师与医生、护士采取相互尊重、平等交流、通力合作的态度,才能共同提高药疗水平,更好地为患者服务。

1.药师与医生的沟通技巧

药师与医师的合作首先应当明确是以患者为中心,医师、药师之间各有所长,相互平等。为了使和医生的沟通更有效、更顺畅,药师在日常工作中应注意相关的沟通技巧。

(1)不同场合沟通的方式不同　药师在查房或是查阅病历遇到不妥时,如果以探讨问题的态度与医生交谈,一般情况下医师会乐于接受。药师的帮助减少了用药风险,在一定程度上避免了潜在的医疗纠纷。在会诊时,医生还是非常希望药师能给他们提供更多的用药信息。一般会诊的患者病情相对复杂些,用药常涉及几个科室,专科医师对药品的掌握有限,药师因为药学知识相对全面,视角较宽,其意见易被采纳,进而促进与医生之间的合作关系。有些场合,如急诊时,药师只是协助者,这时候的沟通多是药师提醒医生注意,防止出错。

(2)沟通时注意时机的选择　药师协助医生时,要注意沟通的时机选择,不能打断或是耽误别人的工作。向医师提供药物治疗方案时,应以建议的形式提出,遇到自己不太清楚的问题时,不要冒失回答,应在详细查阅有关资料后,再明确答复。对于较敏感的问题应站在医生的立场多考虑,某些情况下应避开患者,私下和医生沟通,获取医生的信任和理解。

(3)重视沟通内容的准确性　药师和医生沟通的话题应以患者为主,可以涉及药物治疗、疾病诊断、实验室数据分析等方面。同样作为医务人员,药师和医生之间具有相近的专业背景,因此彼此在交流中可以多采用专门、准确的医学术语,保证沟通内容的准确性。

药师和医生的沟通交流必须以患者的健康为根本出发点。药师如果发现医生工作中的失误会影响到治疗地顺利进行并威胁到患者的健康,这时要果断地与相关人员进行沟通,或是委婉地劝解,或是直截了当地提出,不可因为任何原因而对患者健康造成伤害,这也是对药师沟通技巧的基本要求。在这个前提下,当药师在药物使用方面如果有自己的见解或是发现医生用药有什么不妥时,进一步考虑该如何有技巧地提出,既要体现自己的用药见解,又要使医生能够接受而不至于难堪。

案例分析

药师日志——药师与医生沟通实例

【日志1】医师的一声"谢谢"

大约是一些药品的规定实在另类,总是有些医师记不住,这不,又见着一张处方,诊断"妊娠状态",用药"洁尔阴洗液"。

诊断与用药间有些什么关系暂且不提,内线电话联系医师,"刚才您工号的一张处方,孕妇用了洁尔阴洗液。这药说明书规定孕妇禁用,我让患者上来找您改下好吗?"——医院使用电子处方,医师间亦时有串工号开药的,是谁的处方也暂且不提。

医师:"……好吧。"

药师:"那,我就跟患者讲,药房没这个药,让你开其他药了?"

医师显然是平常少跟我接触,居然不懂我说的特溜的这句台词,有些意外,愣了一伙儿,语气不一样起来:"谢谢!"

药房同事评价:"你在的时候药房经常没药。"

【点评】药师审方时的业务水平重要,但与医生的沟通方式也很重要。人际关系学是药师必修的一门社会课程。

【日志2】庆大霉素结膜下注射是诊疗规范要求?

有时会遇到眼科处方:结膜炎庆大霉素眼内注射或结膜下注射,看见也就找医师退了。

这次有些意外,同样避开患者私下找到医师,"《抗菌药物临床应用指导原则》记载,氨基糖苷类药物不可用于眼内或结膜下给药,这可能引起黄斑坏死。您是不是修改下处方?"

医师:"这是诊疗规范要求的呀。"

药师:"规范间打架,用药可真不好用。那您看看,用还是不用?"

医师:"不用算了。"

省了一句话没说:"卫生局马上就来检查处方,还是暂时先不用吧。"

对该"规范"的真实性,存疑?!

【点评】

药师在发现处方有疑问并与医生沟通之前,要有所准备,如药品说明书、国家处方集等有力证据,医生不是听你怎么说,而是看你能不能拿出"物证"。"物证面前人人平等",医师再想说,"据我的经验,……"这时也就显得不那么霸气。沟通的礼貌千万不要忘记,年轻药师尤其要注意语气、语调、语句。

2.药师与护理人员的沟通技巧

药师需要常常和护理人员打交道,因为医嘱的执行大都是护理人员完成的,尤其对住院患者,护理人员负责落实具体用药。由于护理人员对药品的特性和用法掌握得相对薄弱,在药液的配制、配制后的药物保存时间、用药先后顺序、药物相互作用、药物不良反应等方面常会出现这样或那样的问题,药师适时的沟通恰好能弥补这种不足。所以药师在查房中指导患者用药时,发现问题应及时和护理人员沟通,告诉对方为什么要这样用而不能那样用。与护理人员交流时态度要诚恳,尊重和理解对方,才能得到护理人员的理解和配合。

药师应定期将药房现有新药的名称、规格、性能、用法、用量、注意事项等以临床药讯等形式分发到有关科室护理人员手中,或以讲座的形式将新药的药代动力学及药物的相互作用等有关问题详细介绍给护理人员,出现问题及时解决。

 学习小结

本章着重介绍了药学沟通交流的相关内容,重点是掌握药学沟通交流的定义与内涵,难点是熟悉和理解药学沟通交流的常用技巧。

通过本章的学习,使同学们了解人际沟通交流的基本知识,体会和理解药学沟通交流的意义及实际应用,认识到沟通交流在药学工作中的作用和重要性。

 目标检测

一、A型题(单项选择题)

1.沟通一般而言( )

A.是为了使双方意见一致

B.单向的传递过程

C.不要求互动

D.就是信息交流

E.没有确定的目标

2.以下属于非语言沟通的是( )

A.信件

B.电子邮件

C.肢体语言

D.演说

E.传真

二、B型题(配伍项选择题)

[3～6题]

A.口头信息沟通

B.书面信息沟通

C.副语言沟通

D.环境沟通

3.信息的发送者与接收者双方都有沟通的记录( )

4.是所有沟通形式中最直接的方式( )

5.大多发自内心,难于隐藏或掩盖( )

6.可以表达语言本身所不能表达的说话者的情绪状态和态度( )

三、X型题(多项选择题)

7.药患沟通的原则包括( )

A.以人为本的原则

B.诚信原则

C.平等原则

D. 同情原则

E. 保密原则

8. 药患沟通时药师语言的表达应（   ）

A. 注意因人而异,增强语言交流的灵活性和亲切感

B. 避免教训性语言

C. 注意科学严谨,使用专业术语

D. 表现出对患者的充分尊重和友好,给予得体的称谓

E. 应规定适用于所有患者的统一交流用语

四、简答题

1. 简述药学沟通交流的内涵与作用。

2. 简述药师与患者进行非语言沟通的主要技巧。

3. 药师与医生沟通应注意哪些问题?

（王怡）

实训篇

第一章 绪 论

实训项目一:熟练应用《药事管理与法规》课程相关网站

【实训目的】

1.了解《药事管理与法规》课程相关的网站。

2.练习利用网络工具来查阅所需的药事管理信息。

【实训环境】

1.电脑,因特网接入。

2.《药事管理与法规》教材。

【实训内容】

一、了解《药事管理与法规》课程相关的网站

(一)政府相关部门网站(部分)

卫生部 http://www.moh.gov.cn/

国家食品药品监督管理局 http://www.sfda.gov.cn/

国家中医药管理局 http://www.satcm.gov.cn/

国家发展和改革委员会 http://www.sdpc.gov.cn/

人力资源和社会保障部 http://www.mohrss.gov.cn/

(二)国内学会、协会网站(部分)

中国药学会 http://www.cpa.org.cn/

中国执业药师协会 http://www.clponline.cn/

中国非处方药物协会 http://www.cnma.org.cn/

(三)国际组织网站(部分)

世界卫生组织 http://www.who.int/

合理用药国际网络 http://www.inrud.org/

国际药物经济学和结果研究协会 http://www.ispor.org/

(四)药事管理类精品课程网站(部分)

1.本科药事管理类精品课程网站

中国药科大学"药事法规"国家级精品课程 http://202.119.176.34:8087/ec3.0/c11/index.aspx

西安交通大学"药事管理学"省级精品课程 http://www.yaoshi.xjtu.edu.cn/

四川大学"药事管理学"省级精品课程 http://jpkc.scu.edu.cn/2005/570/kcms-1.htm

沈阳药科大学"药事管理学"省级精品课程 http://www1.syphu.edu.cn/ysglyfg/

2.高职高专药事管理类精品课程网站

浙江医药高等专科学校"药事法规"国家级精品课程

http://course. jingpinke. com/details uuid = 8a833999-20d0f6d2-0120-d0f6d27b-02d3&courseID=D070120

广东食品药品职业学院"药事管理实务"国家级精品课程

http://course. jingpinke. com/details uuid = 8a833999-20d0f6d2-0120-d0f6d291-0411&courseID=D080112

漳州卫生职业学院"药事管理与法规"国家级精品课程

http://course. jingpinke. com/details uuid = 6332e5b3-1298-1000-8227-a1402f37d332&courseID=6332e5b3-1298-1000-8227-a1402f37d332

(五)查阅药事管理学文献信息的中文数据库网站

中国知网(CNKI)系列数据库 http://www. edu. cnki. net/

万方数据知识服务平台 http://g. wanfangdata. com. cn/

维普(VIP)中文期刊全文数据库 http://www. cqvip. com/

(以上数据库可能需登录账号才能获取全文信息)

二、请查阅上述网站,完成以下实训练习

任务1:以"药事管理"为关键词,登陆 CNKI、万方或 VIP 数据库,查询近五年有关药事管理的教学、科研和法规政策方面的文章,了解药事管理学领域的最新学术动态。

具体要求:

(1)统计近五年有关"药事管理"的教学、科研和政策法规方面的文章篇数。

(2)下载两篇近五年的药事管理文献,认真阅读。

任务2:进入国家食品药品监督管理局网站,在线或下载阅读国家食品药品监督管理局有关药品监督管理的职能。

具体要求:

(1)从国家食品药品监督管理局职能中摘出有关药品监督管理的职能。

(2)进入国家食品药品监督管理局主页浏览最新的药事管理动态信息。

任务3:进入中国药学会、中国执业药师协会和中国非处方药物协会网站,浏览药事管理相关的学会、协会学术动态消息。

具体要求:

(1)下载中国药学会药事管理专业委员会最新一届的学术年会会议通知一份,了解最新药事管理教学、科研重点。

(2)从中国执业药师协会网站下载最新年度的执业药师继续教育通知一份,了解执业药师继续教育的知识与能力要求。

任务4:进入本科、高职高专药事管理类精品课程网站,自主学习相关内容。

具体要求:

(1)进入西安交通大学"药事管理学"精品课程网站,学习"理论课教学内容"和"实践课教学内容"两个栏目的知识,加深对药事管理学课程的总体认识。

(2)任选一个高职高专药事管理类精品课程网站,点击进入后,学习"绪论"部分的内容。

实训项目二：了解《中国的药品安全监管状况》白皮书(摘录)

【实训目的】

1.了解《中国的药品安全监管状况》白皮书内容；

2.了解中国药品安全监管取得的成就,增强学习药事管理与法规课程的信心。

【实训环境】

1.《药事管理与法规》教材,电脑,因特网接入；

2.下载《中国的药品安全监管状况》全文。

【实训内容】

一、《中国的药品安全监管状况》白皮书(摘录)

《中国的药品安全监管状况》白皮书(摘录)

中华人民共和国国务院新闻办公室(二○○八年七月·北京)

药品是人类用于预防、治疗、诊断疾病的特殊商品,对药品实施有效监管,关系到广大消费者的用药安全,关系到公众生命健康权益的维护和保障。中国政府一贯高度重视药品安全监管,多年来以强化药品安全监管、保障公众用药安全为目标,逐步建立健全药品安全监管体制与法制,不断完善药品供应体系,稳步提高药品质量安全保障水平,积极维护公众用药权益,努力提高公众的健康水平。

中国从国情出发,借鉴国际先进经验,围绕提高药品安全性、有效性和质量可控性,制定政策措施,建立了涵盖药品研究、生产、流通、使用各环节的重要监管制度。

1.药品市场准入制度

为了从源头保障药品质量安全,国家对药品品种、药品生产经营企业以及相关涉药人员实行审批和资格认证制度。

——实行药品注册。对上市的新药、仿制药和进口药品,实行严格的技术审评和行政审批。在中国境内,只有取得药品批准文号或进口药品注册证书(医药产品注册证)的,方可生产或销售。根据各类药品申请的研究内容和技术要求特点,国家药品监管部门陆续制定并颁布实施了54项药品研究技术指导原则,基本建立了符合中国实际的药品注册技术审评体系。

——实行药品企业市场准入。对所有申请生产、经营药品的企业进行审核,重点审核人员资质、厂房环境、设备设施、营业场所、仓储条件、质量管理机构等,符合条件的发放生产或经营许可证。自药品生产、经营许可证制度实施以来,药品监管部门通过定期检查、换证工作,对药品生产经营企业进行清理。对原料药生产企业同样实行许可管理,只有获得许可的企业,才能生产经营原料药。

——实行生物制品批签发管理。国家对规定范围内的每批生物制品在出厂上市或者进口时进行强制性检验、审核,检验不合格或者审核不被批准者,不得上市或者进口。从2001年开始,国家分阶段对疫苗、血液制品、用于血源筛查的体外诊断试剂等生物制品实施国家批签发。2006年1月1日起,对所有预防用疫苗类制品实施批签发。2008年1月1日起,对所有血液制品实施批签发。生物制品批签发制度的实施,在控制艾滋病等传染性疾病传播,保障公众健康等方面发挥了重要作用。

——实行药品包装材料、标签和说明书审批管理。包装、标签、说明书是公众获取药品信息的重要渠道。在中国,直接接触药品的包装容器和材料必须符合药用标准,同时,药品包装也必须印有或者贴有标签并附有说明书。药品监管部门按照《药品说明书和标签的管理规定》,对药品包装、标签和说明书进行备案审核。

——实行执业药师资格认证。对企业药学专业技术人员实行资格考试、注册管理和继续教育的岗位准入控制,以保证药品质量和药学服务质量。自执业药师资格制度实施以来,药品监管部门逐步组建了考试、注册管理机构,规范了继续教育,形成了比较完善的组织工作体系。截至2007年底,全国15余万人取得执业药师资格。

2.药品质量管理规范

国家对药品研究、生产、流通等环节实行质量管理规范认证制度,从全过程加强药品质量安全控制。

——推行药物非临床研究质量管理规范(简称药物GLP)认证。为了提高药物非临床研究的质量,确保实验资料真实、完整、可靠,1999年国家颁布了《药物非临床研究质量管理规范》,并从2007年4月起实施药物GLP认证。目前共有27家药物非临床研究机构通过了药物GLP认证。自2007年1月1日起,未在国内上市销售的化学原料药及其制剂、生物制品,未在国内上市销售的从植物、动物、矿物等物质中提取的有效成分、有效部位及其制剂,从中药、天然药物中提取的有效成分及其制剂,以及中药注射剂的新药非临床安全性评价研究,都必须在通过药物GLP认证的实验室进行。

——推行药物临床试验质量管理规范(简称药物GCP)资格认定。为了保障药物临床试验中受试者权益和临床试验结果的科学性、可靠性,1999年国家颁布了《药品临床试验质量管理规范》,并从2004年3月1日起实施药物GCP资格认定。截至2007年底,通过药物GCP资格认定的临床试验机构共计178家。药物GCP资格认定工作推动了中国药物临床试验质量大幅度提高,越来越多的国际多中心临床试验在中国开展。

——实行药品生产质量管理规范(简称药品GMP)认证。为保证药品生产质量可控,改革开放之初,中国引进药品GMP的概念,1988年颁布了药品GMP并于1995年开始受理认证申请,现行药品GMP是1998年的修订版。结合国情,国家按药品剂型类别分步实施药品GMP。1998年完成对血液制品生产企业的药品GMP认证;2000年完成对粉针剂、冻干粉针剂、大容量注射剂和基因工程产品生产企业的药品GMP认证;2002年完成对小容量注射剂生产企业的药品GMP认证。2004年实现化学原料药和全部药品制剂在符合药品GMP的条件下组织生产的目标,未通过认证的企业全部强制停产。从2006年1月1日起,分阶段实现了体外生物诊断试剂、医用气体、中药饮片在符合药品GMP条件下组织生产的目标。通过全面实施药品GMP认证,淘汰了不达标的企业,促进了企业质量管理水平提升和医药产业结构调整。

——实行药品经营质量管理规范(简称药品GSP)认证。为了控制药品在流通环节可能发生质量事故的因素,消除质量事故隐患,2000年国家颁布了《药品经营质量管理规范》。药品GSP认证工作经过了2001年认证试点、2002年正式受理以及2003年各省(自治区、直辖市)药品监管部门组织辖区内药品经营企业认证等三个阶段。通过实施药品GSP认证,中国药品经营企业的整体水平有了较大提高,经营条件得到了很大改善,一批不规范经营的企业被淘汰。

3.药品分类管理制度

从1995年起,中国开始探索药品分类管理工作。1999年,颁布了《处方药与非处方药分类管理办法(试行)》,逐步对处方药与非处方药进行分类管理。遴选和审批非处方药品种,开展处方药与非处方药的转换工作,先后公布了4610种非处方药(含中成药)。规范非处方药管理,制定非处方药说明书范本和说明书规范细则,公布了非处方药专有标识。药品监管部门将药品分类管理与药品零售企业GSP认证工作紧密结合,出台了处方药与非处方药分柜摆放、处方药不得开架自选销售、零售药店分类管理等规定。近年来,国家不断加大处方药监管力度,逐步加强处方药广告管理,停止了处方药在大众媒介的广告发布。稳步推行处方药凭处方销售管理制度,先后出台注射剂、抗菌药、激素等11类处方药必须凭处方销售的强制性规定。通过开展宣传和培训,提高公众对药品分类管理必要性的认识和理解。

4.特殊管理药品监管制度

中国政府历来重视麻醉药品、精神药品等特殊管理药品和易制毒化学品、兴奋剂等的监管工作,严防流入非法渠道。作为《1961年麻醉品单一公约》、《1971年精神药物公约》、《联合国禁止非法贩运麻醉药品和精神药物公约》和《反对在体育运动中使用兴奋剂国际公约》的缔约国,国家制定了麻醉药品、精神药品、易制毒化学品、兴奋剂等的管理法规和相应规章,并且制定和完善管理目录,建立了各部门协作的全面监管体系,积极强化特殊管理药品的监管。多年来,国家规范麻醉药品、精神药品和易制毒化学品的生产、流通秩序;建立监控信息网络,对特殊管理药品流向和数量实施动态监控;建立健全药物滥用监测网络,对药物滥用情况及其变化趋势进行监测,对麻醉药品和精神药品安全管理突发事件进行预警。针对近年出现的咖啡因贩毒案件、冰毒案件、氯胺酮滥用案件等,国家组织对咖啡因市场进行专项检查,加强冰毒前体麻黄素的监管,调整麻醉药品、精神药品目录,将有关物质纳入目录管理范围。

5.国家基本药物制度

中国把基本药物制度作为保证"人人享有初级卫生保健"的重要基础,积极建立并完善国家基本药物制度,先后两次系统地遴选基本药物,四次调整基本药物目录。中国的基本药物目录涵盖了西药和中药。2006年7月,国家启动城市社区和农村基本用药工作,陆续公布了"首批城市社区、农村基本用药目录"、第一批基本用药定点生产企业名单、第一批定点生产的基本用药品种,并对定点生产的药品品种实行单独定价,引导药品生产企业为城市社区、农村医疗机构提供最常用的廉价药品。基本药物制度相关工作的开展,对满足广大人民群众基本用药需求,引导公众合理用药发挥了积极作用。

通过多年持续不懈地努力,中国的药品安全监管工作取得了显著进展。但是,作为世界上最大的发展中国家,中国的药品安全监管还面临着许多困难和问题。在医药产业结构调整和增长方式的转变、药品安全监管体制的改革、药品研制和创新能力的提升、药品安全风险的防控等方面,还有许多工作要做。今后,中国政府将深入贯彻落实科学发展观,坚持以人为本,进一步加强药品安全监管工作,努力促进广大公众健康水平的不断提高。中国将继续加强药品领域的国际交流与合作,同世界各国一道,为各国消费者提供安全、有效、质量可控的药品,为人类健康事业作出贡献。

二、请认真阅读《中国的药品安全监管状况》白皮书内容,完成以下实训练习

任务 1:通读《中国的药品安全监管状况》白皮书摘录内容。

具体要求:

(1)列出白皮书提到的有关我国药品安全监管的政策措施。

(2)谈一谈我国推行一系列药品安全监管法规政策的宗旨。

任务 2:精读《中国的药品安全监管状况》白皮书有关内容。

具体要求:

(1)精读白皮书"1.药品市场准入制度"部分,谈一谈我国药品市场准入制度涵盖的具体环节。

(2)精读白皮书"2.药品质量管理规范"部分,列出我国实行的药品质量管理规范的具体名称。

（方宇）

第二章　药事管理体制与组织

实训项目一：熟悉我国现行药事管理体制、药品监督行政机构及药品监督技术机构

【实训目的】

1. 熟悉我国现行药事管理体制。

2. 熟悉我国药品监督管理的行政机构。

3. 熟悉我国药品监督的技术机构。

4. 练习利用网络工具来提高学习能力。

【实训环境】

1. 电脑，因特网接入。

2. 《药事管理与法规》教材。

【实训内容】

一、了解药品监督管理行政机构网站

(一)政府网站(部分)

国务院 http://news.xinhuanet.com/ziliao/2002-01/25/content_253773.htm

部分省人民政府网站：

北京市人民政府 http://www.beijing.gov.cn/

上海市人民政府 http://www.sh.gov.cn/shanghai/node2314/index.html

天津市人民政府 http://www.tj.gov.cn/

重庆市人民政府 http://www.cq.gov.cn/

广东省人民政府 http://www.gd.gov.cn/

山东省人民政府 http://www.sd.gov.cn/

(二)卫生行政部门网站(部分)

国家卫生部 http://www.moh.gov.cn/

北京市卫生局 http://www.bjhb.gov.cn/

上海市卫生局 http://wsj.sh.gov.cn/

陕西省卫生厅 http://www.sxhealth.gov.cn/

山东省卫生厅 http://www.sdws.gov.cn/

(三)药品监督管理局网站(部分)

国家食品药品监督管理局 http://www.sfda.gov.cn/

北京市药品监督管理局 http://www.bjda.gov.cn/publish/main/index.html

上海市食品药品监督管理局 http://www.shfda.gov.cn/

江苏省食品药品监督管理局 http://www.jsfda.gov.cn/

苏州市卫生局、食品药品监督管理局 http://www.szwsj.gov.cn/

二、了解药品监督管理技术机构网站

(一)国家食品药品监督管理局直属事业单位网站

中国食品药品检定研究院 http://www.nicpbp.org.cn/

国家药典委员会 http://www.chp.org.cn/cms/home/

国家中药品种保护审评委员会 http://www2.zybh.gov.cn

国家食品药品监督管理局药品审评中心 http://www.cde.org.cn/

国家食品药品监督管理局药品评价中心 http://www.cdr.gov.cn/

国家食品药品监督管理局药品认证管理中心 http://221.122.47.241/ccd/view? id＝2

国家食品药品监督管理局执业药师资格认证中心 http://www.cqlp.org/

(二)省、地、县药检所网站

河南省食品药品检验所 http://www.hayj.org/about.asp

安徽省食品药品检验所 http://www.ahifdc.org.cn/

辽宁省食品药品检验所 http://www.lnfdc.org/

湖北省食品药品监督检验研究院 http://www.hubyjs.org.cn/

湖南省食品药品检验研究院 http://www.hnyjs.org.cn/

广东省药品检验所 http://www.gdidc.org.cn/ZH/

三、通过查阅相关网站,完成下列实训练习

任务1:选定任一省作为目标任务,利用网站内的链接,按照下述路径依次搜索,直到查阅到县区级的相应机构。

①国务院—卫生部—国家食品药品监督管理局—省药监局—地市药监局—县药监局

②国务院—省人民政府—市地人民政府—县(区)人民政府

具体要求:

(1)能够通过站内链接熟练完成任务,并能分析、解决搜索中遇到的问题。

(2)对照教材中图2-2的药监体制示意图,看看是否与你查找的结果相符。如有不符,将其记录下来,并和老师、同学讨论。

任务2:进入国家食品药品监督管理局网站,点击"机构职能"栏目,查看国家食品药品监督管理局内设机构及直属单位。进入任一省某级政府或某地药监局网站,查看机构职能栏目。

具体要求:

(1)用框架图表示国务院组成部门及直属机构。

(2)用框架图表示国家食品药品监督管理局内设机构及直属单位。

(3)用框架图表示该政府或药监局内设机构及直属单位,并尝试找到该级政府或部门的上级机关及下级机关。

任务3:进入卫生部和国家食品药品监督管理局网站,在线或下载阅读卫生部和国家食品药品监督管理局有关药品监督管理的职能。

具体要求：

(1)从卫生部职能中摘出与药品监督管理有关的职能。

(2)从国家食品药品监督管理局职能中摘出有关药品监督管理的职能。

任务4:进入你所在省份的人民政府网站,查找并记录该省份所有地级城市,任选3～5个地级市,查找并记录这些地市下属的区、县。进入你所在省份的省药监局网站,根据第一步查找到的地市依次进入地市药监局网站。

具体要求：

参照教材中的图示用框架图画出你所在省份药监系统的组织机构示意图。

任务5:进入你所在省份省药监局或某地市药监局网站,在首页点击政务公开或药品安全等相关栏目,任选你感兴趣的该药监局近期2～3则有关工作动态的新闻报道进行阅读。

具体要求：

(1)了解药监局的工作职能。

(2)将你阅读的新闻题目记录下来,并进行50字以内的简要概括。

任务6:进入国家食品药品监督管理局网站,点击"机构职能"栏目,查看国家食品药品监督管理局直属单位。

具体要求：

用框架图表示国家食品药品监督管理局直属单位,名称要写全称。

任务7:依次进入国家食品药品监督管理局直属单位网站。

具体要求：

(1)进入中检院网站,点击"院介绍"栏目,收看中检院的介绍视频。

(2)点击查看国家局二委四中心的职能,简要摘录其中任一单位的职能介绍。

任务8:进入你所在省份的省药检所网站,通过链接或搜索功能查找该省地级及县级药检所的设置和名称。

具体要求：

(1)写下该省药检所的中文全称。

(2)用框架图表示该省市、县药检所的设置情况。

任务9:进入你所在省份的省药检所或任一个地级药检所网站,浏览页面,查找2个你感兴趣的名词,如批签发、注册检验、报检等。点击你感兴趣的药检新闻2～3则。

具体要求：

(1)把你第一次见到的新名词写下来,并找到其概念或定义的描述,记录下来。

(2)写下一则药检新闻的题目,进行50字以内的简要概括。

实训项目二:了解医药行业组织

【实训目的】

1.了解医药行业组织。

2.练习利用网络工具提高学习能力。

【实训环境】

1.电脑,因特网接入。

2.《药事管理与法规》教材。

【实训内容】

一、了解部分药企、医疗机构网站

(一)药品生产企业网站

哈药集团有限公司 http://www.hayao.com/

扬子江药业集团有限公司 http://www.yangzijiang.com/

上海罗氏制药有限公司 http://www.roche.com.cn/portal/eipf/china/cn/NCT-CN

西安杨森制药有限公司 http://www.xian-janssen.com.cn/

辉瑞制药有限公司 http://www.pfizer.com.cn/

中美天津史克制药有限公司 http://www.tskf.com.cn/

江苏恒瑞医药股份有限公司 http://www.hrs.com.cn/

北京双鹤药业股份有限公司 http://www.dcpb.com.cn/

葛兰素史克制药(苏州)有限公司 http://www.hyey.com

江西济民可信集团有限公司 http://www.jmkx.com/article/index.asp

海口康力元制药有限公司　http://pha.hifda.cn/CL0682/24685.html

吉林省吴太感康药业有限公司 http://jtgkyy.yyzs114.com/

珠海联邦制药股份有限公司 http://www.tul.com.cn/

拜耳医药保健有限公司 http://www.bayerhealthcare.com.cn/scripts/pages/cn/index.php

石家庄四药有限公司 http://www.sjzsiyao.com/

北京泰德制药有限公司 http://www.tidepharm.com/web/index.html

利君集团有限责任公司 http://www.lijun.com/

华瑞制药有限公司 http://www.sspc.com.cn/

齐鲁制药有限公司 http://www.qilu-pharma.com/

(二)药品经营企业网站

中国医药集团总公司 http://www.sinopharm.com/

上海医药股份有限公司 http://www.pharm-sh.com.cn/#/Home

九州通医药集团股份有限公司 http://www.jztey.com/

南京医药股份有限公司 http://www.njyy.com/

广州医药有限公司 http://www.gzmpc.com/

(三)医疗机构网站

北京大学人民医院 http://www.pkuph.cn/mass/

北京中医院 http://www.bjzhongyi.com/

二、了解 2009～2011 年间医药企业排名情况

(一)2011 年全球制药企业前十强排名(附表 1)

附表 1　全球制药业排名前十强公司

2011 年排名	公司	2010 年处方药销售额(十亿美元)	较 2009 的增长率(%)	2010 年研发费用(百万美元)	2010 年畅销药(亿美元)
1	辉瑞	58.5	28.9	9413	立普妥(10.7);恩利(3.3);Lyrica(3.1)
2	诺华	42	9.5	7100	代文(6.1);格列卫(1.3);Lucentia(1.5)
3	赛诺菲	40.3	−4.1	5147	Lantus(4.7);Lovenor(3.7);Tarotere(2.8)
4	默沙东	39.8	58	11000	顺尔宁(5.0);类克(2.7);Januvla(2.4)
5	罗氏	39.1	4.1	8612	安维汀(8.6);美罗华(6.7);赫赛汀(5.7)
6	葛兰素史克	36.2	−4.2	6126	舒利迭;Pandemic Flu Vaccine(1.8);Flixotide/Flovent(1.2)
7	阿斯利康	33.3	1.4	4200	可定(5.7);耐信(5.0);Seroquel(4.1)
8	强生	22.4	−0.4	4432	类克(4.6);Procrit(1.9);Risperdal(1.5)
9	礼来	21.1	5.4	4880	再普乐(5.0);Cymbalta(3.5);Alimta(2.2)
10	雅培	19.9	27.7	3724	修美乐(6.5);YrliplxD-dCar(1.5);Kalmim(1.3)

(二)"2011 中国医药行业 100 强"榜单(附表 2)

附表 2　2011 年中国医药行业 100 强

排名	医药企业	主营收入(亿元)	排名	医药企业	主营收入(亿元)
1	国药控股股份有限公司	692.34	51	中国卫生控股有限公司	28.84
2	上海医药集团股份有限公司	374.11	52	河南天方药业股份有限公司	27.72
3	天津天狮集团有限公司	278.90	53	丽珠医药集团股份有限公司	27.27

排名	医药企业	主营收入（亿元）	排名	医药企业	主营收入（亿元）
4	九州通医药集团股份有限公司	212.52	54	中国泰凌医药集团有限公司	26.68
5	扬子江药业集团有限公司	180.30	55	中牧实业股份有限公司	26.61
6	南京医药股份有限公司	153.38	56	山东新华制药股份有限公司	26.14
7	深圳一致药业股份有限公司	130.64	57	江中药业股份有限公司	25.64
8	哈药集团股份有限公司	125.35	58	重庆和平药房连锁有限责任公司	25.30
9	华立集团股份有限公司	120.23	59	山东东阿阿胶股份有限公司	24.64
10	修正药业集团股份有限公司	115.04	60	湖北同济堂药房有限公司	23.80
11	四川科伦实业集团有限公司	106.48	61	新疆天康畜牧生物技术股份有限公司	23.69
12	深圳海王集团股份有限公司	105.00	62	云南鸿翔一心堂药业（集团）股份有限公司	23.64
13	华北制药股份有限公司	102.87	63	辽宁成大方圆医药连锁有限公司	23.55
14	云南白药集团股份有限公司	100.75	64	武汉人福医药集团股份有限公司	22.05
15	三普药业股份有限公司	94.60	65	山东鲁抗医药股份有限公司	21.96
16	华东医药股份有限公司	89.72	66	药明康德公司	21.64
17	内蒙古亿利能源股份有限公司	79.43	67	金陵药业股份有限公司	21.61
18	天津天士力集团有限公司	76.91	68	中国神威药业集团有限公司	20.38
19	威高集团有限公司	75.00	69	上海华氏大药房有限公司	20.05
20	浙江英特集团股份有限公司	66.38	70	昆明制药集团股份有限公司	18.17
21	中国制药集团有限公司	64.76	71	浙江升华拜克生物股份有限公司	17.62
22	中国医药保健品股份有限公司	62.60	72	广东国药医药连锁企业有限公司	17.30
23	重庆太极实业（集团）股份有限公司	59.86	73	武汉健民药业集团股份有限公司	15.72
24	国药集团药业股份有限公司	59.18	74	普洛股份有限公司	15.21
25	联邦制药国际控股有限公司	54.17	75	山东省药用玻璃股份有限公司	15.13
26	北京双鹤药业股份有限公司	53.67	76	浙江震元股份有限公司	15.03
27	辅仁药业集团有限公司	48.78	77	浙江仙琚制药股份有限公司	15.01
28	东北制药集团有限公司	48.28	78	华瀚生物制药控股有限公司	14.74
29	浙江医药股份有限公司	45.58	79	贵州益佰制药股份有限公司	14.68

排名	医药企业	主营收入（亿元）	排名	医药企业	主营收入（亿元）
30	上海复星医药（集团）股份有限公司	45.55	80	广西梧州中恒集团股份有限公司	14.26
31	深圳迈瑞生物医疗电子股份有限公司	45.55	81	上海现代制药股份有限公司	14.23
32	浙江海正药业股份有限公司	45.45	82	广东肇庆星湖生物科技有限公司	13.77
33	广州药业股份有限公司	44.86	83	仁和药业股份有限公司	13.67
34	健康元药业集团股份有限公司	44.73	84	江苏康缘药业股份有限公司	13.58
35	华润三九医药股份有限公司	43.65	85	山东新华医疗器械股份有限公司	13.42
36	重庆桐君阁股份有限公司	43.44	86	嘉事堂药业股份有限公司	13.42
37	汇仁集团有限公司	43.03	87	徐州恩华药业集团有限责任公司	13.01
38	深圳市海普瑞药业股份有限公司	38.53	88	北大国际医院集团西南合成制药股份有限公司	12.99
39	北京同仁堂股份有限公司	38.24	89	深圳信立泰药业股份有限公司	12.98
40	康恩贝集团有限公司	37.90	90	吉林大药房药业股份有限公司	12.90
41	江苏恒瑞医药股份有限公司	37.44	91	东瑞制药（控股）有限公司	12.87
42	天津中新药业集团股份有限公司	34.74	92	华兰生物工程股份有限公司	12.62
43	浙江新和成股份有限公司	34.45	93	天茂实业集团股份有限公司	12.61
44	中国生物制药有限公司	34.04	94	深圳市中联大药房有限公司	12.50
45	广州白云山制药股份有限公司	33.17	95	合生元国际控股有限公司	12.34
46	康美药业股份有限公司	33.09	96	北京天坛生物制品股份有限公司	12.02
47	老百姓大药房连锁有限公司	31.50	97	重庆华智控股股份有限公司	11.95
48	诚志股份有限公司	31.40	98	亚宝药业集团股份有限公司	11.82
49	广东大参林连锁药店有限公司	30.60	99	马应龙药业集团股份有限公司	11.79
50	哈药集团三精制药股份有限公司	30.05	100	安徽百姓缘大药房连锁有限公司	11.70

（三）2009 年度"医药流通百强企业"名单

1	中国医药集团总公司	39	山东康惠医药有限公司
2	上海医药股份有限公司	40	南京华东医药有限责任公司
3	九州通医药集团股份有限公司	41	北京市京新龙医药销售有限公司
4	南京医药股份有限公司	42	汕头市创美药业有限公司
5	广州医药有限公司	43	广西柳州医药有限责任公司
6	安徽华源医药股份有限公司	44	北京天星普信生物医药有限公司
7	北京医药股份有限公司	45	大连美罗药业股份有限公司
8	重庆医药股份有限公司	46	全洲药业集团有限公司
9	四川科伦医药贸易有限公司	47	陕西华远医药商业集团有限责任公司
10	重庆桐君阁股份有限公司	48	江苏常州药业股份有限公司
11	天津市医药集团有限公司	49	温州市生物药械供应有限公司
12	华东医药股份有限公司	50	广州中山医药有限公司
13	哈药集团医药有限公司	51	北京双鹤药业经营有限责任公司
14	浙江英特药业有限责任公司	52	深圳中联广深医药(集团)股份有限公司
15	新龙药业集团	53	江苏省医药公司
16	云南省医药有限公司	54	河北德泽龙医药有限公司
17	乐仁堂医药集团股份有限公司	55	浙江震元股份有限公司
18	中信医药实业有限公司	56	河南省爱生医药物流有限公司
19	中国医药保健品股份有限公司	57	台州医药有限公司
20	天津天士力医药营销集团有限公司	58	安徽阜阳医药采供站有限责任公司
21	健康元药业集团股份有限公司	59	河南省医药有限公司
22	山东海王银河医药有限公司	60	北京普仁鸿医药销售有限公司
23	新疆新特药民族药业有限责任公司	61	海南泰凌生物制品有限公司
24	中国北京同仁堂(集团)有限责任公司	62	天津天时力医药有限公司
25	常州亚泰五洲医药有限公司	63	佛山市南海医药集团有限公司
26	山西省医药集团有限责任公司	64	北京金象复星医药股份有限公司
27	上海市药材有限公司	65	福建省厦门医药采购供应站
28	四川省医药集团有限责任公司	66	浙江嘉信医药股份有限公司
29	河北东盛英华集团	67	湖南博瑞新特药有限公司
30	东北制药集团公司供销公司	68	宁波海尔施医药股份有限公司
31	济南中信医药有限公司	69	湖南双舟医药有限责任公司
32	苏州礼安医药有限公司	70	辽宁省医药实业有限公司
33	浙江省医药工业有限公司	71	无锡山禾集团医药物流股份有限公司
34	江西汇仁集团医药科研营销有限公司	72	上海新先锋华泰医药有限公司
35	长沙双核医药有限责任公司	73	重庆长龙(集团)有限公司
36	鹭燕(福建)药业股份有限公司	74	北京京卫国康医药有限公司
37	江苏先声药业有限公司	75	山东罗欣医药集团有限公司
38	山东瑞康医药股份有限公司	76	上海虹桥药业有限公司

77	嘉事堂药业股份有限公司	89	杭州凯仑医药股份有限公司
78	安徽省医药(集团)股份有限公司	90	山东新华医药贸易有限公司
79	浙江温岭医药药材有限公司	91	沈阳维康医药集团有限公司
80	北京美康永正医药有限公司	92	广东广弘医药有限公司
81	山东康诺盛世医药有限公司	93	重庆科渝药品经营有限责任公司
82	河南省康信医药有限公司	94	上海申威医药有限公司
83	重庆长圣医药有限公司	95	宁波市鄞州医药药材有限公司
84	上海康健进出口有限公司	96	浙江省衢州医药有限公司
85	回音必集团有限公司	97	天津合作领先医药集团有限公司
86	中国永裕新兴医药有限公司	98	上海复星药业有限公司
87	福建省医药(集团)有限责任公司	99	云南医药工业股份有限公司
88	浙江医药股份有限公司商业公司	100	云南东骏药业有限公司

三、了解医药工业、流通业"十二五"发展规划

关于加快医药行业结构调整的指导意见(摘录)

工信部、卫生部、国家食品药品监督管理局(二〇一〇年十月九日)

进入21世纪以来,我国医药行业一直保持较快发展速度,产品种类日益增多,技术水平逐步提高,生产规模不断扩大,已成为世界医药生产大国。但是,我国医药行业发展中结构不合理的问题长期存在,自主创新能力弱、技术水平不高、产品同质化严重、生产集中度低等问题十分突出。加快结构调整既是医药行业转变发展方式、培育战略性新兴产业的紧迫任务,也是适应人民群众日益增长的医药需求,提高全民健康水平的迫切需要。

主要任务和目标:

1.调整产品结构

(1)贯彻落实《关于建立国家基本药物制度的实施意见》,适应基本药物不断扩大的市场需求,增加生产保障供应。进一步规范基本药物生产流通秩序,推动基本药物生产企业的兼并重组,促进基本药物生产向优势企业集中,鼓励其采用新技术、新设备进行技术改造,提高基本药物产品质量和供应保障能力。基本药物主要品种销量居前20位企业所占市场份额应达到80%以上,实现基本药物生产的规模化和集约化。

(2)在化学药领域,研发满足我国疾病谱的重大、多发性疾病防治需求的创新药物,争取有10个以上自主知识产权药物实现产业化。抓住全球仿制药市场快速增长及一批临床用量大、销售额居前列的专利药陆续专利到期的机遇,加快仿制研发和工艺创新,培育20个以上具有国际竞争优势的专利到期药新品种。

(3)在生物技术药物领域,紧跟世界生物技术飞速发展的步伐,研发防治恶性肿瘤、心脑血管疾病、神经系统疾病、消化系统疾病、艾滋病以及免疫缺陷等疾病的基因工程药物和抗体药物,加大传染病新型疫苗研发力度,争取有15个以上新的生物技术药物投放市场。

(4)在中药领域,坚持继承和创新并重,借鉴国际天然药物发展经验,加快中成药的二次研究与开发,优先发展具有中医药治疗优势的治疗领域的药品,培育50个以上疗效确切、物质基础清楚、作用机理明确、安全性高、剂型先进、质量稳定可控的现代中药。同时,促进民族药的研发和产业化,促进民族药标准提高,加强中药知识产权保护。

(5)在医疗器械领域,针对临床需求大、应用面广的医学影像、放射治疗、微创介入、外科植入、体外诊断试剂等产品,推进核心部件、关键技术的国产化,培育200个以上拥有自主知识产权、掌握核心技术、达到国际先进水平、销售收入超过1000万的先进医疗设备。

2.调整技术结构

(1)在化学药领域,推广应用膜分离、手性合成、新型结晶、生物转化等原料药新技术,运用基因工程、细胞工程技术构建新菌种或改造抗生素、维生素、氨基酸等产品的生产菌种,提高质量、产率,节能减排和降低成本。加强缓释控释、透皮吸收、粘膜给药、靶向给药等新型制剂技术在药物开发中的应用。

(2)在生物技术药物领域,重点突破大规模、高通量基因克隆及蛋白表达、抗体人源化及人源抗体的制备、新型疫苗佐剂、大规模细胞培养和蛋白纯化等技术。加快开发生物活性高、稳定性好、半衰期长的口服、肺部给药的新型生物技术药物制剂。

(3)在中药领域,根据中药特点,以药物效用最大化、安全风险最小化为目标,加快现代技术在中药生产中的应用,推广先进的提取、分离、纯化、浓缩、干燥、制剂和过程质量控制技术,重点发展动态提取、微波提取、超声提取、超临界流体萃取、膜分离、大孔树脂吸附、多效浓缩、真空带式干燥、微波干燥、喷雾干燥等高效率、低能耗、低碳排放的先进技术。建立和完善中药种植(养殖)研发、生产的标准和规范,推广应用中药多成分含量测定和指纹图谱整体成分控制相结合的中药质量控制技术。开发现代中药制剂,结合中药特点,重点发展适合产品自身特点的新剂型。

(4)推进医药行业信息化建设,创建基于信息技术的药品和医疗器械研发平台。加快医药企业管理信息系统建设,扩大计算机控制技术在生产中的应用范围,提高企业管理和质量控制水平。提升关键、核心医疗器械的数字化水平。

3.调整组织结构

贯彻国务院促进企业兼并重组的精神,鼓励优势企业实施跨地区、跨所有制的收购兼并和联合重组,促进品种、技术、渠道等资源向优势企业集中。通过扶优扶强和在市场竞争中优胜劣汰,显著提高企业规模经济水平和产业集中度,医药企业数量明显减少,医药百强企业销售收入占到全行业的销售收入的50%以上,形成一批具有国际竞争力和对行业发展有较强带动作用的大型企业集团。支持中小企业向"专、精、特、新"的方向发展,形成大型企业和中小企业分工协作、协调发展的格局。

4.调整区域结构

东部沿海发达地区充分利用技术、资金、人才、品牌、营销渠道的优势,跟踪国际最先进技术,重点发展技术含量高、附加值高、资源消耗低的高科技产品,形成符合国际标准的"长三角"、"珠三角"和"环渤海"三个综合性医药生产基地。中西部地区发挥资源优势,发展特色鲜明的专业性生产基地,积极承接产业转移,严防化学原料药生产向环境承载能力弱的地区转移和低水平产能的扩张,形成东、中、西部优势互补的布局,促进区域医药经济协调发展。

5.调整出口结构

加快转变出口增长方式,抓住世界仿制药市场快速增长的机遇,扩大制剂出口,特别是增加面向美国、欧洲、日本等世界主要医药市场的销售。筛选具有比较优势的制剂产品,加快开展国际注册和生产质量体系国际认证,建立国际营销渠道,培育自主品牌。支持有条件的企业"走出去",在境外投资设立制剂工厂,直接面向终端客户。通过政策引导和扶持,推动50家以上制剂企业通过发达国家的GMP认证,制剂在药品出口中所占的比重达到20%以上。

四、请查阅网站,完成以下实训练习

任务1:根据实训内容中给出的两份医药企业排名,了解你所在省份企业的上榜情况,登录该企业的网站,浏览网页内容。

具体要求:

写下你所在省份上榜企业的名称,根据浏览网页的内容,对该企业的行业分类、主营业务、主营品种、年销售额等进行了解。

任务2:利用搜索工具,查阅你所在省份的医药企业名录,并进行统计。

具体要求：

查阅、统计所在省份药品生产企业、药品经营企业的数量。

任务 3：通读《关于加快医药行业结构调整的指导意见》摘录的内容。

具体要求：

(1)列出该意见确定的医药行业结构调整的主要目标和任务。

(2)在该意见中任选一段文字进行精读，谈谈自己的理解和认识。

（张琳琳）

第三章 药品及其监督管理

实训项目一:区别功能食品和药品

【实训目的】

1. 掌握功能食品的定义。

2. 掌握功能食品和药品的区别。

【实训环境】

1. 相关食品、药品书籍。

2. 电脑、网上资源

【实训内容】

一、通读《保健(功能)食品通用标准》的相关内容

保健(功能)食品通用标准

前 言

在我国,保健(功能)食品渊源久远。中华传统保健饮食和中华药膳已有几千年的历史。近些年保健(功能)食品迅猛发展,大批产品涌向市场。制定本标准是为了整顿、规范保健(功能)食品,加强管理,维护生产企业的合法权益,保护消费者利益。

本标准规定的卫生要求(6.5),系根据国务院卫生行政部门颁布的《保健食品通用卫生要求》而制定。

本标准对标签的要求是根据 GB 7718—94《食品标签通用标准》和 GB 13432—92《特殊营养食品标签》,并参考了国务院卫生行政部门颁布的《保健食品标识与产品说明书的标示内容及其标示要求》,针对保健(功能)食品的特性,增加了部分标注内容。自本标准实施之日起,生产保健(功能)食品的企业,向地方技术监督局申请备案的企业标准,均应符合本标准的规定。本标准由全国食品工业标准化技术委员会提出。

本标准由全国食品工业标准化技术委员会归口。

本标准由国家蜂产品质量监督检验中心、中国农业大学、中国食品发酵工业研究所、中国保健食品协会技术委员会和全国食品工业标准化技术委员会秘书处共同组成的起草工作组负责起草。

本标准主要起草人:郝煜、李子健、蔡同一、陈祥奎、乔廷昆;蔺立男、杨晓明参加起草。

1. 范围

本标准规定了保健(功能)食品的定义、产品分类、基本原则、技术要求、试验方法和标签要求。

本标准适用于在中华人民共和国境内生产和销售的保健(功能)食品。

2. 引用标准

下列标准所包含的条文,通过在本标准中引用而构成本标准的条文。在标准出版时,所示版本均为有效。所有标准都会被修订。使用本标准的各方应探讨使用下列标准最新版本的可能性。

GB 2760—1996 食品添加剂使用卫生标准

GB 4789.2—94 食品卫生微生物学检验 菌落总数测定

GB 4789.3—94 食品卫生微生物学检验 大肠菌群测定

GB 4789.4—94 食品卫生微生物学检验 沙门氏菌检验

GB 4789.5—94　食品卫生微生物学检验 志贺氏菌检验

GB 4789.10—94　食品卫生微生物学检验 金黄色葡萄球菌检验

GB 4789.11—94　食品卫生微生物学检验 溶血性链球菌检验

GB 4789.15—94　食品卫生微生物学检验 霉菌和酵母计数

GB/T 5009.11—1996　食品中总砷的测定方法

GB/T 5009.12—1996　食品中铅的测定方法

GB/T 5009.17—1996　食品中总汞的测定方法

GB 7718—94　食品标签通用标准

GB 13432—92 特殊营养食品标签

GB 14880—94 食品营养强化剂使用卫生标准

GB 14881—94 食品企业通用卫生规范

GB 14882—94 食品中放射物质限制浓度标准

GB 15266—94 运动饮料

3. 定义

本标准采用下列定义。

3.1 保健(功能)食品　保健(功能)食品是食品的一个种类,具有一般食品的共性,能调节人体的机能,适于特定人群食用,但不以治疗疾病为目的。

3.2 功效成分　能通过激活酶的活性或其他途径,调节人体机能的物质。目前主要包括:多糖类,如膳食纤维、香菇多糖等;功能性甜味料(剂)类,如单糖、低聚糖、多元糖醇等;功能性油脂(脂肪酸)类,如多不饱和脂肪酸、磷脂、胆碱等;自由基清除剂类,如超氧化物歧化酶(SOD)谷胱甘肽过氧化酶等;维生素类,如维生素A、维生素E、维生素C等;肽与蛋白质类,如谷胱甘肽、免疫球蛋白等;活性菌类,如乳酸菌、双歧杆菌等;微量元素类,如硒、锌等;其他还有二十八烷醇、植物甾醇、皂甙(苷)等。

4. 产品分类

按调节人体机能的作用分为:调节免疫功能食品、延缓衰老食品、改善记忆食品、促进生长发育食品、抗疲劳食品、减肥食品、耐缺氧食品、抗辐射食品、抗突变食品、抑制肿瘤食品、调节血脂食品、改善性功能食品、调节血糖食品等。

5. 基本原则

5.1 保健(功能)食品应保证对人体不产生任何急性、亚急性或慢性危害。

5.2 保健(功能)食品应通过科学实验(功效成分定性、定量分析;动物或人群功能试验),证实确有有效的功效成分和有明显、稳定的调节人体机能的作用;或通过动物(人群)试验,确有明显、稳定的调节人体机能的作用。

5.3 保健(功能)食品的配方、生产工艺应有科学依据。

5.4 生产保健(功能)食品的企业,应符合 GB 14881—94 的规定;并应逐步建全质量保证体系。

6. 技术要求

6.1 原料和辅料

6.1.1 原料和辅料:应符合相应国家标准或行业标准的规定,或有关规定。

6.1.2 食品添加剂:应符合相应食品添加剂国家标准或行业标准的规定。

6.1.3 农药、兽药及生物毒素残留限量:应符合相应国家标准的规定。

6.1.4 放射性物质限量:应符合 GB 14882—94 的规定。

6.2 外观和感官特性 保健(功能)食品应具有类属食品应有的基本形态、色泽、气味、滋味、质地。不得有令人厌恶的气味和滋味。

6.3 功能要求　保健(功能)食品至少应具有调节人体机能作用的某一种功能。

6.4 理化要求

6.4.1 净含量 单件定量包装产品的净含量与其标签标注的质量、体积之差不得超过表 1 规定的负偏差。

6.4.2 功效成分 保健(功能)食品一般应含有与功能相对应的功效成分及功效成分的最低有效含量。必要时应控制有效成分的最高限量。

6.4.3 营养素 保健(功能)食品除符合 6.4.2 的规定外,还应含有类属食品应有的营养素。

6.4.4 食品添加剂和食品营养强化剂的添加量 食品添加剂和食品营养强化剂的添加量,应符合 GB 2760－1996 和 GB 14880－94 的规定。供婴幼儿、孕(产)妇食用的保健(功能)食品不得含有兴奋剂和激素。供运动员食用 的保健(功能)食品不得含有 GB 15266－94 规定的禁用药品。

6.5 卫生要求

6.5.1 有害金属及有害物质的限量应符合类属产品国家卫生标准的规定。

6.5.2 微生物限量应符合类属产品国家卫生标准的规定。无与之对应的类属产品,微生物限量应按 其产品形态符合表 3 的规定。

7. 试验方法

7.1 营养素和功效成分 按相应的国家、行业标准规定的方法,或权威机构认可的方法测定。

7.2 兴奋剂和激素 按相应的国家、行业标准规定的方法,或权威机构认可的方法测定。

7.3 铅:按 GB/T 5009.12－1996 规定的方法测定。

7.4 砷:按 GB/T 5009.11－1996 规定的方法测定。

7.5 汞:按 GB/T 5009.17－1996 规定的方法测定。

7.6 菌落总数:按 GB 4789.2－94 规定的方法检验。

7.7 大肠菌群:按 GB 4789.3－94 规定的方法检验。

7.8 霉菌和酵母:按 GB 4789.15－94 规定的方法检验。

7.9 致病菌:按 GB 4789.4－94,GB 4789.5－94,GB 4789.10－94 及 GB 4789.11－94 规定的方法检验。

8. 标签

国产和进口保健(功能)食品销售包装的标签应标注以下内容。

8.1 保健(功能)食品名称

8.1.1 按 GB 7718－94 中 5.1 和 8.4 的规定,使用表明食品真实属性的保健(功能)食品的准确名称。使用"新创名称"、"奇特名称"、"牌号名称"或"商标名称"时,应同时使用表明食品真实属性的准确名称,或经批准认可、表明功能作用的名称,如延缓衰老食品、减肥食品、抗疲劳食品等。

8.1.2 不得以药品名称或类似药品的名称命名产品,并不得只标注外文缩写名称、代号名称或汉语拼音名称。

8.2 配料表(配料) 按 GB 7718－94 中 5.2 的规定,标明保健(功能)食品的配料。食品添加剂和食品营养强化剂应按 GB 2760－1996 和 GB 14880－94 的规定,标明具体名称。

8.3 功效成分和营养成分表

8.3.1 列表标明每 100g 或 100mL 保健(功能)食品中起主导作用和辅助作用的功效成分含量(g、mg、μg或国际单位)。

8.3.2 含有活性生物体(如活性乳酸菌等)的保健(功能)食品,应标明每 100g 或 100mL 各种活性生物体的数量。

8.3.3 现代科学技术难以确定功效成分的产品,应标明起主导作用和辅助作用的原料名称及加入量。

8.3.4 按 GB 13432－92 附录 A 的规定,列表标明营养成分(营养素)的含量。

8.4 保健功能 标明的保健功能应与批准确认的功能一致;不得描述、介绍或暗示产品的"治疗"疾病作用。

8.5 净含量及固形物含量 按 GB 7718－94 中 5.3 的规定,标明净含量及固形物含量。

8.6 制造者的名称和地址

8.6.1 标明保健(功能)食品制造、包装或分装单位经依法登记注册的名称和地址。

8.6.2 进口保健(功能)食品可以免除8.6.1的内容,但应标明原产国或地区(指香港、澳门、台湾)名称,以及总经销或代理商在国内依法登记注册的名称和地址。

8.7 生产日期、保质期或/和保存期

8.7.1 按年、月、日顺序标明保健(功能)食品的生产日期。

8.7.2 按 GB 7718—94 中 5.5.1.2 的规定,标明保健(功能)食品的保质期或/和保存期。

8.8 贮藏方法(条件) 如果保健(功能)食品的保质期或保存期与贮藏方法(条件)有关,必须标明贮藏 要求。

8.9 食用方法

8.9.1 标明产品的食用对象,即适于的特定人群。

8.9.2 按 GB 7718—94 中 7.2 的规定标明食用方法。每日或每次的适宜食用量,应按产品适于的特定人群分别标注。

8.10 产品标准号和审批文号 标明产品的国家标准、行业标准或企业标准的代号和顺序号,以及审批文号。进口保 健(功能)食品可以免除产品标准号。

8.11 特殊标注内容 含有兴奋剂或激素的产品,应标明兴奋剂、激素的准确名称和含量。

二、认真学习《保健(功能)食品通用标准》的有关内容,完成以下实训练习

任务 1:精读《保健(功能)食品通用标准》的主要内容。

具体要求:

(1)说说保健食品的定义。

(2)谈一谈保健食品的基本要求。

任务 2:区别保健食品和药品。

具体要求:

(1)药品和保健食品的定义有何区别。

(2)药品和保健食品在使用目的和使用方法上有何区别。

实训项目二:分析制售"欣弗"劣药案

【实训目的】

1. 掌握实施药品生产质量管理规范的重要性。

2. 掌握药品生产的违法行为以及应承担的法律责任。

【实训环境】

1. 药品及药品生产相关书籍、法规文件。

2. 电脑、网上资源。

【实训内容】

一、通读制售"欣弗"劣药案案情简介

制售"欣弗"劣药案

2006 年 7 月 27 日,国家食品药品监督管理局接到青海省食品药品监督管理局报告,西宁市部分患者在使用某药厂生产的"欣弗"后,出现了胸闷、心悸、心慌、寒战、肾区疼痛、腹痛、腹泻等症状。随后,广西、浙江、

黑龙江、山东等地食品药品监督管理部门也分别报告在本地发现使用相同品种药物后出现类似临床症状的病例。

经查,该公司 2006 年 6 月至 7 月在生产欣弗药品时未遵照标准的生产工艺操作。按照批准的工艺参数,该药品应当经过 105℃、30 分钟的灭菌过程,但该公司却擅自将灭菌温度降低到 100～104℃ 不等,将灭菌时间缩短到 1～4 分钟不等,明显违反规定。此外,还增强了灭菌柜装载量,影响了灭菌效果。经中国药品生物制品检定所对相关样品进行检验,结果表明,无菌检查和热源检查不符合规定。

不良事件发生后,药品监管部门采取了果断的控制措施,开展了全国范围拉网式检查,尽全力查控和收回所涉药品。经查,该药厂自 2006 年 6 月份以来共生产欣弗产品 3701120 瓶,售出 3186192 瓶,流向全国 26 个省份。除未售出的 484700 瓶已被封存外,截至 8 月 14 日 13 点,企业已收回 1247574 瓶,收回途中 173007 瓶,异地查封 403170 瓶。

欣弗事件给公众健康和生命安全带来了严重威胁,致使 11 人死亡,并造成了恶劣的社会影响。

二、阅读《药品生产质量管理规范》的相关条款,完成以下实训练习

任务分析:制售"欣弗"劣药案案情。

具体要求:

(1)分析案例中导致劣药的主要原因以及责任人。

(2)结合《药品管理法》等法律,分析该案例中责任人应承担的法律责任。

(3)简述药品召回制度及该制度在药害事件中发挥的作用。

(张立明)

第四章　药学人员管理

实训项目一："齐二药"假药案的分析

【实训目的】

1.分析"齐二药"假药案。

2.了解药师的岗位职责和职业道德,增强药学岗位责任意识。

【实训环境】

1."齐二药"假药案案情回放,电脑,因特网接入。

2.结合药师职责和职业道德等内容,讨论不同岗位药师的专业素质和社会责任。

【实训内容】

一、"齐二药"假药案案情回放及查处

2006年4月19日,广州中山医学院附属第三医院传染科(以下简称中山三院)给肝炎患者使用齐齐哈尔第二制药有限公司(以下简称齐二药)生产的药品——"亮菌甲素注射液"。该药属于肝病用药。2006年4月22~30日,中山三院传染科发现重症肝炎患者中先后出现多人急性肾衰竭症状,11人死亡。医院紧急组织肝肾疾病专家会诊,是由于使用齐二药生产的"亮菌甲素注射液"引起。同年5月9日通过广东省药检所的反复检验和验证,初步查明齐二药生产的"亮菌甲素注射液"中含有了该药中不应该含有的二甘醇。

经查,江苏省泰兴市不法商人王××伪造药品生产许可证等证件,将工业原料二甘醇假冒药用辅料丙二醇,出售给齐二药。齐二药采购员钮××违规购入假冒丙二醇,检验室主任陈××等人严重违反操作规程,未将检测图谱与"药用标准丙二醇图谱"进行对比鉴别,并在发现检验样品"相对密度值"与标准严重不符的情况下,将其改为正常值,签发合格证。致使假冒药用辅料投入生产,制造出假药"亮菌甲素注射液"并投放市场。

在广州市中级法院庭审中,暴露了假药生产的内幕。①采购环节:药品采购员钮××——"我完全看不懂供货商提供的质量检测报告"。②批准环节:主管药品采购的副总郭××——"GMP认证是花钱买的"。③检验环节:检验室主任陈××——"我们科11个化验人员没有几个懂相关的化学知识,大部分人都没有经过培训"。④质保环节:主管生产质量的副总朱××——"公司有惯例,如果(原料)有不合格的,也按合格的(报告书)开出来"。

二、请认真阅读"齐二药"假药案内容,完成以下实训练习

任务1:通读"齐二药"假药案内容。

具体要求:

(1)"齐二药"假药案发生的原因。

(2)分析涉案的有关人员,明确药师的定义和药品生产企业药师的职责。

任务2:精读"齐二药"假药案有关内容。

具体要求:

(1)精读"齐二药"假药案第二段,谈一谈不同岗位药学人员的职责。

(2)精读"齐二药"假药案第三段,阐述药学人员的专业素质和职业道德。

实训项目二：了解我国药学有关职称考试的通知、文件等内容

【实训目的】

1. 了解我国有关药学职称考试的有关通知、文件等内容。

2. 了解我国药学职称体系及相关考试情况。

【实训环境】

1. 我国药学职称体系，电脑，因特网接入。

2. 下载我国有关药学职称考试的有关通知、文件等内容。

【实训内容】

一、"卫生部、人事部关于印发《预防医学、全科医学、药学、护理、其他卫生技术等专业技术资格考试暂行规定》及《临床医学、预防医学、全科医学、药学、护理、其他卫生技术等专业技术资格考试实施办法》的通知"的内容

各省、自治区、直辖市卫生厅局、人事厅局，新疆生产建设兵团，国务院各部委、各直属机构人事（干部）部门：

为贯彻落实人事部、卫生部《关于加强卫生专业技术职务评聘工作的通知》（人发〔2000〕114号）的精神，科学、客观、公正的评价卫生专业人员的技术水平和能力，完善评价机制，提高卫生专业人员的业务素质，现将卫生部、人事部共同制定的《预防医学、全科医学、药学、护理、其他卫生技术等专业技术资格考试暂行规定》及《临床医学、预防医学、全科医学、药学、护理、其他卫生技术等专业技术资格考试实施办法》印发给你们，请遵照执行。

附件1：

预防医学、全科医学、药学、护理、其他卫生技术等专业技术资格考试暂行规定

第一条 为贯彻落实人事部、卫生部《关于加强卫生专业技术职务评聘工作的通知》（人发〔2000〕114号）精神，制定本暂行规定。

第二条 本规定适用于经国家有关部门批准的医疗卫生机构内从事医疗、预防、保健、药学、护理、其他卫生技术（以下简称"技术"）专业工作的人员。

第三条 预防医学、全科医学、药学、护理、技术专业实行全国统一组织、统一考试时间、统一考试大纲、统一考试命题、统一合格标准的考试制度，原则上每年进行一次。

第四条 本规定下发之日前，已按国家规定取得卫生系列初、中级专业技术职务任职资格的人员，其资格继续有效。本规定下发后，各地、各部门不再进行相应专业技术职务任职资格的考试和评审。通过考试取得专业技术资格，表明其已具备担任卫生系列相应级别专业技术职务的水平和能力，用人单位根据工作需要，从获得资格证书的人员中择优聘任。

第五条 预防医学、药学、护理、技术专业分为初级资格、中级资格、高级资格。全科医学专业分为中级资格、高级资格。

（一）取得初级资格，根据有关规定，并按照下列条件聘任相应的专业技术职务：

1. 药、护、技师：取得中专学历，担任药、护、技士职务满5年；取得大专学历，从事本专业工作满3年；取得本科学历，从事本专业工作满1年。

2. 不符合上述条件的人员只可聘任药、护、技士职务。

（二）取得中级资格，并符合有关规定，可聘任主治（管）医师，主管药、护、技师职务。

（三）高级资格的取得均实行考评结合方式，具体办法另行制定。

第六条 按照《中华人民共和国执业医师法》的有关规定，参加国家医师资格考试，取得执业助理医师资格，可聘任医士职务；取得执业医师资格，可聘任医师职务。

第七条 人事部和卫生部共同负责国家预防医学、全科医学、药学、护理、技术专业技术资格考试的政策制定、组织协调等工作。

卫生部负责拟定考试大纲和命题，组建国家级题库，组织实施考试工作，管理考试用书，规划考前培训，研究考试办法，拟定合格标准等工作。

人事部负责审定考试大纲和试题，会同卫生部对考试工作进行指导、监督、检查和确定合格标准。

第八条 通过预防医学、全科医学、药学、护理、技术专业技术资格考试并合格者，由各省、自治区、直辖市人事（职改）部门颁发人事部统一印制，人事部、卫生部用印的专业技术资格证书。该证书在全国范围内有效。各地在颁发证书时，不得附加任何条件。聘任专业技术职务所需的其他条件按照国家有关规定办理。

第九条 参加预防医学、全科医学、药学、护理、技术专业技术资格考试的人员，应具备下列基本条件：

（一）遵守中华人民共和国的宪法和法律。

（二）具备良好的医德医风和敬业精神。

第十条 参加药学、护理、技术专业初级资格考试的人员，除具备第九条所规定的基本条件外，还必须具备相应专业中专以上学历。

第十一条 参加预防医学、全科医学、药学、护理、技术专业中级资格考试的人员，除具备第九条所规定的条件外，还必须具备下列条件之一：

（一）取得相应专业中专学历，受聘担任医（药、护、技）师职务满7年。

（二）取得相应专业大专学历，从事医（药、护、技）师工作满6年。

（三）取得相应专业本科学历，从事医（药、护、技）师工作满4年。

（四）取得相应专业硕士学位，从事医（药、护、技）师工作满2年。

（五）取得相应专业博士学位。

第十二条 有下列情形之一的，不得申请参加预防医学、全科医学、药学、护理、技术专业技术资格的考试：

（一）医疗事故责任者未满3年。

（二）医疗差错责任者未满1年。

（三）受到行政处分者在处分时期内。

（四）伪造学历或考试期间有违纪行为未满2年。

（五）省级卫生行政部门规定的其他情形。

第十三条 取得预防医学、全科医学、药学、护理、技术专业技术资格人员，应按照国家有关规定，参加继续医学教育。

第十四条 有下列情形之一的，由卫生行政管理部门吊销其相应专业技术资格，由发证机关收回其专业技术资格证书，2年内不得参加卫生系列专业技术资格考试：

（一）伪造学历和专业技术工作资历证明；

（二）考试期间有违纪行为；

（三）国务院卫生、人事行政主管部门规定的其他情形。

第十五条 本暂行规定由卫生部、人事部按职责分工负责解释。

第十六条 军队系统卫生系列初、中级专业技术资格考试的组织实施由总政治部负责。

第十七条 卫生部、人事部《临床医学专业技术资格考试暂行规定》（卫人发〔2000〕462号）未明确事项，均按本规定执行。

附件 2：

临床医学、预防医学、全科医学、药学、护理、其他卫生技术等专业技术资格考试实施办法

第一条　根据卫生部、人事部《临床医学专业技术资格考试暂行规定》和《预防医学、全科医学、药学、护理、其他卫生技术等专业技术资格考试暂行规定》(以下均简称"暂行规定"),制定本办法。

第二条　临床医学、预防医学、全科医学、药学、护理、其他卫生技术(以下简称"技术")专业技术资格考试在卫生部、人事部的统一领导下进行。根据《暂行规定》的要求,两部门成立"卫生专业技术资格考试专家委员会"(委员会分设临床医学、预防医学、全科医学、药学、护理和技术等专业组)和"卫生专业技术资格考试办公室",办公室设在卫生部人事司。具体考务工作委托卫生部人才交流服务中心实施。

各地考试工作由省级人事和卫生行政部门按照职能分工组织实施。

第三条　临床医学、预防医学、全科医学专业中级资格和药学、护理、技术专业初、中级资格考试原则上每年举行 1 次,考试日期定于每年 10 月。首次考试拟定于 2001 年 10 月 20—21 日。

第四条　临床医学、预防医学、全科医学专业中级资格和药学、护理、技术专业初、中级资格考试均分 4 个半天进行,各级别考试均设置了"基础知识"、"相关专业知识"、"专业知识"、"专业实践能力"等 4 个考试科目。考试原则上采用人机对话的方式。参加相应专业考试的人员,必须在一个考试年度内通过全部科目的考试,方可获得专业技术资格证书。

第五条　参加考试的人员,必须符合《暂行规定》中与报名有关的各项条件。由本人提出申请,经所在单位审核同意,按规定携带有关证明材料到当地考试机构报名,经考试管理机构审核合格后,领取准考证,凭准考证在指定的时间、地点参加考试。

中央和国务院各部门及其直属单位的人员参加考试,实行属地化管理原则。

第六条　报名条件中有关学历的要求,是指经国家教育、卫生行政主管部门认可的正规全日制院校毕业的学历;有关工作年限的要求,是指取得正规学历前后从事本专业工作时间的总和。工作年限计算的截止日期为考试报名年度当年年底。

第七条　考场原则上设在省辖市以上的中心城市或行政专员公署所在地,具有计算机教学设备的高考定点学校或高等院校。

第八条　卫生部负责组织或授权组织编写培训教材和有关参考资料。严禁任何单位和个人盗用卫生部名义,编写、发行考试用书和举办各种与考试有关的考前培训,使考生利益受到损害。

第九条　为保证培训工作的顺利进行,卫生部制定资格考试培训管理办法,各地要按规定认真做好培训工作。培训单位必须具备场地、师资、教材等条件,由当地卫生部门会同人事(职改)部门审核批准,报卫生部、人事部备案。

第十条　培训必须坚持与考试分开的原则,参与培训的工作人员,不得参加考试命题及考试组织管理工作。应考人员参加培训坚持自愿原则。

第十一条　考试和培训等项目的收费标准,须经当地价格主管部门核准。

第十二条　考试考务管理工作要严格执行有关规章和纪律,切实做好试卷的命制、印刷、发送和保管过程中的保密工作。严格遵守保密制度,严防泄密。

第十三条　考试工作人员要认真执行考试回避制度,严肃考场纪律,对违反考试纪律和有关规定者,要严肃处理,并追究领导责任。

第十四条　为促进卫生专业技术资格考试工作顺利实施,保证各地卫生专业技术职务聘任工作的平稳有序进行,在 2005 年底前,各省、自治区、直辖市人事厅(局)按国家公布的考试合格标准为考试合格人员颁发全国统一的专业技术资格证书的同时,还可根据当地实际情况,会同卫生厅(局)确定本地区考试合格标准,作为本地区范围内聘任卫生系列相应专业技术职务的条件。各地确定的地区考试合格标准,报人事部、卫生部备案。

二、请认真阅读我国有关药学职称考试的有关通知、文件等内容，完成以下实训练习

任务： 通读"卫生部、人事部关于印发《预防医学、全科医学、药学、护理、其他卫生技术等专业技术资格考试暂行规定》及《临床医学、预防医学、全科医学、药学、护理、其他卫生技术等专业技术资格考试实施办法》的通知"有关内容。

具体要求：

（1）列出该通知中药学职称考试的适用范围及报考条件。

（2）结合理论部分所讲的"执业药师"资格考试相关内容，根据自身的职业规划，进行适当的执业资格或职称考试准备工作。

（马远涛）

第五章　新药开发与药品注册管理

实训项目一:熟练应用新药开发与药品注册相关网站

【实训目的】

1.了解新药开发与药品注册的相关网站。

2.练习利用网络工具来查阅所需的新药研发及注册信息。

【实训环境】

1.电脑,因特网接入;

2.《药事管理与法规》教材。

【实训内容】

一、了解新药开发与药品注册的相关网站

(一)政府部门网站(部分)

卫生部 http://www.moh.gov.cn/

国家食品药品监督管理局 http://www.sfda.gov.cn/

国家中医药管理局 http://www.satcm.gov.cn/

国家食品药品监督管理局药品审评中心 http://www.cde.org.cn/

国家食品药品监督管理局行政受理服务中心 http://www.sfda.gov.cn/WS01/CL0399/

国家药典委员会 http://www.chp.org.cn/cms/home/

中国食品药品检定研究院 http://www.nicpbp.org.cn/

国家食品药品监督管理局药品认证中心 http://www.ccd.org.cn/

国家食品药品监督管理局药品评价中心 http://www.cdr.gov.cn/

国家中药品种保护审评委员会办公室 http://www.zybh.gov.cn

(二)国内药品研发信息网站(部分)

药品标准目录 http://www.andongfood.com/standard/index.htm

中文医网-药品检索 http://www.medonline.com.cn/doctor/pharma/index.htm

中国传统医药信息网 http://www.pm.com.cn/

中国药讯:http://www.chinayaoxun.com/(提供药品市场动态及分析、供求信息)

医院药学网:http://pencer.heha.net/(介绍药事管理、临床药学、药物研究、药品信息等)

药学在线:http://pharmline.533.net/(有关药学信息、资料的专业站点,提供大量医药类站点链接)

药品临床试验管理规范 GCP:http://www.nease.net/~liuboyu/gcp.htm(包括国家药品监督管理局确认的药品临床研究基地)

药品生产质量管理规范 GMP ：http：//www. nease. net/～liuboyu/gmp. htm

中国药学网：http：//www. cndrug. net（新药研究、开发、资料检索、药理研究等）

(三)国外药品研发信息网站(部分)

美国食品药品管理局 http：//www. fda. gov/（提供了生物药品、化妆品、食品、人用药品、兽用药品、医疗器械等方面的最新信息，其中 FDA 药品批准表收载了 FDA 每月最新批准的药物信息）

欧洲药品管理局 http：//www. emeu. eu. int/

国际人用药注册协调委员会 ICH http：//www. ich. org/cache/compo/276-254-1. html/

美国药典：http：//www. usp. org

欧洲药典：http：//www. pheur. org

英国药典：http：//www. pharmacopoeia. org. uk

(四)查阅药学文献信息的数据库网站

中国知网(CNKI)系列数据库 http：//www. edu. cnki. net/

万方数据知识服务平台　http：//g. wanfangdata. com. cn/

维普(VIP)中文期刊全文数据库 http：//www. cqvip. com/

(五)药品注册专业论坛

丁香园新药与信息讨论版 http：//www. dxy. cn/bbs/post/page？bid＝114＆sty＝1＆age＝0

注册与临床试验经理人论坛 http：//www. clinrnd. cn

二、请查阅上述网站,完成以下实训练习

任务 1：登录国家食品药品监督管理局网站,在站内文章检索栏内以"药品注册"为关键词,在线或下载近五年国家有关药品注册法规政策方面的文章或规范性文件,了解药品注册政策的最新动态。

具体要求：

(1)统计近五年有关"药品注册"政策法规方面的规范性文件篇数。

(2)选择 2～3 个规范性文件阅读了解。

任务 2：登录国家食品药品监督管理局药品审评中心网站,在站内搜索栏内以"新药"为关键词,在线或下载阅读有关新药研发技术的指导性文章,深刻理解新药研发的基本过程。

具体要求：

(1)了解国内外新药研发动态。

(2)掌握新药审评的最新动态和技术要求。

任务 3：进入国内外药品研发信息网站,浏览相关内容。

具体要求：

(1)进入美国 FDA 网站,了解美国对新药研发和注册管理的政策法规要求。

(2)进入中国药学网网站,学习新药研究、开发、资料检索、药理研究等相关知识。

实训项目二：了解《国家药品安全"十二五"规划》(摘录)

【实训目的】

1.学习《国家药品安全"十二五"规划》的内容。

2.分析中国药品安全监管形势和存在的问题,了解国家药品安全"十二五"规划发展目标、主要任务和重点项目,加深对我国新药研发注册政策发展趋势的理解。

【实训环境】

1.电脑,因特网接入。

2.下载《国家药品安全"十二五"规划》全文。

【实训内容】

一、国家药品安全"十二五"规划(摘录)

《国家药品安全"十二五"规划》(摘录)

中华人民共和国国务院(二〇一二年一月二十日·北京)

药品安全是重大的民生和公共安全问题,事关人民群众身体健康和社会和谐稳定。为进一步提高我国药品安全水平,维护人民群众健康权益,促进医药产业持续健康发展,依据《中华人民共和国国民经济和社会发展第十二个五年规划纲要》和党中央、国务院有关方针政策,制定本规划。

一、药品安全形势

(一)取得的成绩

"十一五"时期,国家出台了一系列政策措施,加大了政府投入,形成了较为完备的药品生产供应体系,基本建立了覆盖药品研制、生产、流通和使用全过程的安全监管体系,药品安全状况明显改善,药品安全保障能力明显提高。

1.药品安全状况明显改善

全国药品评价性抽验总合格率显著提高,化学药品、中药、生物制品的抽验合格率大幅提高,药品质量总体上保持较好水平。《药品注册管理办法》2007年修订施行后,提升了注册审批标准,严格了药品生产准入,新上市仿制药质量明显提高。药品不良反应监测、特殊药品滥用监测网络预警作用加强,药品安全事件应急处置能力大幅提升,药品安全事件逐渐减少。

2.公众用药需求基本满足

实施国家基本药物制度,保障公众基本用药权益。新药创制能力进一步提高,药品现代物流体系建设稳步推进,覆盖城乡的药品供应网络基本建成,公众日常用药需求基本得到满足。建立了国家药品储备制度,提高了应对重大疫情灾害的药品保障能力。

3.药品安全监管能力大幅提高

建立了较为完整的国家、省、市、县四级行政监管体系,构建了以药品注册审评、标准制定、检验检测、不良反应监测为重点的技术支撑体系,健全了以《中华人民共和国药品管理法》和《医疗器械监督管理条例》为核心的法律法规体系,形成了以《中华人民共和国药典》为核心的国家药品标准管理体系。进一步健全了药品质量管理规范,加强了药品全过程监管。药品监管信息化建设取得阶段性成果,特殊药品的电子监管顺利推进。药品监管基础设施明显改善,队伍素质显著提高。

(二)存在的问题

药品生产企业研发投入不足,创新能力不强,部分仿制药质量与国际先进水平存在较大差距。现行药品市场机制不健全,药品价格与招标机制不完善,一些企业片面追求经济效益,牺牲质量生产药品。医疗机构以药养医状况未明显改善,临床用药监督有待进一步加强,零售药店和医院药房执业药师配备和用药指导不足,不合理用药较为严重。不法分子制售假药现象频出,利用互联网、邮寄等方式售假日益增多,有些假药甚至进入药品正规流通渠道,药品安全风险仍然较大。同时,药品安全法制尚不完善,技术支撑体系不健全,执法力量薄弱,药品监管能力仍相对滞后。

"十二五"时期是我国全面建设小康社会的关键时期,也是促进医药产业健康快速发展的重要机遇期。随着我国经济社会进一步发展,居民生活质量改善,人民群众对药品的安全性、可及性要求不断提高。人口老龄化、疾病谱改变、新发传染性疾病频发等,对药品安全提出了新的挑战。同时,医药产业快速发展,产业结构调整,高新技术在医药产业的广泛应用,都对药品安全监管提出了更高的要求。必须进一步加强药品安全工作,为人民群众健康提供有力保障。

二、指导思想、基本原则与发展目标

(三)发展目标

1.总体目标

经过 5 年努力,药品标准和药品质量大幅提高,药品监管体系进一步完善,药品研制、生产、流通秩序和使用行为进一步规范,药品安全保障能力整体接近国际先进水平,药品安全水平和人民群众用药安全满意度显著提升。

2.规划指标

(1)全部化学药品、生物制品标准达到或接近国际标准,中药标准主导国际标准制定。

(2)2007 年修订的《药品注册管理办法》施行前批准生产的仿制药中,国家基本药物和临床常用药品质量达到国际先进水平。

三、主要任务与重点项目

(一)全面提高国家药品标准

实施国家药品标准提高行动计划。参照国际标准,优先提高基本药物及高风险药品的质量标准。提高中药(材)民族药(材)质量标准与炮制规范。药品生产必须严格执行国家标准,达不到国家标准的,一律不得生产、销售和使用。加强国家药品标准研究,重点加强安全性指标研究。

全面提高仿制药质量。对 2007 年修订的《药品注册管理办法》施行前批准的仿制药,分期分批与被仿制药进行质量一致性评价,其中纳入国家基本药物目录、临床常用的仿制药在 2015 年前完成,未通过质量一致性评价的不予再注册,注销其药品批准证明文件。药品生产企业必须按《药品注册管理办法》要求,将其生产的仿制药与被仿制药进行全面对比研究,作为申报再注册的依据。

健全以《中华人民共和国药典》为核心的国家药品标准管理体系。制订药品标准管理办法,健全药品标准制定、修订、发布、实施、废止程序,建立标准评估、淘汰机制。建立政府主导,企业、检验机构、高校和科研机构共同参与的标准提高机制,引导和鼓励企业通过技术进步提升质量标准。

专栏一:国家药品标准提高行动计划

提高药品标准:完成 6500 个药品标准提高工作,其中化学药 2500 个、中成药 2800 个、生物制品 200个、中药材 350 个、中药饮片 650 个。提高 139 个直接接触药品的包装材料标准,制订 100 个常用直接接触药品的包装材料标准。提高 132 个药用辅料标准,制订 200 个药用辅料标准。

(二)强化药品全过程质量监管

严格药品研制监管。完善药品研制规范,制修订药品研制技术指导原则和数据管理标准,促进数据国际互认。建立健全药物非临床安全性评价实验室、药物临床试验机构监督检查体系和监管机制,探索建立分级分类监督管理制度。提高药物临床试验现场检查覆盖率,加强药物临床试验安全数据的监测。所有新药申请的非临床研究数据必须来源于符合《药物非临床研究质量管理规范》的机构。鼓励罕见病用药和儿童适宜剂型研发。加强受试者保护,提高药物临床试验的社会参与度和风险管理水平。

四、保障措施

(一)完善保障药品安全的配套政策

完善医药产业政策,提高准入门槛,严格控制新开办企业数量,引导企业兼并重组,促进资源向优势企业集中;支持生物医药、医疗器械产业健康、快速发展;大力扶持中药、民族药发展,促进继承和创新。研究完善药品经济政策,对已达到国际水平的仿制药,在药品定价、招标采购、医保报销等方面给予支持,形成有利于提高药品质量、保障药品安全的激励机制。完善加强药品安全的科技政策,强化科技对药品安全的支撑作用。实施重大新药创制等国家科技重大专项和国家科技计划,支持和鼓励企业科技创新,提高药品的创新能力。以企业为主体、产学研相结合,推进药品安全研究工作。

(四)全面落实药品安全责任

按照"地方政府负总责,监管部门各负其责,企业是第一责任人"的要求,进一步健全药品安全责任体系。企业要切实履行药品安全主体责任,完善质量管理制度,严格执行质量管理规范,禁止不合格药品出厂、销售,及时召回问题药品和退市药品。开展企业信用等级评价工作,建立从业人员诚信档案,对严重违规和失信的企业和从业人员实行行业禁入。监管部门要认真履行监管职责,加强对药品研制、生产、流通、使用的全过程监管,监督企业严格按照国家法律法规和质量规范生产、销售药品,监测药品不良反应,及时进行风险提示,严格查处违法违规行为,确保用药安全。地方各级政府负责本行政区域的药品安全工作,将药品安全列入政府考核测评体系,建立考核评价和责任追究制度。健全各级药品监管机构和农村药品监督网络,确保药品监管机构依法独立开展工作。

(六)加强对规划实施工作的组织领导

地方各级政府要根据本规划确定的发展目标和主要任务,将药品安全工作纳入重要议事日程和本地区经济社会发展规划。各有关部门要按照职责分工,细化目标,分解任务,制订具体实施方案,做好相关任务的实施工作。2013年年中和2015年年底,国家食品药品监督管理局牵头对规划执行情况进行中期评估和终期考核,评估和考核结果向国务院报告。

二、请认真阅读《国家药品安全"十二五"规划》内容,完成以下实训练习

任务:通读《国家药品安全"十二五"规划》摘录内容。

具体要求:

(1)列出规划提到的有关我国药品标准提高行动计划的内容。

(2)谈一谈在"十二五"期间我国将在哪些方面加强对药品研制环节的监管。

(侯鸿军)

第六章 药品生产管理

实训项目一：理解药品生产相关法规的重要性

【实训目的】

1. 通过学习实例,掌握有关药品生产的法律法规。

2. 通过分析实例所涉及的法规,理解药品生产企业的社会责任和制定严格的药品生产法规的重要意义。

【实训环境】

1.《药事管理与法规》教材。

2. 案例材料。

3. 电脑,因特网接入。

【实训内容】

一、相关法律法规

《中华人民共和国药品管理法》

《中华人民共和国药品管理法实施条例》

《药品生产监督管理办法》(局令第 14 号)

《药品生产质量管理规范》

《药品生产质量管理规范认证管理办法》

二、实训材料

材料 1. 北京近 10 年来最大的制售假药案 4 名主犯二次受审

2010 年 3 月 17 日,北京市最大的制售假药案的 4 名主犯,二次在宣武法院受审。该假药团伙被控生产销售 120 余种、总重 10 余吨、价值 900 余万元的假药。涉案人员多达 140 余人,为北京近 10 年来最大的制售假药案。

该团伙先后在内蒙古、山东、吉林等多家省市电视台、报纸等新闻媒体刊登广告,制造销售"协和降糖胶囊"等多种"纯中药特效降糖、降压药品",该团伙销售的药品所使用的生产厂家、药品批号、药品名称均系伪造。据该团伙销售账目上显示,有 1.7 万余人购买了此类假药。

据了解,该团伙均是通过来料加工、简单配比等方式制造假药牟利。假药成本仅为几元至几十元,而售价则达到了 500 元甚至数千元。

在此案第一次开庭时,李治国等主犯,对起诉书的指控全部予以否认,辩称自己没有成立公司,没有制售假药,不构成犯罪。而在二审法庭上,李治国等 4 名主犯,依旧否认犯罪,被告方的律师提出此案应为单位犯罪,被告方还对起诉书指控的 900 余万元的犯罪数额提出异议。

材料 2. 药厂生产人员自曝生产假药过程

闹得沸沸扬扬的齐齐哈尔第二制药厂生产假药事件已经渐渐过去。近日,记者接到了齐齐哈尔另一家药厂——齐齐哈尔恒瑞药业有限公司几名职工打来的电话,他们称,自己所在的公司也曾生产过假药,而且该公司和"齐二药"颇有渊源——同属一个集团,"恒瑞"名义上被"齐二药"托管,实际上仅相当于"齐二药"的生产车间。在该公司职工提供的一份销售合同上,"甲方签名"处赫然盖着"尹家德"的名章,该人就是"齐二药"的总经理。早在 2005 年,该公司就因为生产假药"吉瑞欣康"而被当地药监局查处过。2 月 15 日,记者来到齐齐哈尔,先后见到了反映情况的这几名工人。

(1)车间环境脏乱差

根据国家有关部门的规定,药品生产企业的生产车间要求密闭,空气需要经过净化,进出生产车间要换鞋、换工作服,并且要严格消毒。可是,齐齐哈尔恒瑞药业有限公司完全达不到这样的要求。

据一位自 1997 年就进厂工作的工人介绍,该公司虽然也有净化空调,可是根本就没有使用过。夏天天气热,工人们就开门生产,大风刮进灰尘的事情时有发生。到了冬天,公司供热很差,车间不再开门。工人们怕冷,生产操作中很多人戴着自己从家带来的普通手套,消毒根本就谈不上。工人进出车间也换衣服和鞋,不过执行不严格,有些人的工作服是自己放在车间里的普通衣服,鞋子也是工人自己带来的拖鞋。尤其是在冬天,工人穿着棉鞋就进厂生产,据这位工人讲,进出车间要换鞋、换服装的规定执行得很不严格,厂领导也是睁只眼闭只眼。

据该厂的一位化验员介绍,生产车间没有空调净化空气,空气质量很难达到要求,尤其是在阴雨天,空气中的真菌肯定超标。可是,从来没人管这些。

(2)工人都是徒手生产

记者了解到,生产去痛片、感冒胶囊等药品时,工人们都是徒手包装。"工人们中途去洗手间方便,回来也不一定洗手就接着干活,更别说消毒了。我自己也有去洗手间回来不洗手的时候"。一位工人说,按规定,为了保证卫生,这样的操作都必须是机械的。

工人们介绍,他们在生产的时候,经常有药片掉到地上,他们捡起来还是同样包装。如果沾上尘土,用嘴吹吹接着包装。即便是厂领导看见了,也无非就是让工人们把药捡起来,别浪费。

"吉瑞欣康就是治疗冠心病的,我本人就有冠心病,可是我不敢吃这药。除非是应急,挑干净的吃几粒,一位工人这样说。

(3)合不合格全是领导说了算

据该厂的一位化验员反映,该厂的检验条件根本无法满足生产需要,所谓的化验室也就是一个摆设。即便他们化验出产品指标不合格,只要领导说合格就合格,照样出厂销售。

据了解,该厂先后生产或代工生产过安乃近、去痛片、感冒胶囊、爱欣莫尔、吉瑞欣康、麦绿素等多种药品和保健品,每个品种都有不合格的,可是从来没有被退回来过,都出厂销售了。因为很多药品的化验环境要求"室温",在冬天,厂里化验室的温度只有几度,无法化验。即便在夏天能化验时,化验也就是走走过场。据这位化验员说,很多产品都有不合格的,尤其是代工生产的,不合格的更多。可是,不合格的产品也都出厂了。

有一次,某批次安乃近"崩解度"(药物在胃里溶解的速度)一项化验指标不合格,他在化验单上盖上"不合格"章。可是领导不同意,化验单就盖上了"合格"章,药品也全都出厂了。"这么多年来,代工生产的产品常有因为真菌超标不合格的,但几乎没有返回来的"。这位化验员说。

同时,这位化验员表示,自己也不具备化验的资格,"我自己只有初中文化程度,只是助理工程师,无法达到国家《药品生产质量管理规范》的要求。"

(4)白天休息晚上生产

工人们说,国家药品监督管理局规定,从 2004 年 7 月 1 日起,未通过药品 GMP 认证(药品生产质量管理规范)的药品生产企业一律不准进行药品生产。该公司自知硬件条件太差,即使整顿也无法通过,就主动"关停"了企业。其实,这只是个幌子。工人们说,厂领导安排了 4 个人在收发室打扑克,应付检查的,告诉他们,如果来检查的,就说工人放假了,他们是留守值班。其实,工人们都被锁在车间里生产。后来,过了 2004 年 7 月 1 日,厂领导带领 10 多人在夜里生产,白天工厂大门紧锁,给人造成工厂停产的错觉。而生产日期提前到了 2004 年 6 月 30 日,对外解释是"这是库存产品"。

工人们说,假药"吉瑞欣康"的前身是该厂的"爱欣莫尔"。"爱欣莫尔"虽然算不得什么特效药,但它毕竟是个有着合法手续的真药。为什么改成了"吉瑞欣康"呢?"当时市场上有一种畅销的治疗冠心病的药叫 ＊＊欣康,外地的一个药贩子就和我们单位签订了一份销售合同,要求把'爱欣莫尔'改称'吉瑞欣康',他负责包销。所以我们厂的领导就把药改名了。"在工人们提供的一份销售合同上记者看到,与恒瑞公司签订合同的的确是个人,该人名叫柳艳波。这份协议上写着:经甲乙双方协商,甲方将本企业的产品单硝酸异山梨酯片包销给乙方销售,双方本着互利互惠的原则达成协议如下……商品名:吉瑞欣康,药品名:单硝酸异山梨酯片……每小盒6元……从2004年1月1日起至2008年12月20日止为乙方销售时间。"

(6)恒瑞经理:工人们说的是假话

3月16日,记者拨通了恒瑞公司于经理的电话,向其核实工人们所说情况的真实性。于经理说,反映情况的这几个工人的确是他们工厂的,但所说的不是真实情况。于经理针对工人们的说法一一进行了否认,并表示公司生产的药品是严格按照国家的要求生产的。值得一提的是,于经理提到了一名化验员的名字,说这个人最实在,他的话是最可信的,"谁说假话他都不能说假话"。可是,这名化验员正是向记者反映情况的工人之一。

于经理称,他们公司的化验室有两个人,冬夏都能化验。但对于"吉瑞欣康",他承认自己公司不具备化验能力,"公司曾经购买了一台用于化验质量的高效液相测谱仪,但是因为没人能操作始终没用。产品都是送到别的厂家化验,化验结果回来后再由自己公司的化验员出具化验报告。质量保证是合格的,我愿意承担法律责任!"于经理说。

至于为何被齐齐哈尔食品药品监督管理局定性为假药,他表示,"吉瑞欣康"的确是包销商申请的名称,"他(指柳艳波)的商品名称是经过工商局注册承认的,是合法的,只是没有到药监部门备案。所以我们才把'爱欣莫尔'改为'吉瑞欣康'。"为何要把药品包销给个人?于经理说那是企业法人尹家德具体操作的,他不知道。

没有到药监部门备案的商品名可以印刷到药品上吗?记者查询了相关规定,《药品包装、标签和说明书管理规定(暂行)》第六条规定,药品商品名称须经国家药品监督管理局批准后方可在药品包装、标签及说明书上标注。省药监局的有关人士也明确指出,没有到药监部门备案的商品名是绝对不可以印到药品上的。

三、请仔细阅读以上材料,浏览有关网站,完成以下实训练习

任务: 阅读以上材料,结合有关法律法规完成以下内容:

(1)列出上述材料主要涉及的药品法律法规。

(2)分析上述材料中违法事实产生的原因。

(3)药品生产企业是药品质量的第一责任人,请从药品生产企业的角度谈谈如何加强药品生产企业的质量管理,既能实现企业的经济利益又能体现企业的社会价值?

实训项目二:参观药品生产企业

【实训目的】

1. 通过参观药品生产企业,掌握有关 GMP 的内容。

2. 通过参观药品生产企业,熟悉药厂 GMP 设施、厂房设计、管理、净化设备、洁净室的等级标准与卫生管理措施等。

【实训环境】

1. 药品生产企业 GMP 生产车间。

2. 电脑,因特网接入。

3. 参考资料：

《药事管理与法规》教材

《中华人民共和国药品管理法》

《中华人民共和国药品管理法实施条例》

《药品生产监督管理办法》(局令第 14 号)

《药品生产质量管理规范》

《药品生产质量管理规范认证管理办法》

【实训内容】

一、参观药品生产企业

1. 任课教师事先联系预约,作好充分组织和安排工作。带教老师根据参观学习内容提出要求和注意事项,使学生带着问题有目的的去学习,避免走马观花。

2. 听取药品生产企业负责人介绍药厂的基本概况。

3. 分组参观企业质检部门,生产操作车间、包装车间等。

二、请仔细阅读有关的法律法规,浏览相关网站,完成以下实训练习

任务:(1)仔细记录不同车间的 GMP 控制要点。

(2)根据本次实际参观药品生产企业的特点,写一篇 1000 字左右的参观心得,内容主要从 GMP 设计的合理与否展开。

(干玲玲)

第七章　药品经营管理

实训项目一：调研当地药品零售企业 GSP 实施情况

【实训目的】

1. 了解药品零售中 GSP 的实施现状及易出现的问题。

2. 进一步理解和掌握 GSP 相关条款的知识。

【实训环境】

1. 社会零售药店。

2. 电脑，因特网接入。

【实训内容】

一、调研当地零售药店的驻店药师情况及药品分类管理情况

(1)认真学习药品零售企业(含零售连锁)有关知识，通过网络等渠道，事先查阅待调研企业的基本情况。

(2)认真学习 GSP 中关于"驻店药师情况及药品分类管理"等有关内容(见附录)。

(3)通过老师或自行联系当地零售药店，调研药店数量在 5～10 家。地理位置最好是就近，药店尽量涵盖大小不同的规模。

(4)准备好身份证明、介绍信、笔记本、调研问卷等；在药店允许的情况下，必要时可准备录音、照相设备。

(5)主要调研当地零售药店的驻店药师的在职在岗、履行职责情况及药品分类管理的执行情况。

附录1：**药品经营质量管理规范(节选)**

第六十二条　企业的质量负责人应具有药学专业的技术职称。

第六十三条　药品零售中处方审核人员应是执业药师或有药师以上(含药师和中药师)的专业技术职称。

第六十四条　企业的质量管理和药品检验人员应具有药学或相关专业的学历，或者具有药学专业的技术职称。

第六十五条　企业从事质量管理、检验、验收、保管、养护、营业等工作的人员应经过专业培训，考核合格后持证上岗。国家有就业准入规定的岗位，工作人员需通过职业技能鉴定并取得职业资格证书后方可上岗。

第六十六条　企业每年应组织直接接触药品的人员进行健康检查，并建立健康档案。发现患有精神病、传染病和其他可能污染药品疾病的人员，应及时调离其工作岗位。

第七十六条　在零售店堂内陈列药品的质量和包装应符合规定。

第七十七条　药品应按剂型或用途以及储存要求分类陈列和储存：

(一)药品与非药品、内服药与外用药应分开存放，易串味的药品与一般药品应分开存放。

(二)药品应根据其温、湿度要求，按照规定的储存条件存放。

(三)处方药与非处方药应分柜摆放。

（四）特殊管理的药品应按照国家的有关规定存放。

（五）危险品不应陈列。如因需要必须陈列时，只能陈列代用品或空包装。危险品的储存应按国家有关规定管理和存放。

（六）拆零药品应集中存放于拆零专柜，并保留原包装的标签。

（七）中药饮片装斗前应做质量复核，不得错斗、串斗，防止混药。饮片斗前应写正名正字。

附录2：药品经营质量管理规范实施细则（节选）

第五十四条　药品零售企业质量管理工作的负责人，大中型企业应具有药师（含药师和中药师）以上的技术职称；小型企业应具有药士（含药士和中药士）以上的技术职称。

药品零售连锁门店应由具有药士（含药士和中药士）以上技术职称的人员负责质量管理工作。

第五十五条　药品零售企业从事质量管理和药品检验工作的人员，应具有药师（含药师和中药师）以上技术职称，或者具有中专（含）以上药学或相关专业的学历。

药品零售企业从事药品验收工作的人员以及营业员应具有高中（含）以上文化程度。如为初中文化程度，须具有5年以上从事药品经营工作的经历。

第五十六条　药品零售企业从事质量管理、药品检验和验收工作的人员以及营业员应经专业或岗位培训，并经地市级（含）以上药品监督管理部门考试合格，发给岗位合格证书后方可上岗。

从事质量管理和检验工作的人员应在职在岗，不得在其他企业兼职。

第七十一条　药品零售企业和零售连锁门店在营业店堂陈列药品时，除按《规范》第七十七条的要求外，还应做到：

（一）陈列药品的货柜及橱窗应保持清洁和卫生，防止人为污染药品。

（二）陈列药品应按品种、规格、剂型或用途分类整齐摆放，类别标签应放置准确、字迹清晰。

（三）对陈列的药品应按月进行检查，发现质量问题要及时处理。

二、请认真调研当地零售药店后，完成以下实训练习

任务1：驻店药师的在职、在岗及履行职责情况。

具体要求：

（1）调研驻店药师在职、在岗及履行职责情况。

（2）针对存在的主要问题，提出解决驻店药师问题的建议。

任务2：药品分类管理情况。

具体要求：

（1）调研零售药店中，实施药品分类管理的总体情况。

（2）针对药品分类管理中存在的问题，形成1000字的调研报告。

实训项目二：药品购进、验收、出库复核、销售
四大环节流程操作

【实训目的】

1.掌握药品购进、验收、出库复核、销售四大环节的质量管理流程。

2.掌握GSP购进、验收、出库复核、销售四大记录的填写方法。

【实训环境】

1.100平方米左右的实训场地。

2.有必要的桌椅、电脑、标志牌等。

【实训内容】

一、熟悉部分环节的标准操作程序。

1.熟悉部分环节的标准操作程序。

2.药品质量验收标准操作程序。

3.药品出库复核标准操作程序。

4.药品销售标准操作程序。

二、模拟操作

1.全班学生分成若干小组分别模拟医药公司的采购、验收、仓储、销售四个部门,每部门2～3人,4 个部门组成一个 10 人左右的团队,共同完成相应部门的流程操作。

2.采购部门要模拟供货方、购货方的业务人员等;验收部门要模拟验收员、质管员、质量部长等;仓储部门要模拟发货员、复核员等;销售部门要模拟客户方、业务员等。

3.收集真实药品包装 10～15 个,作为模拟操作的药品。药品尽可能涵盖化学药制剂、中成药、进口药品等不同剂型。

三、完成任务

(1)针对实训现有的客观条件,参考以上四大环节的标准工作程序,以框架图的形式画出四大环节的实际工作程序。

(2)认真填写采购、验收、出库复核及销售四项记录(见附表 3～附表 6)。

附表 3　药品购进记录

编号:

购货日期	通用名称	商品名称	剂型	规格	数量	生产厂家	供货单位	批准文号	有效期	进价	进价合计	统一售价	业务人员	备注

附表 4　购进药品验收记录

编号：

序号	验收日期	通用名称	商品名称	剂型	规格	数量	供货企业	批准文号	产品批号	有效期至	生产企业	质量状况	验收	结论	验收人	备注

附表 5　出库复核记录表

编号：　　　　　　　　　　购货单位：

序号	出库日期	通用名称	商品名称	剂型	规格	数量	批号	有效期至	生产企业	批准文号	发货人	质量情况	复核人	备注

附表 6　药品销售记录表

编号：　　　　　　　　　　　　　　　　业务员：

销售日期	通用名称	商品名称	剂型	规格	批号	有效期	数量	生产企业	购货企业	单价	金额合计	备注

（巩海涛　孟令全）

第八章　医疗机构药事管理

实训项目:熟悉《医院处方点评管理规范(试行)》和审查处方

【实训目的】

1.熟悉《医院处方点评管理规范(试行)》内容。

2.练习对处方进行规范审查及用药适宜性审查。

【实训环境】

1.《药事管理与法规》教材,电脑,因特网接入。

2.下载《医院处方点评管理规范(试行)》全文。

3.处方若干。

【实训内容】

一、《医院处方点评管理规范(试行)》

《医院处方点评管理规范(试行)》
中华人民共和国卫生部

第一章　总　则

第一条　为规范医院处方点评工作,提高处方质量,促进合理用药,保障医疗安全,根据《药品管理法》、《执业医师法》《医疗机构管理条例》《处方管理办法》等有关法律、法规、规章,制定本规范。

第二条　处方点评是根据相关法规、技术规范,对处方书写的规范性及药物临床使用的适宜性(用药适应证、药物选择、给药途径、用法用量、药物相互作用、配伍禁忌等)进行评价,发现存在或潜在的问题,制定并实施干预和改进措施,促进临床药物合理应用的过程。

第三条　处方点评是医院持续医疗质量改进和药品临床应用管理的重要组成部分,是提高临床药物治疗学水平的重要手段。各级医院应当按照本规范,建立健全系统化、标准化和持续改进的处方点评制度,开展处方点评工作,并在实践工作中不断完善。

其他各级各类医疗机构的处方点评工作,参照本规范执行

第四条　医院应当加强处方质量和药物临床应用管理,规范医师处方行为,落实处方审核、发药、核对与用药交待等相关规定;定期对医务人员进行合理用药知识培训与教育;制定并落实持续质量改进措施。

第二章　组织管理

第五条　医院处方点评工作在医院药物与治疗学委员会(组)和医疗质量管理委员会领导下,由医院医疗管理部门和药学部门共同组织实施。

第六条　医院应当根据本医院的性质、功能、任务、科室设置等情况,在药物与治疗学委员会(组)下建立由医院药学、临床医学、临床微生物学、医疗管理等多学科专家组成的处方点评专家组,为处方点评工作提供专业技术咨询。

第七条　医院药学部门成立处方点评工作小组,负责处方点评的具体工作。

第八条　处方点评工作小组成员应当具备以下条件：

（一）具有较丰富的临床用药经验和合理用药知识；

（二）具备相应的专业技术任职资格；二级及以上医院处方点评工作小组成员应当具有中级以上药学专业技术职务任职资格，其他医院处方点评工作小组成员应当具有药师以上药学专业技术职务任职资格。

第三章　处方点评的实施

第九条　医院药学部门应当会同医疗管理部门，根据医院诊疗科目、科室设置、技术水平、诊疗量等实际情况，确定具体抽样方法和抽样率，其中门急诊处方的抽样率不应少于总处方量的1‰，且每月点评处方绝对数不应少于100张；病房（区）医嘱单的抽样率（按出院病历数计）不应少于1%，且每月点评出院病历绝对数不应少于30份。

第十条　医院处方点评小组应当按照确定的处方抽样方法随机抽取处方，并按照《处方点评工作表》（附件）对门急诊处方进行点评；病房（区）用药医嘱的点评应当以患者住院病历为依据，实施综合点评，点评表格由医院根据本院实际情况自行制定。

第十一条　三级以上医院应当逐步建立健全专项处方点评制度。专项处方点评是医院根据药事管理和药物临床应用管理的现状和存在的问题，确定点评的范围和内容，对特定的药物或特定疾病的药物（如国家基本药物、血液制品、中药注射剂、肠外营养制剂、抗菌药物、辅助治疗药物、激素等临床使用及超说明书用药、肿瘤患者和围手术期用药等）使用情况进行的处方点评。

第十二条　处方点评工作应坚持科学、公正、务实的原则，有完整、准确的书面记录，并通报临床科室和当事人。

第十三条　处方点评小组在处方点评工作过程中发现不合理处方，应当及时通知医疗管理部门和药学部门。

第十四条　有条件的医院应当利用信息技术建立处方点评系统，逐步实现与医院信息系统的联网与信息共享。

第四章　处方点评的结果

第十五条　处方点评结果分为合理处方和不合理处方。

第十六条　不合理处方包括不规范处方、用药不适宜处方及超常处方。

第十七条　有下列情况之一的，应当判定为不规范处方：

（一）处方的前记、正文、后记内容缺项，书写不规范或者字迹难以辨认的；

（二）医师签名、签章不规范或者与签名、签章的留样不一致的；

（三）药师未对处方进行适宜性审核的（处方后记的审核、调配、核对、发药栏目无审核调配药师及核对发药药师签名，或者单人值班调剂未执行双签名规定）；

（四）新生儿、婴幼儿处方未写明日、月龄的；

（五）西药、中成药与中药饮片未分别开具处方的；

（六）未使用药品规范名称开具处方的；

（七）药品的剂量、规格、数量、单位等书写不规范或不清楚的；

（八）用法、用量使用"遵医嘱"、"自用"等含糊不清字句的；

（九）处方修改未签名并注明修改日期，或药品超剂量使用未注明原因和再次签名的；

（十）开具处方未写临床诊断或临床诊断书写不全的；

（十一）单张门急诊处方超过五种药品的；

（十二）无特殊情况下，门诊处方超过7日用量，急诊处方超过3日用量，慢性病、老年病或特殊情况下需要适当延长处方用量未注明理由的；

（十三）开具麻醉药品、精神药品、医疗用毒性药品、放射性药品等特殊管理药品处方未执行国家有关规定的；

（十四）医师未按照抗菌药物临床应用管理规定开具抗菌药物处方的；

（十五）中药饮片处方药物未按照"君、臣、佐、使"的顺序排列,或未按要求标注药物调剂、煎煮等特殊要求的。

第十八条　有下列情况之一的,应当判定为用药不适宜处方:

（一）适应证不适宜的;

（二）遴选的药品不适宜的;

（三）药品剂型或给药途径不适宜的;

（四）无正当理由不首选国家基本药物的;

（五）用法、用量不适宜的;

（六）联合用药不适宜的;

（七）重复给药的;

（八）有配伍禁忌或者不良相互作用的;

（九）其他用药不适宜情况的。

第十九条　有下列情况之一的,应当判定为超常处方:

1. 无适应证用药;

2. 无正当理由开具高价药的;

3. 无正当理由超说明书用药的;

4. 无正当理由为同一患者同时开具2种以上药理作用相同药物的。

第五章　点评结果的应用与持续改进

第二十条　医院药学部门应当会同医疗管理部门对处方点评小组提交的点评结果进行审核,定期公布处方点评结果,通报不合理处方;根据处方点评结果,对医院在药事管理、处方管理和临床用药方面存在的问题,进行汇总和综合分析评价,提出质量改进建议,并向医院药物与治疗学委员会（组）和医疗质量管理委员会报告;发现可能造成患者损害的,应当及时采取措施,防止损害发生。

第二十一条　医院药物与治疗学委员会（组）和医疗质量管理委员会应当根据药学部门会同医疗管理部门提交的质量改进建议,研究制定有针对性的临床用药质量管理和药事管理改进措施,并责成相关部门和科室落实质量改进措施,提高合理用药水平,保证患者用药安全。

第二十二条　各级卫生行政部门和医师定期考核机构,应当将处方点评结果作为重要指标纳入医院评审评价和医师定期考核指标体系。

第二十三条　医院应当将处方点评结果纳入相关科室及其工作人员绩效考核和年度考核指标,建立健全相关的奖惩制度。

第六章　监督管理

第二十四条　各级卫生行政部门应当加强对辖区内医院处方点评工作的监督管理,对不按规定开展处方点评工作的医院应当责令改正。

第二十五条　卫生行政部门和医院应当对开具不合理处方的医师,采取教育培训、批评等措施;对于开具超常处方的医师按《处方管理办法》的规定予以处理;一个考核周期内5次以上开具不合理处方的医师,应当认定为医师定期考核不合格,离岗参加培训;对患者造成严重损害的,卫生行政部门应当按照相关法律、法规、规章给予相应处罚。

第二十六条　药师未按规定审核处方、调剂药品、进行用药交待或未对不合理处方进行有效干预的,医院应当采取教育培训、批评等措施;对患者造成严重损害的,卫生行政部门应当依法给予相应处罚。

第二十七条　医院因不合理用药对患者造成损害的,按照相关法律、法规处理。

二、请认真阅读《医院处方点评管理规范（试行）》内容,完成以下实训练习

任务:练习处方审查

具体要求：

(1)列出不规范处方、用药不适宜处方及超常处方的情形。

(2)以学习小组为单位,练习对具体处方的规范性和用药适宜性进行审查。

(3)讨论:药师在审查处方的工作中,若发现不合格处方,是否有权进行修改? 应如何处理?

（刘 颖）

第九章　药品信息管理

实训项目一:辨析药品标签、说明书信息

【实训目的】

1.熟悉药品标签,能够区分药品与食品、保健品、消毒用品、医疗器械、卫生材料标签的异同之处。

2.掌握药品标签、说明书的相关法律法规。

【实训环境】

1.《药品说明书和标签管理规定》。

2.收集若干食品、药品、化妆品等产品的包装盒。

【实训内容】

一、阅读《药品说明书和标签管理规定》

第一章　总　则

第一条　为规范药品说明书和标签的管理,根据《中华人民共和国药品管理法》和《中华人民共和国药品管理法实施条例》制定本规定。

第二条　在中华人民共和国境内上市销售的药品,其说明书和标签应当符合本规定的要求。

第三条　药品说明书和标签由国家食品药品监督管理局予以核准。

药品的标签应当以说明书为依据,其内容不得超出说明书的范围,不得印有暗示疗效、误导使用和不适当宣传产品的文字和标识。

第四条　药品包装必须按照规定印有或者贴有标签,不得夹带其他任何介绍或者宣传产品、企业的文字、音像及其他资料。

药品生产企业生产供上市销售的最小包装必须附有说明书。

第五条　药品说明书和标签的文字表述应当科学、规范、准确。非处方药说明书还应当使用容易理解的文字表述,以便患者自行判断、选择和使用。

第六条　药品说明书和标签中的文字应当清晰易辨,标识应当清楚醒目,不得有印字脱落或者粘贴不牢等现象,不得以粘贴、剪切、涂改等方式进行修改或者补充。

第七条　药品说明书和标签应当使用国家语言文字工作委员会公布的规范化汉字,增加其他文字对照的,应当以汉字表述为准。

第八条　出于保护公众健康和指导正确合理用药的目的,药品生产企业可以主动提出在药品说明书或者标签上加注警示语,国家食品药品监督管理局也可以要求药品生产企业在说明书或者标签上加注警示语。

第二章　药品说明书

第九条　药品说明书应当包含药品安全性、有效性的重要科学数据、结论和信息,用以指导安全、合理使用药品。药品说明书的具体格式、内容和书写要求由国家食品药品监督管理局制定并发布。

第十条　药品说明书对疾病名称、药学专业名词、药品名称、临床检验名称和结果的表述,应当采用国家统一颁布或规范的专用词汇,度量衡单位应当符合国家标准的规定。

第十一条　药品说明书应当列出全部活性成份或者组方中的全部中药药味。注射剂和非处方药还应当列出所用的全部辅料名称。

药品处方中含有可能引起严重不良反应的成份或者辅料的,应当予以说明。

第十二条　药品生产企业应当主动跟踪药品上市后的安全性、有效性情况,需要对药品说明书进行修改的,应当及时提出申请。

根据药品不良反应监测、药品再评价结果等信息,国家食品药品监督管理局也可以要求药品生产企业修改药品说明书。

第十三条　药品说明书获准修改后,药品生产企业应当将修改的内容立即通知相关药品经营企业、使用单位及其他部门,并按要求及时使用修改后的说明书和标签。

第十四条　药品说明书应当充分包含药品不良反应信息,详细注明药品不良反应。药品生产企业未根据药品上市后的安全性、有效性情况及时修改说明书或者未将药品不良反应在说明书中充分说明的,由此引起的不良后果由该生产企业承担。

第十五条　药品说明书核准日期和修改日期应当在说明书中醒目标示。

第三章　药品的标签

第十六条　药品的标签是指药品包装上印有或者贴有的内容,分为内标签和外标签。药品内标签指直接接触药品的包装的标签,外标签指内标签以外的其他包装的标签。

第十七条　药品的内标签应当包含药品通用名称、适应证或者功能主治、规格、用法用量、生产日期、产品批号、有效期、生产企业等内容。

包装尺寸过小无法全部标明上述内容的,至少应当标注药品通用名称、规格、产品批号、有效期等内容。

第十八条　药品外标签应当注明药品通用名称、成份、性状、适应证或者功能主治、规格、用法用量、不良反应、禁忌、注意事项、贮藏、生产日期、产品批号、有效期、批准文号、生产企业等内容。适应证或者功能主治、用法用量、不良反应、禁忌、注意事项不能全部注明的,应当标出主要内容并注明"详见说明书"字样。

第十九条　用于运输、储藏的包装的标签,至少应当注明药品通用名称、规格、贮藏、生产日期、产品批号、有效期、批准文号、生产企业,也可以根据需要注明包装数量、运输注意事项或者其他标记等必要内容。

第二十条　原料药的标签应当注明药品名称、贮藏、生产日期、产品批号、有效期、执行标准、批准文号、生产企业,同时还需注明包装数量以及运输注意事项等必要内容。

第二十一条　同一药品生产企业生产的同一药品,药品规格和包装规格均相同的,其标签的内容、格式及颜色必须一致;药品规格或者包装规格不同的,其标签应当明显区别或者规格项明显标注。

同一药品生产企业生产的同一药品,分别按处方药与非处方药管理的,两者的包装颜色应当明显区别。

第二十二条　对贮藏有特殊要求的药品,应当在标签的醒目位置注明。

第二十三条　药品标签中的有效期应当按照年、月、日的顺序标注,年份用四位数字表示,月、日用两位数表示。其具体标注格式为"有效期至××××年××月"或者"有效期至××××年××月××日";也可以用数字和其他符号表示为"有效期至××××.××."或者"有效期至××××/××/××"等。

预防用生物制品有效期的标注按照国家食品药品监督管理局批准的注册标准执行,治疗用生物制品有效期的标注自分装日期计算,其他药品有效期的标注自生产日期计算。

有效期若标注到日,应当为起算日期对应年月日的前一天,若标注到月,应当为起算月份对应年月的前一月。

第四章　药品名称和注册商标的使用

第二十四条　药品说明书和标签中标注的药品名称必须符合国家食品药品监督管理局公布的药品通用名称和商品名称的命名原则,并与药品批准证明文件的相应内容一致。

第二十五条　药品通用名称应当显著、突出,其字体、字号和颜色必须一致,并符合以下要求:

(一)对于横版标签,必须在上三分之一范围内显著位置标出;对于竖版标签,必须在右三分之一范围内显著位置标出;

（二）不得选用草书、篆书等不易识别的字体，不得使用斜体、中空、阴影等形式对字体进行修饰；

（三）字体颜色应当使用黑色或者白色，与相应的浅色或者深色背景形成强烈反差；

（四）除因包装尺寸的限制而无法同行书写的，不得分行书写。

第二十六条　药品商品名称不得与通用名称同行书写，其字体和颜色不得比通用名称更突出和显著，其字体以单字面积计不得大于通用名称所用字体的二分之一。

第二十七条　药品说明书和标签中禁止使用未经注册的商标以及其他未经国家食品药品监督管理局批准的药品名称。

药品标签使用注册商标的，应当印刷在药品标签的边角，含文字的，其字体以单字面积计不得大于通用名称所用字体的四分之一。

第五章　其他规定

第二十八条　麻醉药品、精神药品、医疗用毒性药品、放射性药品、外用药品和非处方药品等国家规定有专用标识的，其说明书和标签必须印有规定的标识。

国家对药品说明书和标签有特殊规定的，从其规定。

第二十九条　中药材、中药饮片的标签管理规定由国家食品药品监督管理局另行制定。

第三十条　药品说明书和标签不符合本规定的，按照《中华人民共和国药品管理法》的相关规定进行处罚。

二、请认真学习上述管理规定，完成以下实训内容

任务 1：收集食品、保健品、消毒产品、医疗器械、化妆品、日化用品与药品的包装至少各3～5份，对照法规要求进行分析讨论。

具体要求：

（1）全班学生分成若干小组，每组 4～5 人，按要求各收集上述产品的包装数量。

（2）分别对这些产品的包装、标签内容进行比较。

（3）依照《药品说明书和标签管理规定》的要求，对收集的药品标签与其他产品进行区分。

（4）将比较分析情况进行列表对照，并撰写总结报告。

任务 2：了解药品内、外、运输标签应当注明的项目有何区别，讨论内标签要求注明的项目为什么至少需要 4 项？

具体要求：

（1）全班分成若干实训小组，每组 4～5 人，任选 5 个常用化学药品，收集或查阅药品内、外、运输标签。

（2）按照《药品说明书和标签管理规定》中的要求对所收集的标签进行讨论分析，形成实训报告。

（3）每组选派一名汇报人交流药品内、外、运输标签所注明的项目，并阐明内标签至少需注明 4 项内容的原因与理由。

任务 3：探寻药品说明书存在的问题，提出改进建议。

具体要求：

（1）全班学生分成若干小组，每组 4～5 人，收集国产药、进口药药品说明书各 30 份（其中中成药、化学药、生物制品说明书数量比例分别为 40％、40％、20％）。

（2）对所收集到的药品说明书进行讨论分析。说明书书写是否规范；如不规范，说明存在的问题并提出各自的改进建议。

实训项目二:互联网药品信息服务

【实训目的】

1. 了解互联网药品信息服务的管理规定。

2. 判断某个互联网药品信息服务网站是否合法;若不合法,有哪些地方违反了法律规定。

【实训环境】

1.《药事管理与法规》相关教材、报刊。

2. 电脑,因特网接入。

【实训内容】

一、互联网药品信息服务网站

1. http://www.sfda.gov.cn/(查询"互联网药品信息服务"相关信息)

2. 中国医药信息网 http://www.cpi.gov.cn/

3. 中药材天地网 http://www.zyctd.com/

4. 39 健康网 http://ypk.39.net/

5. 药品资讯网 http://www.chemdrug.com/

6. 现代中药网 http://www.chinamtcm.com/

7. 开心人网上药店 http://www.360kxr.com/

8. 盛生网上药店 http://www.youjk.com/

二、请认真对照有关规定,完成以下实训练习

任务 1:识别互联网药品信息服务网站的合法性。

具体要求:

(1)每组 4～5 人,每组选 1 人担任组长与其他组员共同完成网站寻找与选择工作,在网上搜寻 5 个有一定代表性的互联网药品信息服务网站。

(2)依照《互联网药品信息服务管理办法》的有关规定,分别进行判断这些网站是否存在违反规定的地方,主要表现在哪些方面?

(3)对不符合规定的网站进行讨论分析,就其违反了何种法律规定、应当受到何种处罚进行总结。

(4)召开班级讨论会,由各组组长对该组总结内容进行发言。

(万仁甫)

第十章　特殊管理的药品管理

实训项目一:麻醉药品和精神药品的管理

【实训目的】

1.巩固麻醉药品和精神药品的管理知识。

2.知晓毒品对个人、家庭和社会的危害,以教育青年学生远离毒品。

【实训环境】

1.新闻媒体报道的特殊管理药品滥用为毒品的犯罪案例等。

2.《药事管理与法规》教材。

【实训内容】

一、阅读以下两则案例材料

麻醉药品当毒品,医生瘾君齐落网

中国新闻网 2003 年 1 月 6 日报道,一名刚刚强制戒毒后的瘾君子毒瘾再次发作,满街寻找毒品。一家诊所的医生竟将临床用的麻醉品当做毒品注射给瘾君子。郑州市管城公安分局陇海马路派出所民警根据举报,迅速赶到城东南路一家诊所内,将正在给他人注射麻醉药品的杨某和瘾君子刘某一并抓获。

经查,46 岁的杨某是重庆市人,1997 年到郑州开诊所。家住郑州市的刘某曾因吸食毒品被强制戒毒,被放出后毒瘾再次发作。前不久,刘某听说麻醉药品可以充当毒品使用,便来到杨某的小诊所内,咨询情况,以每支麻醉药品 20 元的价格,让杨某隔一日给他注射一次麻醉药品。杨某贪图钱财,不想因此吃了苦头。

瘾君子买安定注射致昏迷,药店涉非法销售遭查

人民网 2011 年 6 月 20 日转载"金黔在线"新闻报道,2011 年 6 月 16 日中午 12 时,贵州环城北路派出所接到群众报警,称在永乐路与环城北路交叉口处,有一名男子昏迷在一辆轿车内。民警立即赶到现场进行处理。经调查,昏迷的男子叫朱某,是一名吸毒人员,平时靠开"黑车"来赚吸毒的费用。当天朱某因手中无钱,于是便跑到环城北路的一家药店购买精神类药品安定来注射,以替代毒品。不料却注射过量,导致昏迷。朱某向警方透露,他经常在那家药店购买安定来注射,而该药店也在长期销售安定。

获知此情况后,民警立即赶到该药店进行调查。在调查中,民警发现,该药店无销售精神类药品的资质,且明知朱某是吸毒人员,仍将安定卖给朱某。随后警方将该店中的 1 万多支安定等精神内药品收缴,销售人员李某被带到派出所进一步调查。李某交代,该药店销售安定等精神类药品已有几年,主要销售对象为吸毒人员。一盒安定有 10 支注射剂,进价为每盒 4~5 元,但却以支来进行销售,售价每支 3 元。

据办案民警介绍,安定属国家规定管制的第二类精神药品,连续使用会使人产生依赖,形成瘾癖。根据国家对精神类药品管理的有关规定,药店在获得药品监督管理部门的批准后,可以从事第二类精神药品的零售业务,该药店明知安定是国家规定管制的精神类药品,在无资质、无处方的情况下,为了牟取暴利,非法销售给吸毒人员,已构成犯罪。目前,药店营业员已被警方处以行政拘留 3 日的处罚,而该药店的经营者已被移交给云岩公安分局禁毒大队和贵阳市药监局进行处理。

二、通过学习查阅,完成以下实训练习

任务 1:学习麻醉药品的特殊性及其管理规定。

具体要求：

(1)在麻醉药品案例中，当事人杨某和刘某违反了什么规定？

(2)诊所是否可以配备麻醉药品？按照国家有关规定，诊所可以配备的药品有哪些？

任务 2：学习精神药品的特殊性及其管理规定。

具体要求：

(1)在精神药品案例中，药店销售精神药品"安定"应该符合什么条件？

(2)请搜集相关资料，谈一谈应该如何强化对药店二类精神药品的监管。

实训项目二：特殊管理药品的使用调查

【实训目的】

1.了解麻醉药品和精神药品使用的管理规定。

2.了解特殊管理药品的处方规定。

【实训环境】

1.零售药店和医院药剂科等。

2.《药事管理与法规》教材及参考书。

3.各大医药网站。

【实训内容】

一、选择医药单位完成下列社会实践活动

1. 联系当地一家医院药剂科，赴门诊药房调查特殊管理药品的调配、使用情况。

2. 去学校附近的一家零售药店，找驻店药师了解特殊管理药品的销售情况。

二、通过实训调查，完成以下练习

任务 1：了解特殊药品在医院中的使用管理规定。

具体要求：

(1)谈一谈医疗机构取得《麻醉药品和精神药品购用印签卡》必须具备的条件。

(2)了解医疗机构销售、使用特殊药品的管理规定。

任务 2：了解零售药店中特殊管理药品的调配和使用管理规定。

具体要求：

(1)了解目前零售药店特殊管理药品的具体管理要求。

(2)掌握我国特殊药品专有处方颜色和单张处方限量规定。

(刘慧)

第十一章　中药管理

实训项目：调研中药饮片管理规定的实施情况

【实训目的】

1.了解国家有关中药饮片的管理规定在当地的实施情况,加深对中药饮片管理规定的认识和理解。

2.培养和锻炼学生团队协作、市场调研等能力。

【实训环境】

学校所在城市的各大药材市场、大型连锁药店及医院。

【实训内容】

全班学生分成若干小组,每小组人数以 8～10 人为宜,确定一个小组长。各小组先统一制定一个调查问卷,在教师指导下统一认识和判断标准,而后到指定的药材市场、连锁药店及医院分别收集不同的资料和数据,并以小组为单位组织研讨,在充分讨论的基础上,形成小组的课题报告。

任务 1:认真学习与中药管理相关的文件及方针政策。

任务 2:调查此药材市场开办条件及实售中药材品种与相关中药管理文件的要求是否相符。

任务 3:调研当地药店的人员配置及中药饮片的采购、销售情况。

任务 4:调查当地医疗机构中药饮片的采购、验收、保管、调剂、临方炮制、煎煮等管理的规范化程度。

(周改莲)

第十二章　药品知识产权保护

实训项目一:药品专利侵权

【实训目的】

1.学习药品专利保护的内容。

2.进一步体会药品专利保护在新药开发中的重要意义。

【实训环境】

1.药品专利保护案例及背景知识。

2.《药事管理与法规》教材。

【实训内容】

一、阅读以下有关药品专利保护的案例和知识

(一)"多西他赛专利侵权案"材料

案情简介:1993年9月28日,阿文-蒂斯公司的前身——罗纳-布朗克罗莱尔股份有限公司向中国国家知识产权局申请一项名为"制备塔三烷衍生物的方法"的药品方法专利,并于2000年2月2日获得授权,专利号为93118203.4(以下简称93专利)。1995年7月7日,罗纳公司又向中国国家知识产权局申请一项名为"新型丙酸紫杉烯酯三水合物的制备方法"的药品方法专利,并于2001年7月4日获得授权,专利号为95193984.X(以下简称95专利)。

2001年9月8日,国家食品药品监督管理局向江苏恒瑞医药股份有限公司(以下简称"恒瑞公司")公司颁发了注射用多西他赛(商品名:艾素)的新药证书及生产批件。2003年3月17日,阿文-蒂斯公司以恒瑞公司生产"艾素"的行为侵犯其93专利和95专利为由,向上海市第二中级人民法院(以下简称上海二中院)起诉恒瑞公司专利侵权。一审判决恒瑞公司生产"艾素"产品的行为侵犯了阿文-蒂斯公司的93专利和95专利。恒瑞公司不服一审判决并依法上诉。2007年,上海市高级人民法院对本案作出二审判决,认定恒瑞公司没有侵犯阿文-蒂斯公司的93专利和95专利,驳回阿文-蒂斯公司在本案中针对恒瑞公司所提出的全部专利侵权诉讼请求。

涉案方法专利与被控侵权产品技术特征比较如下(附表7)。

1. 专利产品合成方法

浆果赤霉素Ⅲ或10-脱乙酰浆果赤霉素Ⅲ ＋ 专利侧链酸 $\xrightarrow{\text{酯化}}$

脱侧链保护基和羟基保护基＝塔三烷衍生物 $\xrightarrow{\text{醇结晶}}$ 多西他赛三水合物。

2. 恒瑞公司"艾素"合成方法

浆果赤霉素Ⅲ或10-脱乙酰浆果赤霉素Ⅲ ＋ 二甲基侧链酸 $\xrightarrow{\text{酯化}}$ $\xrightarrow{\text{色谱纯化工艺}}$ "艾素"

根据上述合成流程,专利产品与"艾素"的技术特征对比可总结如下(附表7):

附表 7　专利产品与"艾素"的技术特征对比表

合成原料/方法　　　　产品	"艾素"	93 专利	95 专利
塔三烷新起始物	二甲基侧链酸	专利侧链酸	——
多西他赛终产品后处理技术方案	色谱纯化工艺,不涉及三水合物的制备	——	醇结晶工艺,得到三水合物

焦点问题分析:"艾素"与 93 专利和 95 专利的技术特征是否相同或等同

案例分析:(1)根据一审法院鉴定结果,恒瑞公司多西他赛产品起始物中含有二甲基侧链酸。93 专利起始物专利侧链酸的五元环 2 位处带有两个基团(一个是氢原子,一个是 R_3,代表氢原子、烷氧基或被取代的芳基);而被控侵权产品在五元环的 2 位处的两个取代基都是甲基,与专利产品技术特征既不相同也不等同。

专利侧链酸分子式

(2)恒瑞公司多西他赛终产品的后处理技术方案与 95 专利技术方案之间也存在显著技术特征差异:95 专利涉及三水合物的制备方法,采用的是醇结晶工艺,得到三水合物终产物;而被控侵权"艾素"后处理工艺是色谱纯化法,不涉及三水合物的制备;且在其终产品中并不包含有结合水。由此可知,专利方法与被控侵权方法属于两种不同的技术手段,两者既不相同也不等同。即被控侵权技术方案未落入 95 专利保护范围。

根据以上关键问题的判定,再结合后续的审理工作,二审法院作出了恒瑞公司不侵权的判决,驳回阿文-蒂斯公司在本案中针对恒瑞公司所提出的全部专利侵权诉讼请求。本案例是国内制药企业在专利侵权诉讼中成功打败跨国制药巨头的典型代表之一。

(二)药品专利侵权保护的方式

药品专利权侵权纠纷处理采用"双轨制",即行政程序和司法诉讼两种方式,同时追究侵权人的民事、行政和刑事责任。

1. 行政程序

(1)通过行政程序对专利的保护内容　根据我国《专利法》以及《专利法实施细则》,适用行政处理程序的对象主要有四种。一是专利权属纠纷,包括专利申请权纠纷和专利权归属纠纷。二是专利侵权纠纷,包括未经专利权人许可实施其专利的侵权纠纷和假冒专利与冒充专利的侵权纠纷。三是专利权授予前使用发明技术的费用纠纷,专利权被宣告无效后,返还专利使用费和专利权转让费纠纷,专利实施强制许可的费用纠纷等。四是其他可以由专利管理机关调解和处理的纠纷。

(2)行政程序对专利保护的方式　根据现行《专利法》第六十条规定,"未经专利权人许可,实施其专利,即侵犯其专利权,引起纠纷的,由当事人协商解决;不愿协商或者协商不成,专利权人或者利害关系人可以向人民法院起诉,也可以请求管理专利工作的部门处理。管理专利工作的部门处理时,认定侵权行为成立的,可以责令侵权人立即停止侵权行为,当事人不服的,可以自收到处理通知之日起十五日内依照《中华人民共和国行政诉讼法》向人民法院起诉;侵权人期满不起诉又不停止侵权行为的,管理专利工作的部门可以申请人民法院强制执行。进行处理的管理专利工作的部门应当事人的请求,可以就侵犯专利权的赔偿数额进行调节;调节不成的,当事人可以依照《中华人民共和国民事诉讼法》向人民法院起诉"。

2.司法诉讼

诉讼程序是处理专利案件最审慎、最严密的程序。现行《专利法》保留了司法审判的终局性，是最低限度也是最基本的程序公正的保障。

(1)管辖权　我国民事诉讼法对于侵权诉讼的地域管辖规定由侵权行为地或者被告住所地法院管辖。侵权行为地包括侵权行为实施地和侵权结果发生地，同样，专利侵权的管辖权也是如此。我国专利侵权案件的管辖法院为侵权行为地或者被告住所地的中级人民法院。

(2)诉讼程序

①提起诉讼。专利权人或者利害关系人认为专利权被侵权，可以向管辖法院提起诉讼。专利权人或者利害关系人有证据证明他人正在实施或者即将实施侵犯其专利权的行为，如不及时制止将会使其合法权益受到难以弥补的损害的，可以在起诉前向人民法院申请采取责令停止有关行为和财产保全的措施，即申请临时禁令。

②法院进行侵权认定。如下图12-4所示，法院进行侵权认定的基本过程为：首先，确定涉案专利保护范围；其次，找出被控侵权物/技术与专利对应的技术特征；再次，对比分析，判断是否落入专利保护范围，最终判定是否侵权。

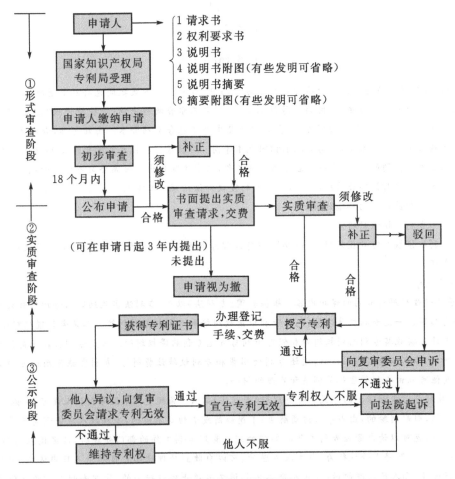

专利侵权认定基本过程图

③上诉（非必经程序）。当事人对一审法院的判决不服可以向上一级法院上诉，二审判决是终审判决。对本国当事人，上诉期限是判决书送达后15天；对在中国境内没有固定居住地或代表处的外国人，上诉期限

为判决书送达后 30 天。

④诉讼时效。对专利侵权的司法诉讼,必须在专利权人或利害关系人知道或应当知道侵权行为发生之日起 2 年内提出。

3.侵权认定原则

(1)全面覆盖原则 即全部技术特征覆盖原则或字面侵权原则,是专利侵权判定中的一个最基本原则。所谓全面覆盖原则,是指如果被控侵权物(产品或方法)的技术特征包含了专利权利要求中记载的全部必要技术特征,则落入专利权的保护范围。在判定专利侵权时,最先适用的是全面覆盖原则。

(2)等同原则 是指被控侵权物(产品或方法)中有一个或者一个以上技术特征经与专利独立权利要求保护的技术特征相比,从字面上看不相同,但经过分析可以认定两者是相等同的技术特征。这种情况下,应当认定被控侵权物(产品或方法)落入了专利权的保护范围。

这一原则的理论基础是"如果两个发明用实质相同的方法,处理相同的工作,并出现相同的结果,那么他们就是相同的,即使在名称、形式或形状上有所不同。"进行等同侵权判断,应当以该专利所属领域的普通技术人员的专业知识水平为准,而不应以所属领域的高级技术专家的专业知识水平为准。

在专利侵权判定中,下列情况不应适用等同原则认定被控侵权物(产品或方法)落入专利权保护范围:

①被控侵权的技术方案属于申请日前的公知技术;

②被控侵权的技术方案属于抵触申请或在先申请专利;

③被控侵权物中的技术特征,属于专利权人在专利申请、授权审查以及维持专利权效力过程中明确排除专利保护的技术内容。

(3)禁止反悔原则 是指专利权人对其在申请、审查、无效过程中与国家知识产权局、专利复审委员会之间的往来文件里所作的承诺、放弃或认可,专利权人在侵权纠纷中不得反悔。

适用禁止反悔原则应当符合以下条件:①明示放弃行为。即专利权人对有关技术特征所作的限制承诺或者放弃必须是明示的,而且已经被记录在专利文档中;②仅限用于对抗等同原则。即在发生专利侵权案件时,专利权人适用等同原则扩大其专利权保护范围时,才可运用该原则加以限制。

(4)多余指定原则 多余指定原则是指在专利侵权判定中,在解释专利独立权利要求和确定专利权保护范围时,将记载在专利独立权利要求中的明显附加技术特征(即多余特征)略去,仅以专利独立权利要求中的必要技术特征来确定专利权保护范围,判定被控侵权物(产品或方法)是否覆盖专利权保护范围的原则。

(5)公知技术抗辩原则 公知技术是指专利申请日以前在国内外出版物上公开发表过、在国内公开使用过或者以其他方式为公众所知的技术。在公知技术抗辩原则下确定专利保护范围时,决不能运用等同原则将已有公知技术解释为原告的专利技术。

二、阅读以上材料,完成以下实训练习

任务 1:学习药品专利保护的具体方式。

具体要求:

(1)请解释药品专利权侵权纠纷处理采用"双轨制"的具体内涵。

(2)简述药品专利侵权认定的原则。

任务 2:分析在"多西他赛专利侵权案"中,国内制药企业是如何在专利侵权诉讼中成功打败跨国制药巨头的。

具体要求:

(1)列举出恒瑞公司应对专利侵权诉讼的理由要点。

(2)在百度搜索下载一则最新的有关药品专利侵权诉讼的案例并仔细阅读。

实训项目二：药品通用名、商品名及商标的区别和联系

【实训目的】

1.了解药品的通用名、商品名及商标的区别和联系。

2.培养学生对于药品名称的正确认识和科学态度。

【实训环境】

1.《药事管理与法规》教材。

2.电脑，因特网接入。

【实训内容】

一、阅读以下有关药品通用名、商品名及商标的背景知识

（一）药品通用名与商品名

通用名是国家核定的药品法定名称，与国际通用的药品名称、我国药典及国家药品监督管理部门颁发的药品标准中的名称一致，是同一种成分或相同配方组成的药品在中国境内的通用名称。

药品的商品名称实际上是属于商标的范畴。严格地讲，"药品商品名"不是法律概念，在成为注册商标前，并不受法律保护。但是药品商品名有希望成为一个知名药品的特有名称，作为一种商业标志受反不正当竞争法的保护。商品名称对于化学制剂药品非常重要，其优势在于：其一，便于消费者识别记忆；其二，有利于厂商品牌被识别和接受。

例如，广为知晓的感冒药"新康泰克"，其通用名为复方盐酸伪麻黄碱缓释胶囊，由中美史克公司生产。该药通用名比较复杂，普通大众很难识别记忆，但是中美史克公司通过使用简单、独特、易于记忆的"新康泰克"通用名，再辅以大范围的药品广告，使得"新康泰克"品牌很快为大众所熟知，中美史可公司也渐渐被普通民众所知晓和接受。

（二）商品名、通用名的区别和联系

一种药品通常有多个厂家生产，许多药品生产企业为了树立自己的品牌，往往给自己的药品注册独特的商品名以示区别，因此，同一药品可以有多个商品名（附表8）。依据《商标法》规定，通用名不能作为商标或商品名注册，因此通用名可以帮助识别药品，避免重复用药。在药品包装上或药品说明书上应标有药品通用名，药品商品名不得与通用名称同行书写，且其颜色和字体不得比通用名称更突出和显著。通用名与商品名之间的关系总结为：药品通用名不得作为药品商标使用，已经作为商标使用的名称，药品监督管理部门不得作为通用名列入国家标准和药典。

附表8 同一药物不同厂家的商品名

通用名	生产厂家	商品名
奥美拉唑	瑞典 Astra 公司	洛赛克
	常州第四制药厂	奥克
	锦州和蛇滨制药厂	奥美拉唑
枸橼酸铋钾	珠海丽珠制药厂	得乐
	黄山制药厂	迪乐
	山西迈特制药厂	德诺

通用名	生产厂家	商品名
氧氟沙星	日本第一制药株式会社	泰利必妥
	丽珠制药厂	康泰必妥
	北京制药厂	奥复得
环丙沙星注射液	哈尔滨制药六厂	世普欢
	广州南新制药公司引进印度产品	悉复欢
	深圳中卫公司引进塞浦路斯产品	悉普宁
头孢三嗪	瑞士罗氏制药厂	菌必治
	美国加比大药厂	抗菌治
	浙江永宁制药厂	头孢曲松钠
羟氨苄青霉素干糖浆	海南海富制药有限公司	再林
	海南三叶药业集团公司	强必林
	史克美占药厂	安美汀
银杏叶片(胶囊)	上海信谊制药厂	百路达
	浙江康恩贝制药公司	天保宁

（三）商品名与商标区别

商品名属于药品名称的一种,商品名是名称,而商标是标志,这是二者的区别。商标是注册人所有商品的特定标志,由国家工商行政管理部门核准注册;商品名为特定药品专有,是由国家药品监督管理部门批准,然后经国家工商行政管理部门核准注册。

二、阅读以上材料,完成以下实训练习

任务1:从概念上区分药品通用名、商品名及商标。

具体要求:

(1)简述药品通用名、商品名及商标的区别与联系。

(2)简述药品商标的具体功能。

任务2:查阅有关药品通用名、商品名及商标的信息,加深对三者的认识。

具体要求:

(1)在互联网上查询辉瑞制药和杨森制药有限公司各自最具代表性的药品商标、商品名及其通用名,并分析其商标保护的具体对策。

(2)"康泰克"因不良事件而退市,"新康泰克"为何能够重新被市场认可,请分析中美史克是如何充分挖掘和利用商标价值的。

（丁锦希）

第二十章

第十三章　药学沟通交流

实训项目一:练习倾听的技巧

【实训目的】

1.了解倾听技巧在人际交往中的重要性和复杂性。

2.练习和体会倾听的技巧。

【实训环境】

1.以教室或会议室等安静地点为活动场地。

2.准备纸、笔等必要用具,保持精力集中。

【实训内容】

一、学习倾听

(一)倾听能力测试(附表9)

附表9　倾听能力测试表

类别	问题	几乎都是	常常	偶尔	很少	几乎从不
态度	1.你喜欢听别人说话吗?	5	4	3	2	1
	2.你会鼓励别人说话吗?	5	4	3	2	1
	3.你不喜欢的人在说话时,你也注意听吗?	5	4	3	2	1
	4.无论说话人是男是女,年长年幼,你都注意听吗?	5	4	3	2	1
	5.朋友、熟人、陌生人说话时,你都注意听吗?	5	4	3	2	1
行为	6.你是否会目中无人或心不在焉?	5	4	3	2	1
	7.你是否注视听话者?	5	4	3	2	1
	8.你是否忽略了足以使你分心的事物?	5	4	3	2	1
	9.你是否微笑、点头以及使用不同的方法鼓励他人说话?	5	4	3	2	1
	10.你是否深入考虑说话者所说的话?	5	4	3	2	1
	11.你是否能试着指出说话者所说的意思?	5	4	3	2	1
	12.你是否能试着指出他为何说那些话?	5	4	3	2	1
	13.你是否让说话者说完他(她)的话?	5	4	3	2	1

类别	问题	几乎都是	常常	偶尔	很少	几乎从不
行为	14. 当说话者在犹豫时,你是否鼓励他继续下去?	5	4	3	2	1
	15. 你是否复述他的话,弄清楚后再发问?	5	4	3	2	1
	16. 在说话者讲完之前,你是否避免批评他?	5	4	3	2	1
	17. 无论说话者的态度与用词如何,你都注意听吗?	5	4	3	2	1
	18. 若你预先知道说话者要说什么,你也注意听吗?	5	4	3	2	1
	19. 你是否询问说话者有关他所用字词的意思?	5	4	3	2	1
	20. 为了请他更完整解释他的意见,你是否询问?	5	4	3	2	1

（二）做一个好的倾听者

国际倾听协会这样定义倾听:倾听是接受口头及非语言信息、确定其含义和对此做出反应的过程。所谓积极的倾听是积极主动地倾听对方所讲的事情,掌握真正的事实,借以解决问题,并不是仅被动地听对方所说的话。

1. 一个好的倾听者应该具备的条件

◆ 适当地使用目光接触;

◆ 对讲话者的语言和非语言行为保持注意和警觉;

◆ 容忍并且不打断(等待讲话者讲完);

◆ 使用语言和非语言表达来表示回应;

◆ 用不带威胁的语气来提问;

◆ 解释、重申和概述讲话者所说的内容;

◆ 提供建设性(语言和非语言)的反馈;

◆ 移情(起理解讲话者的作用);

◆ 显示出对讲话者外貌的兴趣;

◆ 展示关心的态度,并愿意倾听;

◆ 不批评、不判断;

◆ 敞开心扉。

2. 倾听时容易出现的错误:

◆ 急于下结论;

◆ 轻视倾诉者的问题;

◆ 干扰、转移倾诉者的话题;

◆ 做不适当的道德或正确性的评断;

◆ 询问过多,概述过多,不适当的情感反应。

3. 学会倾听

(1)要体察对方的感觉。一个人感觉到的往往比他的思想更能引导他的行为,越不注意人感觉的真实面,就越不会彼此沟通。体察感觉,意思就是指将对方的话背后的情感复述出来,表示接受并了解他的感觉,有时会产生相当好的效果。

(2)要注意反馈。倾听别人的谈话要注意信息反馈,及时查证自己是否了解对方。你不妨这样:"不知我是否了解你的话,你的意思是……。"一旦确定了你对他的了解,就要进入积极实际的帮助和建议。

(3)要抓住主要意思,不要被个别枝节所吸引。善于倾听的人总是注意分析哪些内容是主要的,哪些是次要的,以便抓住事实背后的主要意思,避免造成误解。

(4)要关怀、了解、接受对方,鼓励他或帮助他寻求解决问题的途径。

二、请阅读上述材料,完成以下实训练习

任务 1:测试和评估自己的倾听能力。

具体要求:

(1)阅读倾听能力测试表中的 20 个问题,根据自己的情况如实在每个问题后面的 5 类状况中对应的一项打"√",计算自己的得分。

(2)你的得分是多少,来看看下面对应的评价吧。如果分数高,请再接再厉做一个优秀的倾听者,如果分数偏低,请思考一下自身有哪些因素影响了你的倾听能力。

90～100,你是一个优秀的倾听者;

80～89,你是一个很好的倾听者;

65～79,你是一个勇于改进、尚算良好的倾听者;

50～64,在有效倾听方面,你确实需要再训练;

50 分以下,你注意倾听吗? 你迫切需要改善。

任务 2:阅读"做一个好的倾听者",学习人际沟通的基本态度(技巧)——倾听。通过以下实训环节体会"倾听"与"回馈"在人际沟通时所产生的效果。

具体要求:

(1)3 人一组,未满 3 人者,则分派到他组成 4 人一组。

(2)每组 3 人(或 4 人)轮流当说话者(一次一人)、倾听者(一次一人)与观察者(一至二人),每人皆须分别当过三种角色,体会每种角色的立场与感觉。

(3)三种角色的任务如下:

说话者:抱怨一些困扰自己的事情,事情可大可小。

倾听者:只扮演听与响应的角色,不主动引发任何话题。

观察者:不介入说话者与倾听者的对话,只负责观察两人的对话情形。

(4)倾听者在说话者表达完后,将自己对对方所说话的理解写下来交给对方,说话者评估倾听者理解的准确程度。

(5)事后讨论:每人皆当过三种角色后,小组成员作经验分享的活动,说话者与倾听者分享彼此的感觉,观察者则说出所观察到的情形和感受。

实训项目二:练习药学沟通交流技巧

【实训目的】

1.学习、讨论和体会药师与患者、药师与医生的沟通交流技巧。

2.能在模拟场景下初步练习运用简单的语言沟通和非语言沟通技巧。

【实训环境】

1.以教室或会议室等安静地点为活动场地。

2.准备纸、笔等必要用具,保持精力集中。

【实训内容】

一、沟通实例

(一)药患之间的沟通

情景一:在门诊药房,等待取药

患者:怎么还没轮到我取药? 你们医院是怎么搞的,总让病人排队排那么久?

药师:您好,请出示单据我帮您查看一下。不好意思,今天病人较多,现在又是取药高峰期,所以等待时间相对较长。您大概还需等10分钟左右。

患者:还要等? 我都累坏了。

药师:请不要急,我们都是电脑联网,请到对面就座,看到屏幕显示您的名字便可过来取药,我们会尽快为您服务的。

…(若干时间后)…

患者:名字显示了,可以取药了吗?

药师:可以了,用法用量都写在药袋上了,请您仔细看清楚再服药。今天让您久等了,不好意思,请拿好药。

患者:没关系,谢谢。

情景二:遇到急躁的患者,耐心细致的说明和解释

患者:嘿,你这个药(某喷雾剂)质量有问题,怎么按都按不出来!

药师:您好,您先别急,让我看一下。哦,这个鼻喷剂要先震摇一下,然后再往下按。

患者:我摇过了,就是压不下去。

药师:我来试试看。

　　您看,药喷出来了,可能是您压的时候遇到阻力就没敢大力往下压,您再试试。其实这个鼻喷剂质量没问题的。如果有质量问题,我们一定会给您更换的,您放心好了。

患者:噢,不好意思,是我没搞清楚。

药师:没关系,这种情况我们经常遇到,因为这个是进口药,病人接触不多,所以不会用也是很常见的。如果还有其他问题,随时跟我们联系。

患者:谢谢你,再见。

情景三:尊重患者的隐私

(背景提示:患者要进行人工流产手术,需要使用安定针。)

一位年轻的女患者拿着一张处方到药房划价,药师查看处方。

药师:您好,请您把身份证号码填在这里。

患者:为什么? 拿药还要身份证?

(患者很紧张,脸有些涨红。)

药师:哦,因为这个药是精神药品,属于特殊管理药品范围,我们需要按照规定登记药品的使用情况。

患者很生硬地说:我没带!

药师:有家人或朋友陪同您一起来吗? 如果他们有,使用他们的身份证代办也可以,否则,您将不能拿药。

患者:我不要这个药了,只拿其他药总可以了吧!

药师:这个是镇静止痛药,在手术过程中需要用到,也许您的手术并不是今天进行的,您可以把这张处方保留,3天内到我们药房划价取药即可。

患者:好吧。

(二)药师和医生之间的沟通(药师的查房建议与医生的态度)

【药师甲日志】两个合理化建议被医师采纳

今天查房从呼吸科转入神经内科。

患者一,88 岁,既往房颤,老慢支多年,突发右肢乏力伴言语不能 2 小时,平素服地高辛 0.125mg bid,入院 BP 195/103。

诊断:脑梗,慢支,房颤,心律失常。

胸片:肺部纹理增多,考虑肺部炎症。

之前用特治星(进口的哌拉西林他唑巴坦),考虑到患者肺部感染并非很严重,家庭情况一般,医师选择佩罗欣(头孢替安)2.0 qd 使用。

我告知医师:头孢替安为二代头孢,属于短半衰期时间依赖性抗生素,半衰期为 0.5 小时,成人 1~2g,分 2~4 次给药,且肺内浓度最高,患者目前肝肾功能尚可,可以选择 2.0 bid 使用,qd 的频次不仅达不到有效血药浓度,反而令耐药菌产生。医师表示接受,修改医嘱。

患者二,CIAF,头痛,浑身上下疼痛。

医师询问:有何止痛药?

我建议:西乐葆(塞来昔布)。

医师问:机理及用法用量?

我说:塞来昔布是非甾体类抗炎药,具有抗炎、镇痛、退热作用,通过抑制环氧化酶-2(COX-2)来抑制前列腺素生成,没有了以往非甾体类抗炎药对胃粘膜造成的刺激及伤害,一般疼痛 200mg qd,较重者可增至 200mg bid。医师表示接受。

一点一点做起来最后就是成功。

【药师乙日志】医生总是不认可

刚去儿科查房,心里想着多看少说,可是看完病历仍旧忍不住说了,还没少说。现在让大家分析一下:

1.xxx,男,2.5 岁,气管炎双唇裂修复术使用药物:头孢哌酮-舒巴坦,头孢克肟,乳酶生,双歧三联活菌;

2.xxx,男,1 岁,气管炎使用药物磷霉素;

3.xxx,使用药物:头孢哌酮-舒巴坦和阿奇霉素注射液

第一,头孢克肟与活菌制剂应分开 2 小时以上,护士长与我探讨了一下,在服用头孢克肟前 2 小时让患者先服用活菌制剂。

第二,磷霉素,明明规定 5 岁以下禁用,这孩子才 1 岁。

第三,阿奇霉素的溶媒为乙醇,与头孢哌酮-舒巴坦一起使用会有双硫仑样反应,这是典型的配伍禁忌。

听完这些问题后,儿科主任脸拉得老长。

(三)向患者解释药品的有关问题

今天是我值班,由于安排实习生耽误了一些时间,等我赶到门诊药房,各项调剂工作都已紧张有序地进行着。没等我打开电脑进入用药咨询系统,一位老大爷就来到了我的柜台前,看看我,又看看我前面的牌子,将信将疑:"闺女,你是副主任药师? 你能帮我?""大爷,您有什么需要我帮忙?""药师,你说这药为什么我不吸收呢?""我看看是什么药,您为什么说它不吸收,是疗效不好?""不,闺女,血压倒也降,就是奇怪每天我都发现它完整地排出来,咋回事?""……

_____

_____

_____"

(背景提示:该患者使用药物为硝苯地平控释片,商品名为拜新同。主治高血压、冠心病、慢性稳定性心绞痛等病症。拜新同的配方,能使其在 24 小时内以近似恒速释放硝苯地平,通过膜调控的推拉渗透泵原理,使药物以零级速率释放。它不受胃肠道蠕动和 PH 值的影响。通常整片药片用少量液体吞服,不能咀嚼或掰断后服用。服药后,药片中的非活性成分完整地通过胃肠道,并以不溶的外壳随大便排出,排泄物中可见完

整的药片形态。）

"明白了，明白了，谢谢你，闺女。""不客气，您走好。"

人来人走，多是询问用药时间、相互作用、禁忌证，一个个问题让我应接不暇。"你们的药是真的吗？为什么我吃了不起效，还卖这么贵？"一位女士气势汹汹地发问，我语气温柔地说："请问，您指什么药，能让我看一下吗？"啪！一盒缬沙坦摔到了我的面前，一看，我心中就有数了。"请问，这药医生给你开了多少？还开其他药了吗？""前几天，我让医生给我开点好药，他给我开了四盒，还有一种其他降压药，既然它好，另一种我就没吃，谁知这药一点作用也没有。""……

_____

_____"

（背景提示：缬沙坦，治疗轻、中度原发性高血压。缬沙坦为血管紧张素 II（AngII）受体 AT1 的拮抗剂，通过选择性地阻断 AngII 与 AT1 受体的结合，抑制血管收缩和醛固酮的释放，产生降压作用。抗高血压作用通常在服药 2 周内显现，一般在服药 4 周时达到最大疗效。对血压控制不满意的病人，每日用量可加倍，或加用利尿剂。）

"对不起，刚才我有点急，态度不好。""没关系，以后用药有问题要及时咨询，服药要遵守医嘱，病才能好得快。"一上午下来，真是口干舌燥，可心里甜甜的，还有什么比一个人的价值被承认更让人自豪。

二、请阅读上述材料，完成以下实训练习

任务 1：练习运用药患沟通的基本技巧。

具体要求：

（1）阅读材料"药患之间的沟通"，解析几个情景中应有的语言沟通和非言语沟通技巧。

（2）选出若干同学，两人一组，一位扮演患者，一位扮演药师，按照上面的实例，练习药师和患者的沟通技巧，除了语言沟通外，充分体现以下非语言沟通技巧：语气语调、微笑、眼神、手势与距离、体态。

（3）教师拟定评分标准，大家进行评价，并讨论药师扮演者在语言沟通和非语言沟通方面有哪些可取之处及不足。

任务 2：讨论和学习药师与医生沟通的技巧。

具体要求：

（1）学习第十三章第二节"药师与其他医药学技术人员的沟通技巧"部分的内容。

（2）讨论：上述材料中，药师甲和医生沟通成功的主要因素；医生对药师乙提出的用药问题表示反感的可能原因。

（3）请大家分组讨论并推选同学演示一下药师乙应该如何与医生沟通，既能指出存在的用药问题又比较容易让医生接受。

任务 3：练习怎样用通俗易懂的语言向患者解释专业的药品问题。

具体要求：

（1）阅读材料"（三）向患者解释药品的有关问题"。

（2）文中留出的空白处为药师向患者就药品使用问题进行的解释，请仔细阅读括号内的背景提示，必要时借助专业书籍及网络查阅有关的药品知识。

（3）以 2 或 3 人为一组，谈论应该怎样向这两位特定的患者解释其存在的用药问题。要求：注意两位患者的年龄、身份等特征，要求语言通俗易懂但不能出现知识性错误。

（4）讨论大家给出的结果，评选出最佳的解释。

（王怡）

主要参考文献

[1]杨世民.药事管理学[M].5版.北京:人民卫生出版社,2011.

[2]杨世民.药事管理学[M].4版.北京:中国医药科技出版社,2010.

[3]杨世民.药事管理学[M].4版.北京:中国医药科技出版社,2010.

[4]邵蓉.药事管理与法规实务[M].北京:中国医药科技出版社,2009.

[5]杨世民,丁勇.药事管理与法规[M].2版.北京:人民卫生出版社,2011.

[6]黄泰康.现代药事管理学[M].北京:中国医药科技出版社,2004.

[7]寇建民.药事管理学[M].2版.北京:人民卫生出版社,2008.

[8]杨世民.医院药事管理[M].北京:人民卫生出版社,2006.

[9]崔嵘,张石革.医院药事管理问答[M].北京:化学工业出版社,2010.

[10]黄庶亮.药事法规概论[M].北京:中国医药科技出版社,2010.

[11]杜明华.医院与药店药品管理技能[M].北京:化学工业出版社,2011.

[12]刘蜀宝,朱晓阳,朱照静.临床药学[M].北京:北京大学医学出版社,2009.

[13]周俭慰.药事法规知识与案例[M].北京:中国医药科技出版社,2008.

[14]刘燕,吴美珠.优良药房工作实务[M].北京:化学工业出版社,2011.

[15]胡廷熹.国际药事法规解说[M].北京:化学工业出版社.2004.

[16]梁毅.新版GMP教程[M].北京:中国医药科技出版社.2011.

[17]孟锐.药事管理学[M].北京:科学出版社.第2版.2009.

[18]刘红宁.药事管理学[M].北京:高等教育出版社.2009.

[19]张立明,罗臻.药事管理学[M].北京:清华大学出版社.2011.

[20]赵玉兰,邵瑞琪.药事管理学[M].济南:山东大学出版社.2003.

[21]宿凌,张雷.药事管理学[M].上海:华东理工大学出版社.2010.

[22]左淑芬.药事管理与法规[M].北京:化学工业出版社.第2版.2011.

[23]杨书良,刘兰茹.药事管理与法规[M].北京:化学工业出版社.2011.

[24]马凤森.药事管理学[M].杭州:浙江大学出版社.2010

[25]周铁文.药事管理与法规[M].北京:人民卫生出版社.2010.

[26]吴海侠,时健.药事管理与法规[M].北京:科学出版社.2010.

[27]徐世义,张琦岩.药事管理学[M].西安:第四军医大学出版社.2011.

[28]黄敏琪.药事管理学[M].郑州:郑州大学出版社.2007.

[29]党丽娟.药事管理学[M].北京:中国医药科技出版社.2005.

目标检测参考答案

第一章　绪论

1．A　2．D　3．E　4．D　5．A　6．C　7．B　8．ADE　9．ABCDE

第二章　药事管理体制与组织

1．D　2．B　3．B　4．B　5．E　6．D　7．A　8．D　9．B　10．C　11．E　12．B　13．A　14．C　15．D

16．ABCDE　17．ABD　18．ABCDE

第三章　药品及其监督管理

1．C　2．B　3．C　4．B　5．B　6．C　7．D　8．C　9．B　10．B　11．C　12．B　13．A　14．ABCD　15．ABCDE

16．ABDE

第四章　药学人员管理

1．E　2．D　3．D　4．B　5．C　6．E　7．C　8．D　9．ABCDE　10．ABCDE　11．ABCDE　12．ACE

13．ABDE

第五章　新药开发与药品注册管理

1．B　2．C　3．A　4．D　5．E　6．B　7．D　8．ABCD　9．ABCE

第六章　药品生产管理

1．B　2．C　3．A　4．B　5．E　6．A　7．C　8．A　9．B　10．C　11．A　12．B　13．E　14．ABCDE　15．ACE

16．BC　17．DE

第七章　药品经营管理

1．E　2．A　3．E　4．A　5．B　6．E　7．C　8．D　9．ABCDE　10．ACE

第八章　医疗机构药事管理

1．C　2．A　3．D　4．C　5．D　6．B　7．C　8．A　9．ABCDE　10．ABCDE　11．DE　12．ABD

第九章　药品信息管理

1．A　2．B　3．E　4．C5．A　6．A　7．B　8．E　9．D　10．C　11．ACD　12．BCDE

第十章　特殊管理的药品管理

1．B　2．B　3．A　4．D　5．B　6．A　7．C　8．B　9．C　10．B　11．A　12．D　13．B　14．B　15．E　16．C

17．E　18．B　19．B　20．B　21．C　22．ABC　23．CD

第十一章　中药管理

1．B　2．A　3．D　4．D　5．A6．B　7．C　8．A　9．B　10．ABCDE　11．ABCDE　12．ABE

第十二章　药品知识产权保护

1．E　2．A　3．B　4．C　5．E　6．D　7．A　8．ABCDE　9．ADE

第十三章　药学沟通交流

1．D　2．C　3．B　4．A　5．C　6．C　7．ABCDE　8．ABD